친절한 의학 수업

친절한 의학 수업

히포크라테스에서 오늘의 진료실까지

초판 1쇄 발행 2025년 1월 24일

지은이 손환철

펴낸곳 서울대학교출판문화원
주소 08826 서울 관악구 관악로 1
도서주문 02-889-4424, 02-880-7995
홈페이지 www.snupress.com
페이스북 @snupress1947
인스타그램 @snupress
이메일 snubook@snu.ac.kr
출판등록 제15-3호

ISBN 978-89-521-3911-5 03510

이 책은 2021년 서울대학교 기초학문 저술지원사업의
연구비 지원을 받아 진행되었습니다.

친절한 의학수업

히포크라테스에서
오늘의 진료실까지

손환철 지음

서울대학교출판문화원

머리말

'마음은 따뜻하지만 머리는 차가운 의사가 필요합니다.'

메르스와 최근의 코로나19 팬데믹 사태를 보면서 의학에 대한 관심이 늘어난 것을 다시 한번 피부로 느끼고 있습니다. 수년간 서울대학교 평생교육원에서 '청소년을 위한 의학개론'이라는 제목으로 수업을 진행하면서, 우리 학생들이 의학에 대해 많이 궁금해한다는 것을 알게 되었습니다. 또한 의과대학에 입학한 여러 학생을 지도하면서 최신의 지식도 중요하지만, 과거 의학이 어떻게 발전하여 현재에 이르렀는지에 대한 이해도 매우 중요하다는 것을 느꼈습니다. 이 책에는 고대 그리스의 의학 이야기에서 현대 임상의학에 이르기까지 학생들이 궁금해하는 의학 지식뿐만 아니라, 앞으로 직업으로서 의학을 전공하는 학생들이 알았으면 하는 내용들을 담았습니다.

OECD 평균보다 적은 의료비를 쓰면서도, 세계에서 가장 뛰어난 의료 접근성과 평균 수명을 최고 수준으로 끌어올렸던 대한민국의 의료는 지금 혼란 속에 있습니다. 의사들은 자리를 떠나고, 진료와 수술이 줄어들고 있습니다. 이 모든 혼란의 현재 그리고 미래의 피해자가 될 우리 국민과 환자들을 생각하면 마음이 너무나 아픕니다. 그리고 이 혼란의 모든 책임은 권력을 꿈꾸며 얕은 지식으로 나서는 정치인들, 밥그릇 챙기기에 눈이 먼 관료들, 사회의 변화에 눈과 귀를 막고 있던 의사들에게 있습니다. 하지만 어두운 밤이 지나면 새벽이 오고, 추운 겨울이 가면 봄이 오듯, 대한민국 의료가 제자리를 하나하나 찾아가리라는 희망만큼은 버릴 수가 없습니다.

언젠가 대한민국의 의료가 다시 일어나, 우리 국민들이 세계 최고 수준의 의료를 다시 누릴 수 있길 간절히 기도합니다.

2024년

손환철

차례

2부 친절한 의사들 이야기

1부

친절한
의학 이야기

I

히포크라테스에서 동의보감까지

히포크라테스

히포크라테스(Hippocrates, 기원전 460~370)는 히포크라테스 선서로 잘 알려진 고대 그리스의 의학자다. 히포크라테스는 고대 그리스에서 비교적 흔한 이름이었고, 그는 출신 지역을 붙여서 '코스 출신의 히포크라테스(Hippocrates of Kos)'라고도 불렸다. 코스섬은 그리스 주요 지역에서 멀리 떨어진, 튀르키예와 훨씬 가까운 섬이다.

신문이나 방송에서 의사의 윤리적 측면에 대한 이야기가 나올 때마다 히포크라테스의 이름은 거의 매번 등장하는데, 주로 비윤리적인 행동을 한 의사들이 '히포크라테스 선서'를 지키지 않았다고 질책을 받는 내용이다. 이렇게 의미 있는 히포크라테스 선서를 남기고 '의학의 아버지'라 불릴 정도로 유명한 히포크라테스는 의사로서 어떤 사람이었을까? 대부분의 사람들은 그가 의사로서 어떤 업적을 세워 이름을 남기게 됐는지 물어보면 잘 모른다. 히포크라테스 '선서'라는 걸 만들어서일까? 강의실에서 만나는 의대생들에게 물어보아도 마찬가지다. 그는 왜 유명할까?

히포크라테스가 남긴 여러 업적 중에 서양 의학에 기여한 가장 큰 업적은 다음과 같은 그의 말로 설명된다. "질병은 신의 징벌이 아닌, 환경이나 잘못된 생활 및 식이 습관 등이 원인이다." 히포크라테스

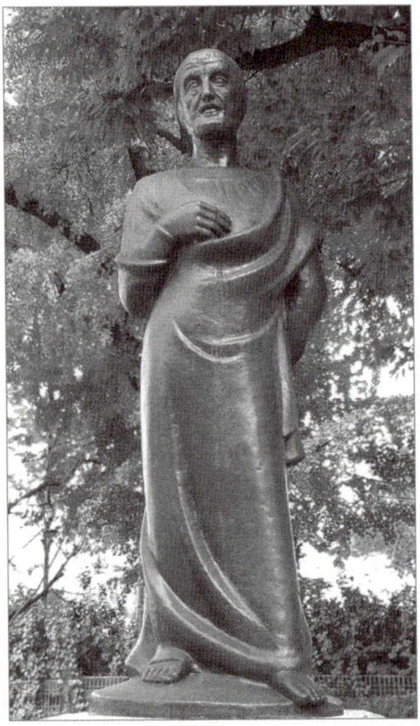

히포크라테스 동상

대학로에 위치한 서울대학교 의과대학 앞에는 히포크라테스 동상이 서 있다. 1946년 세워진 서울대학교는 당시 대부분의 캠퍼스가 현재 대학로로 불리는 종로구에 있었다. 대학로라는 지명도 과거 서울대학교가 있었던 이유로 지어졌다. 현재 대부분의 캠퍼스는 관악산 자락으로 옮겨 갔지만, 의과대학은 아직도 서울대학교병원과 함께 대학로에 남아 있다.

는 질병을 앓는 환자를 종교나 미신의 영역에서 의학의 영역으로 끌고 나왔다. 히포크라테스가 살던 당시와 그 이전의 사람들은 사람이 아픈 이유를 신의 노여움으로 인한 징벌로 보았다. 따라서 히포크라테스는 의학을 미신에서 과학의 영역으로 이끄는 데 큰 역할을 한 위대한 의학자다. 히포크라테스가 환자의 증상에 대해 기술한 다음의 예들을 보면 이를 잘 알 수 있다.

- **멜리보이아의 젊은이**: 오랜 시간의 음주, 문란한 성생활로 열이 나서 침대에 누워 있다. 떨림, 구역질, 불면증이 있었지만 갈증은 없었다. 첫날 단단한 변이 많이 나왔다. 다음 날은 배설물이 묽고 녹색 같은 노란색이었다.

- **데메네투스 집의 채리온**: 술을 마신 후 열병에 걸렸다. 동시에 머리가 무거워지고 잠을 자지 못하며 가늘고 묽은 변이 나왔다. 셋째 날에는 급성 발열, 머리 떨림, 경련, 섬망이 있고, 잠을 잘 못 잤다.

히포크라테스는 환자를 세밀하게 관찰하고 이를 기록으로 남겼다. 앞서 '멜리보이아의 젊은이'의 경우처럼, 히포크라테스는 환자가 열이 난 원인을 과음과 문란한 성생활로 지목하며 잘못된 식이 습관과 나쁜 생활 습관을 질병의 원인으로 판단하고 있다. 그가 아테네에서 발생한 역병을 치료하는 모습은 이를 더욱 분명하게 드러낸다. 아테네에 역병이 번져 많은 사람이 죽어 가고 있을 때, 그는 유독 역병에 거의 걸리지 않은 대장장이들을 발견하고 그들을 세심히 관찰하였다. 대장간은 철을 고열로 녹여서 여러 무기와 기구들을 만드는 곳으로, 당연히 매우 덥고 건조한 환경이다. 이를 본 히포크라테스는 시체를 불에 태우고, 집마다 물을 끓여서 먹고, 집 안을 건조하게 하라고 하였다. 그러고 나서 얼마 후 아테네의 역병은 사라졌다고 한다. 당시 아테네를 휩쓴 역병이 어떤 것인지는 정확히 알 수 없지만, 이는 히포크라테스의 뛰어난 관찰력과 질병에 대한 통찰력을 엿볼 수 있는 부분이다.

또한 히포크라테스는 의사가 어떤 지역에 가서 진료해야 할 때면, 어떤 바람이 부는지, 그 바람이 따뜻한지 차가운지, 건조한지 습한지를 살피고 환자를 돌봐야 한다고 했다. 환경이 사람의 질병에 미치는 영향을 깊이 생각한 것이다. 또한 음식도 사람의 체질에 따라 다르게 먹어야 한다고 생각했다. 그리하여 냉온과 건습에 따라 음식을 분류하게끔 했고, 차가운 음식으로 인해 증상이 생긴 환자는 밀과 고기를 익

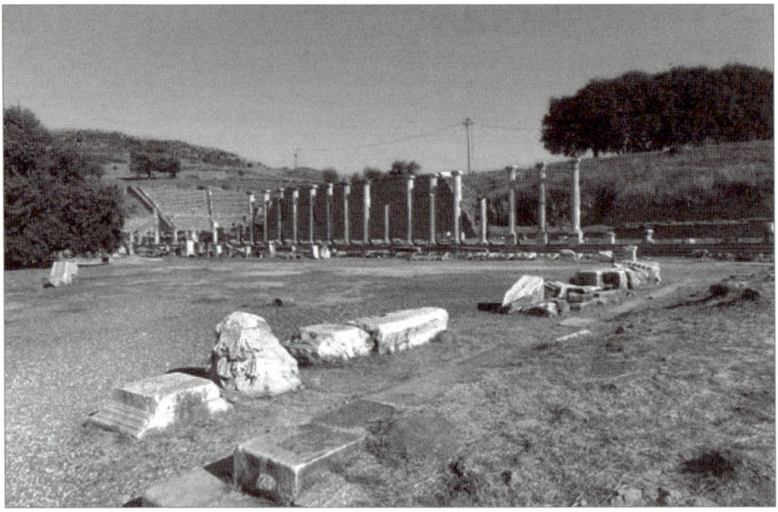

아스클레피오스 신전의 터

고대 그리스에는 의술의 신 아스클레피오스를 기리는 신전이 있었고, 그곳에서 거주하는 성직자는 기도뿐만 아니라 치료도 행하였다. 환자는 신성한 뱀이 있는 사원에서 잠을 자고 기도했다. 뱀을 신성하게 생각한 이유는 끊임없이 허물을 벗는 뱀의 모습에서 재생의 기운을 떠올렸기 때문이다. 그래서 의술의 신이 가지고 다니는 지팡이인 카두세우스에도 뱀이 매달려 있다. 히포크라테스의 고향 코스에도 아스클레피오스 신전이 있었다.

혀 먹고, 포도주를 마시도록 하였다. 히포크라테스 시대에는 서양에서도 개고기를 섭취했던 것 같다. 히포크라테스는 "개고기는 가장 가벼운 고기로 분류되는데, 몸을 덥히고 사람에게 힘을 준다"라고 했다.

히포크라테스 시대에는 점술가나 무당이 병에 걸린 사람에게 약을 주거나 위생관리를 권하는 대신 신적인 것을 빙자하여, 병이 나으면 자신이 잘 조언하여 나은 것이며 병이 낫지 않으면 신이 용서하지 않아서 그렇다고 인식했다. 히포크라테스는 이를 무책임하다고 비난했다. 점술가나 무당이 질병을 신의 영역에 두는 것은 질병에 대한 그들의 무지함을 숨기기 위한 구실일 뿐이라고 했다. 또한 죽음과 연관된 색이라면서 검은색 옷을 입지 못하게 하고, 질병의 치료와 관계없는 주문을 외고, 염소 가죽 위에 앉지 말라는 등 점술가들의 터무니없는 주장과 행위들을 비난했다. 다시 말해, 히포크라테스는 의학을 종교나 미신의 영역에서 빠져나올 수 있도록 이끈 의학자였다.

우리가 잘 아는 히포크라테스 선서는 직업인으로서 의사가 가져야 할 윤리 원형으로 알려져 있다. 하지만 고대 그리스에서 의사면허증을 정부가 관리했을 리는 없다. 의료를 시작할 때 히포크라테스 선서를 다 같이 모여서 읊었을 리도 없다. 하지만 당시에는 아픈 사람을 진료하면서 공부도 하고 젊은 의료인을 가르치는 집단이 있었는데, 요즘의 눈으로 보면 직업인 조합에 가까운 단체였다. 그 안에서 이루어진 교육은 대부분 나이가 많은 선임자가 젊은 후임자를 가르치는 도제교육이었다. 히포크라테스 선서의 원문을 보면, 의료인으로 가져야 할 윤리적 측면에 대한 내용도 있지만, 그러한 도제식 교육집단에 들어가 교육받은 뒤 앞으로 같은 조합원으로서 활동하기 위한 행동 지침서의 성격이 더 크게 드러난다. 쉽게 말해, 히포크라테스 선서는 의학을 가르치는 특정 집단에 들어가서 교육 후 같은 조직에 포함되려는 사람들을 위한 행동 수칙 같은 것이었다. 하지만 후대 의학자들은 그 선서 내용 속에 있는 의사가 윤리적으로 가져야 할 바람직한 태도에 주목했고, 윤리적 문제가 아주 중요한 의료에서 히포크라테스 선서의 좋은 뜻을 잘 되새겨 이어 나가고자 하였다.

당시의 히포크라테스 선서에는 먼저 자신에게 의학을 가르쳐 준 선생님에 대한 감사를 표하면서 선생님께 앞으로 경제적 지원을 지속하겠다는 내용도 들어 있다. 도제식 교육집단의 성격을 그대로 보여준다. 도제 교육이란 옛날 무술 도장이나 공방 같은 곳에서 문하인을

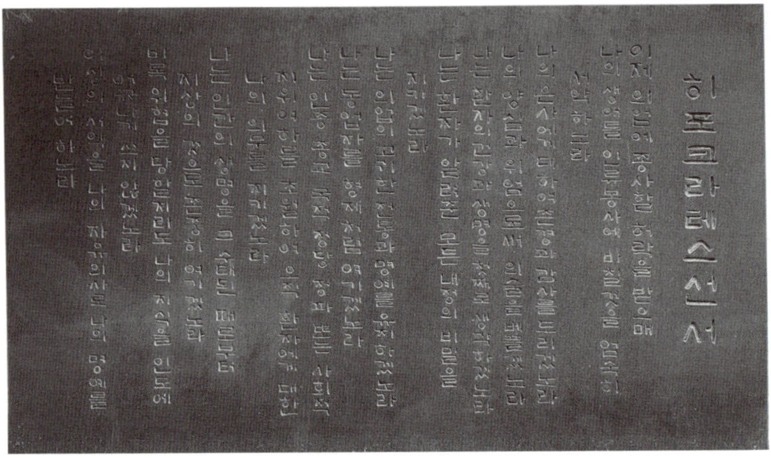

히포크라테스 선서

서울대학교 의과대학 교정에 있는 히포크라테스 선서가 담긴 조형물이다. 하지만 그 내용은 '제네바 선언'이다.

받아들여, 기능과 기술을 포함한 예절과 윤리도 함께 가르치는 전인교육에 가까운 교육 형태를 말한다. 과거에 농부인 부모가 자식에게 농사를 가르치는 것처럼 먹고살기 위해 필요한 기술과 인간으로서 지켜야 할 삶에 대한 태도를 모두 가르칠 수 있다는 장점도 있지만, 교육의 내용과 각종 규율을 정하는 권한이 모두 교육자에게 있어 그 권한에 대한 사회적 통제가 어려운 단점도 있다.

히포크라테스 선서에는 직업인으로서 의사가 가져야 할 여러 가지 행동 규범에 대한 내용도 담겨 있다. 즉, 환자의 비밀을 지키는 일, 다른 사람에게 독약을 주지 않겠다는 다짐, 임신중절을 하지 않겠다는 다짐, 환자에게 해가 되는 행위를 하지 않겠다는 다짐 등이다. 더불어 선서에는 없지만 의사는 용모도 단정해야 한다고 히포크라테스는 생각했는데, 예를 들어 손톱의 길이가 어느 정도를 넘지 않아야 한다는 기록도 남아 있다.

“이제 의업에 종사할 허락을 받음에, 나의 생애를 인류 봉사에 바칠 것을…”이란 문구로 시작되는 오늘날의 히포크라테스 선서는 당시의 히포크라테스 선서가 아니다. 이는 1948년 9월 스위스 제네바에서 개최된 세계의사협회 총회의 ‘제네바 선언(Declaration of Geneva)’을 내용으로 한다. 그 배경을 좀 살펴보자. 제2차 세계대전 당시 나치의 비인간적인 생체실험에 의사들이 협조한 사실이 문제가 되었다. 전쟁이 끝난 지 얼마 되지 않은 1948년 열린 세계의사협회 총회에서 이러한 전쟁범죄에 대한 비판과 더불어 의사들의 윤리의식을 높이기 위해 함께 뜻을 모았고, 이에 제네바 선언을 채택한다. 여기에는 당연히 히포크라테스 선서의 윤리 관련 내용들도 많이 포함되어 있다. 그래서 히포크라테스 선서는 의사를 직업으로 삼는 이들이 하는 선서 또는 서약의 원조라고 여겨지고 있으며, 지금까지도 의사가 지켜야 할 윤리를 말할 때 히포크라테스 선서는 항상 첫머리에 이야기되고 있다.

히포크라테스는 사람에게 혈액(blood), 점액(phlegm), 황담즙(choler), 흑담즙(melancholy)의 4체액이 있으며, 이 균형이 흔들리는 것을 질병의 원인으로 보았다. 이는 히포크라테스보다 조금 앞선 시대에 살았던 엠페도클레스(Empedocles)가 주장한 4원소설의 영향을 받은 것이라는 주장도 있다. 그는 혈액은 심장에서, 점액은 머리에서, 황담즙은 쓸개에서, 흑담즙은 비장에서 만들어진다고 생각했고, 체액 성분 각각의 성질은 따뜻하거나 차갑고, 습하거나 건조한 특성을 가진다고 설명했다.

세계의사협회 제네바 선언(Declaration of Geneva)(1948)

AT THE TIME OF BEING ADMITTED AS A MEMBER OF THE MEDICAL PROFESSION:

I SOLEMNLY PLEDGE myself to consecrate my life to the service of humanity;

I WILL GIVE to my teachers the respect and gratitude which is their due;

I WILL PRACTICE my profession with conscience and dignity;

THE HEALTH OF MY PATIENT will be my first consideration;

I WILL RESPECT the secrets which are confided in me;

I WILL MAINTAIN by all the means in my power, the honor and the noble traditions of the medical profession;

MY COLLEAGUES will be my brothers;

I WILL NOT PERMIT considerations of religion, nationality, race, party, politics or social standing to intervene between my duty and my patient;

I WILL MAINTAIN the utmost respect for human life from the time of conception; even under threat, I will not use my medical knowledge contrary to the laws of humanity.

I MAKE THESE PROMISSES solemnly, freely and upon my honor.

이제 의업에 종사할 허락을 받음에,

1. 나의 생애를 인류 봉사에 바칠 것을 엄숙히 서약하노라.
2. 나의 은사에게 존경과 감사를 드리겠노라.
3. 나의 양심과 품위를 가지고 의술을 베풀겠노라.
4. 나는 환자의 건강과 생명을 첫째로 생각하겠노라.
5. 나는 환자가 나에게 알려준 모든 것에 대하여 비밀을 지키겠노라.
6. 나는 의업의 고귀한 전통과 명예를 유지하겠노라.
7. 나는 동업자를 형제처럼 여기겠노라.
8. 나는 인종, 종교, 국적, 정당 관계 또는 사회적 지위 여하를 초월하여 오직 환자에 대한 나의 의무를 지키겠노라.
9. 나는 인간의 생명을 그 수태된 때로부터 더없이 존중하겠노라.
10. 나는 비록 위협을 당할지라도 나의 지식을 인도에 어긋나게 쓰지 않겠노라.
11. 나는 자유의사로서 나의 명예를 걸고 위의 서약을 하노라.

(1955년 연세대학교 양재모 교수 번역)

세계의사협회 제네바 선언(Declaration of Geneva) 개정판(2017)

AS A MEMBER OF THE MEDICAL PROFESSION:

I SOLEMNLY PLEDGE to dedicate my life to the service of humanity;

THE HEALTH AND WELL-BEING OF MY PATIENT will be my first consideration;

I WILL RESPECT the autonomy and dignity of my patient;

I WILL MAINTAIN the utmost respect for human life;

I WILL NOT PERMIT considerations of age, disease or disability, creed, ethnic origin, gender, nationality, political affiliation, race, sexual orientation, social standing or any other factor to intervene between my duty and my patient;

I WILL RESPECT the secrets that are confided in me, even after the patient has died;

I WILL PRACTISE my profession with conscience and dignity and in accordance with good medical practice;

I WILL FOSTER the honour and noble traditions of the medical profession;

I WILL GIVE to my teachers, colleagues, and students the respect and gratitude that is their due;

I WILL SHARE my medical knowledge for the benefit of the patient and the advancement of healthcare;

I WILL ATTEND TO my own health, well-being, and abilities in order to provide care of the highest standard;

I WILL NOT USE my medical knowledge to violate human rights and civil liberties, even under threat;

I MAKE THESE PROMISES solemnly, freely, and upon my honour.

이제 의료계의 일원으로서

나는 인류에 봉사하는 것에 제 인생을 바칠 것을 맹세합니다.

나는 환자의 건강과 안녕을 가장 중요하게 생각할 것입니다.

나는 환자의 자율성과 존엄을 존중할 것입니다.

나는 인간의 생명에 대해 최고의 존경을 유지할 것입니다.

나는 환자의 나이, 질병 혹은 장애, 종교, 민족, 성별, 국적, 정치적 성향, 인종, 성적 지향, 사회적 지위 등으로 환자를 차별하지 않겠습니다.

나는 환자의 비밀을 존중할 것이며, 설사 환자가 사망한 이후에도 그렇게 할 것입니다.
나는 제 일을 할 때 양심과 존엄을 가지고 좋은 의료 기술을 베풀 것입니다.
나는 선배 의사들이 이룩하신 의료계의 명예와 고귀한 전통을 이어 나갈 것입니다.
나는 선생님, 동료, 학생 들에게 항상 감사한 마음을 가지고 그들을 존중할 것입니다.
나는 의학 지식을 환자의 건강과 의료계의 발전을 위해 사용할 것입니다.
나는 최상의 의료 기술을 베풀 수 있도록 나의 건강, 안녕, 능력을 유지할 것입니다.
나는 설사 협박을 받더라도 의학 지식을 인권이나 자유를 침해하는 데 사용하지 않겠습니다.
나는 전적으로 자신의 의지하에, 나의 명예를 걸고 위의 사항을 굳게 맹세합니다.

(2023년 서울대학교 손환철 교수 & G. S. 번역)

4체액설에 따른 사람의 네 가지 기질(four type of temperaments)에 대한 고대의 설명을 살펴보면 다음과 같다. ① 혈액(따뜻하고 습하다)은 봄, 여름과 연관되며, 생명이 자라나게 한다. 혈액이 강한 사람(sanguine)은 다혈질로 화를 잘 내지만, 쾌활하고 자신감이 있으며 도전정신이 강하다. ② 점액(차갑고 습하다)은 겨울과 연관되며, 음식물을 삼킬 수 있게 한다. 점액이 강한(phlegmatic) 사람은 사회적 재능이 뛰어나다. 기술이 있으며 느리지만 신중하여 내면의 세계에 오래 집중한다. 동그란 얼굴에 작은 코, 도톰한 입술을 가지고 있다. ③ 황담즙(따뜻하고 건조하다)은 여름과 연관되며, 식도의 팽창과 위의 분비를 촉진한다. 황담즙이 강한(choleric) 사람은 용감하고 경쟁적이고 집중하고 논리적이며 전략적으로 접근한다. 도전적이며 거칠고 강하다. 넓은 이마에 네모난 턱, 두드러진 광대뼈를 가지고 있다. ④ 흑담즙(차갑고 건조

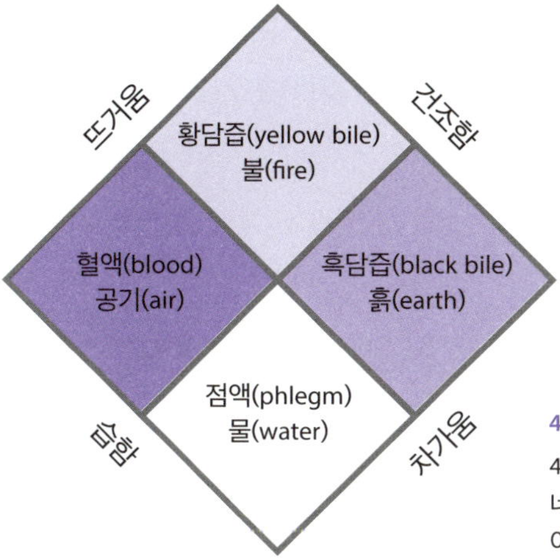

4체액설

4체액설은 혈액, 점액, 황담즙, 흑담즙의 네 가지 요소가 인체 내부에서 균형을 이룬다고 설명한다.

하다)은 가을과 연관되며, 흑담즙이 강한(melancholic) 사람은 냉정하고 혼자서 지내는 시간이 많다. 다른 사람에 비해 더 많이 꿈꾸고, 명상적이며 조심스럽고 민감하다. 정사각형 얼굴에 얇은 입술, 눈에 띄는 광대뼈를 가지고 있다.

'우울'을 뜻하는 멜랑콜리(melancholy)라는 단어는 지금도 많이 쓰인다. 이 말은 검정을 뜻하는 'melan'과 쓸개를 뜻하는 'chole'이 조합된 것으로, 히포크라테스의 4체액설에서 나왔다. 체액이 균형을 잃어 흑담즙이 많아지면 사람은 감정적이고, 예민하고, 비관적인 특징을 보인다고 생각했다. 우울한 사람에게 '멜랑콜리'해 보인다는 말은 여기에서 유래했다.

물론 현대 의학에서는 받아들이기 힘든 개념이지만, 그는 인체의 균형을 중요하게 보았고, 적어도 질병이 신의 징벌이 아니라는 점을 분명히 주장했다. 그리고 몸은 여러 요소를 통해 생명을 유지하며, 그 요소들의 균형이 흔들리면 발병한다고 생각했다. 질병이 신의 징벌로부터 온 것이라면 병에 걸린 사람은 신의 노여움을 풀기 위해 기도를 하거나 제사를 지내고 제물을 바쳐야 할 것이다. 그러나 그는 질병의 원인을 잘못된 식이 습관과 나쁜 생활 습관으로부터 체액의 균형이 흔들린 때문이라고 생각하여, 흔들린 체액의 균형을 바로잡기 위해 좋은 것을 먹고 바른 생활을 하면 치료될 수 있다고 했다. 즉, 아픈 몸이 균형을 잡을 수 있도록 휴식을 가지면서 깨끗한 물과 와인을 들라고 권하였다.

갈레노스

갈레노스(Claudius Galenus, 129~200/216)는 히포크라테스가 사망한 후 400년가량이 흐른 후 당시 로마제국에 속해 있던 페르가몬(Pergamon)에서 태어났다. 페르가몬은 고대 그리스의 영토였으며 현재는 튀르키예의 영토다. 그리스, 로마, 튀르키예, 이집트는 각각 유럽과 아시아, 아프리카로 멀리 떨어져 있는 것처럼 느껴지지만, 지도를 보면 한국과 중국, 일본만큼이나 가깝다. 특히 히포크라테스가 태어난 코스섬은 그리스의 영토이지만 튀르키예와 매우 가까운 섬으로, 튀르키예 보드룸 지역과 직선거리로 10킬로미터 정도 떨어져 있다. 현재 튀르키예 페르가몬 지역에는 갈레노스 동상이 세워져 있다.

갈레노스의 아버지는 건축가였고, 집안은 부유한 편이었다. 덕분에 갈레노스는 어려서부터 철학 공부와 함께, 약초를 포함한 의학에 대한 여러 교육을 받을 수 있었다고 전해진다. 이후 스미르나(Smyrna) 지역에서 의학을 좀 더 공부하다, 당시 유라시아 고대 지식의 총본산이라 전해지는 이집트 알렉산드리아에서 의학을 공부했다. 고대 학문의 성지인 알렉산드리아에는 당시로서는 가장 많은 장서가 보존된 도서관이 있었다고 전해진다.

이후 페르가몬으로 돌아온 갈레노스는 검투장의 의사로 고용되

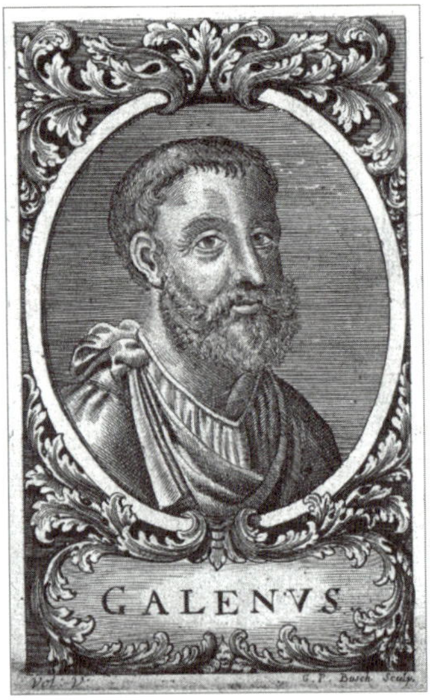

갈레노스

18세기 조각가 게오르크 파울 부슈가 그린 초상화다.

어 날카로운 무기에 찔리거나 다친 검투사를 치료하면서 인체의 해부학적 구조를 많이 알게 되었을 뿐만 아니라, 실제 질병에 대한 많은 임상 지식을 가지게 됐다. 당시에는 사람 신체를 해부하는 것이 금지된 시대였다. 따라서 상처 입은 검투사를 치료하면서 근육과 뼈, 그리고 내부 장기에 대한 많은 해부학적 지식을 쌓은 갈레노스는 점차 유능한 의사로서 명성을 얻었다.

갈레노스는 동물 해부를 통해서도 의학 지식을 늘려 갔다. 돼지나 영장류를 살아 있는 상태로 해부하여 신경과 혈관, 근육 등에 대해 이해하고 그 기능을 기록했다. 그리고 그 과정에서 혈액이 동맥을 통해 운반된다는 것을 알아냈다. 그 이전의 사람들은 동맥에서 공기가 운반된다고 생각했는데, 아마도 사망한 사람의 신체를 해부할 경우에는 혈액이 많이 빠져나간 상태라서 동맥에 공기가 가득 들어 있는 것으로 인지했던 것 같다. 하지만 갈레노스는 살아 있는 사람을 수술하거나 살아 있는 동물을 해부하여 동맥이 혈액을 운반한다는 사실을 알아내고, 동맥이 프네우마(pneuma)와 혈액을 같이 운반한다고 주장했다. '프네우마'는 고대 그리스어로 '숨'이나 '호흡'을 말하는데, 영적인 힘이나 영혼을 의미하기도 하고, 기독교에서는 성령(holy spirit)을 뜻하기도 한다. 또한 공기 또는 폐를 표현하기도 한다. 예를 들어, 호흡기 바이러스 때문에 유명해진 병명인 '폐렴'의 영어 단어는 'pneumonia'이다.

갈레노스가 해부를 통해 알아낸 의학 지식은 그뿐만이 아니었다. 한쪽 뇌가 망가지면 반대쪽 몸이 마비된다는 것을 확인했고, 뇌가 인체의 여러 기능을 조절한다는 것을 알아냈으며, 신경을 통하여 근육의 운동이 조절된다는 사실을 파악했다. 그리고 신장과 방광이 소변을 배출하는 기능이 있다는 것을 알았다. 갈레노스는 근육이나 뼈 등의 신체 부위가 각각 만들어진 목적에 따라 그 기능을 수행한다고 믿었다. 이는 조물주나 자비로운 자연의 힘에 의한 창조 질서를 긍정하는 역할도 하였다. 따라서 기독교가 주류를 차지한 유럽에서 받아들여지기 쉬운 이론을 제공하였다는 점은 갈레노스가 중세 유럽에서도 명성을 지속적으로 이어 나가는 데 도움을 주었다.

162년 갈레노스는 로마로 간다. 그는 유능하기도 했지만, '쇼맨십'을 활용할 줄 아는 의사였던 것으로 추정된다. 오늘날에 빗대어 말하면, TV에서 각종 의학 지식을 유창하게 설명하는 의사를 떠올리면 될 것 같다. 사실 그런 의사들을 보면 대단하다는 생각도 들지만, 가끔 의학 전문가가 보기에는 일반화하기 힘든 내용이나 지극히 개인적인 의견도 많다. 그래서 그런 일부 의사들을 '쇼 닥터'라고 부르며, 의사의 무분별한 방송 출연을 규제해야 한다는 목소리도 나오고 있다. 하지만 갈레노스는 쇼맨십과 실력을 동시에 갖춘 보기 드문 능력자였던 듯하다. 그는 해부학적 지식을 활용하여 사람들이 많이 모이는 곳에서 강연을 하고, 강연 중간에 살아 있는 돼지를 해부하여 돼지의 성대로 이어지는 신경을 잘라 목소리가 나오지 않는 과정을 보여 주기도 했다. 참고로 지금 우리나라에서 살아 있는 돼지를 사람들 앞에서 해부하면 동물보호법

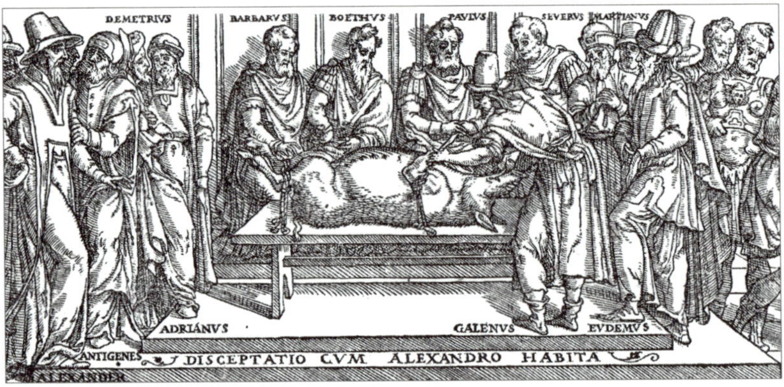

갈레노스의 돼지 해부

갈레노스는 동물의 신경과 혈관, 근육 등의 해부학적 지식을 얻기 위해 살아 있는 돼지나 영장류를 해부했다. 이를 통해 인체의 기능과 구조를 이해하고자 했다.

위반으로 법적 처벌을 받는다. 요즘은 연구소에서 동물실험을 하더라도 사전에 실험 내용에 대한 기관윤리위원회의 심의를 거쳐야 한다. 그리고 깨끗한 환경에서 사육하고 고통을 최소화하는 등의 윤리적 방법으로 실험이 진행되었다는 것을 밝힌 경우에만 많은 학자에게 인정을 받는 저널 『네이처』, 『셀』 등에 투고할 수 있다.

일반 대중에 대한 영리한 접근법도 알고 있고, 많은 해부학적 지식과 치료 경험을 가진 갈레노스는 로마에서 곧 유명한 의사로 자리를 잡게 된다. 하지만 갈레노스가 유명해지고 부유해지자 로마의 다른 많은 의사가 그를 시기했고, 몇 년 뒤 그는 이들을 피해 다시 페르가몬으로 떠난다. 당시 갈레노스는 진단이나 치료 면에서 다른 의사들과 논쟁이 있을 때, 아주 격한 반응으로 상대방을 비난하고 깎아내렸던 것 같다. 그리하여 살해 위협을 피하기 위해 페르가몬으로 귀향했다는 설이 있고, 당시 로마에 흑사병이 유행하여 이를 피하고자 고향으로 돌아왔다는 이야기도 있다. 하지만 몇 년 되지 않아 그는 다시 로마로 되돌아간다. 이는 로마에 역병이 자주 발생하고, 이에 따라 의사에 대한 수요가 증가한 때문이라고 추정된다. 이후 그는 당시 로마 황제의 주치의가 되었고, 사망할 때까지 여러 황제의 주치의로 제자들을 교육하고 의학과 관련한 많은 책을 펴냈다.

갈레노스는 의사로서도 훌륭하였지만, 300권 이상의 많은 저술로 고대의 의학 지식을 후대에 전하기도 했다. 그는 고대 그리스와 로마의 철학과 의학을 정리하여 자신만의 이론을 정립했다. 주로 히포크라테스가 이야기한 4체액설(혈액, 황담즙, 흑담즙, 점액)을 이어받았으며, 네 가지 체액이 균형을 이루는 데에는 고대 그리스의 여러 학자가 이야기한 '프네우마'가 중요하다고 생각했다.

갈레노스는 인간의 몸에는 세 가지 연결된 망이 있는데, 뇌와 신경들은 감각과 생각을 담당하고, 심장과 동맥은 호흡과 관련된 기관으로 생명의 에너지를 담당하며, 간과 정맥은 소화에 관련된 기관으로 영양과 성장을 담당한다고 생각했다. 간에서 만들어진 혈액은 폐에서 공기를 만나 심장을 통하여 전신으로 흘러간다고 파악했다. 물론 현대 의학 지식으로 보면 오류가 많지만, 갈레노스는 나름대로 인체에서 보이는 신경망과 혈액망을 자신만의 이론으로 해석하고 이를 주로 동물 해부를 통하여 증명하려고 노력했다. 지금으로부터 2000년 전에 자신이 발견한 해부학적 지식을 근거로 의학 이론을 입증하고자 했던 노력은 충분히 가치 있는 일이라고 볼 수 있다.

갈레노스는 철학자적 면모도 가지고 있었다. 인간의 모든 신체 기관은 자연이 그것을 만든 목적이 있다고 그는 생각했다. 자연을 신이라고 생각한다면, 신이 인간을 목적에 맞게 만들었다는 기독교적 이

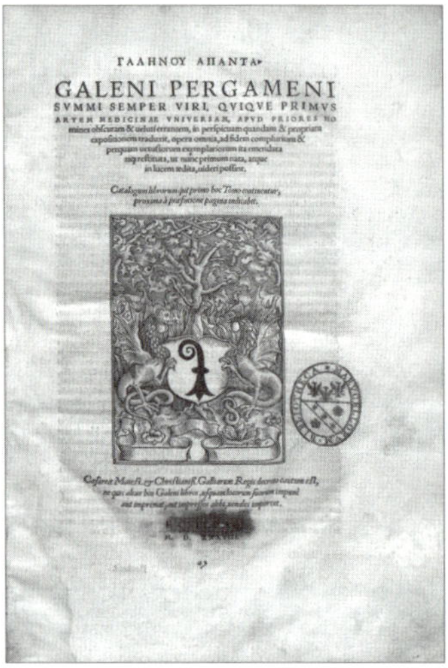

갈레노스의 의학 서적

갈레노스의 의학은 아랍에도 영향을 널리 미쳤다. 850년경 바그다드의 유명한 의사인 이샤크는 갈레노스가 저술한 수백 권의 책을 정리하여 이를 아랍어로 번역하였다. 이후 이 아랍어 버전의 갈레노스 의학서는 유럽에서 재번역되기도 하였다고 전해진다.

념과 유사한 부분이다. 이는 갈레노스의 의학이 중세를 거쳐 근대의 실험에 의한 과학적 입증론이 정립되기 전까지 전체 유럽과 아랍 의학의 중심이 된 주요 요인이었을 것이다. 또한 15세기부터 시작된 유럽의 르네상스는 과거 인본주의적이었던 많은 그리스의 문화와 역사를 다시 사회의 전면에 나오게 했다. 갈레노스의 의학과 사상이 중세를 지나 1800년대에 이르기까지 이어져 오는데 르네상스 문화도 당연히 충분한 역할을 했을 것이다.

갈레노스는 히포크라테스가 의학의 문을 열었다면 그곳으로 가는 길을 닦은 사람은 자신이라 말하기도 했다. 또한 히포크라테스의 가르침일지라도 그것을 절대적으로 받아들여서는 안 되며, 과거의 진단이나 치료법이 잘못된 부분이 있다면 이를 바로잡아야 한다고 강조했다. 앞서 밝혔듯이, 그는 300권이 넘는 책을 저술했고, 그의 이론은 1800년대까지 유럽과 아랍에서 의학 교육에 활용됐다. 1820년에 갈레노스 전집이 발간되었는데, 그 권수가 무려 400권이 넘었다. 이 모두를 갈레노스가 저술했다고 믿기에는 어려운 부분이 있지만, 그가 고대 서양의학에 미친 영향이 지대하다는 점은 누구도 부인하기 힘들 것이다. 그는 저명한 의학자의 가르침이라도 이를 절대적으로 받아들여서는 안 되며 과거의 의학이 잘못된 부분이 있다면 바로잡는 것이 필요하다고 하였는데, 아이러니하게도 그의 영향이 너무나 지대하여 서양에서 의학 발전이 오히려 늦어졌다는 이야기도 전해진다.

편작, 화타 그리고 허준

고대 서양의학에서 히포크라테스와 갈레노스를 이야기한다면 동양의학에서는 편작과 화타, 그리고 우리나라의 허준을 살펴보면 좋겠다. 편작은 고대의 내과의사, 화타는 고대 동양의 외과의사로서 생각해 볼 가치가 있고, 허준은 고대와 중세 동양에서 내려오던 의학적 지식을 집대성하여 『동의보감』이라는 큰 업적을 남긴 의사로서 의미가 있다. 물론 2000년 전의 의사를 내과와 외과로 정확하게 구분하는 것은 이치에 맞지 않을 수 있다. 고대의 유명한 의사라면 현대적 의미에서 볼 때, 의사, 약초꾼, 약사, 침구사, 물리치료사, 심리치료사 등의 역할뿐만 아니라 의학자, 임상 시험가, 연구자, 그리고 후대 의사를 양성하는 교사의 역할을 모두 겸했을 것이다.

편작(기원전 401~310)의 성은 진(秦)이고 이름은 월인(越人)이다. 지금으로 보면 별명인 호가 편작(扁鵲)인데, 춘추전국시대 진나라 노국의 발해군 사람으로 알려져 있다. 편작은 괵나라(기원전 655년 멸망)의 태자를 죽음에서 다시 살린 것으로 유명하다. 괵나라의 태자가 죽었다는 소문을 당시 태자의 교육을 담당하던 중서자로부터 듣고 관련된 이야기를 나누던 중에, 편작은 태자가 아직 죽지 않았다고 판단한다. 그는 결국 태자의 병을 치료해 사람들로부터 기사회생의 명의라 추앙을 받게 된다. 하지만 그는 자신이 이미 죽은 사람을 살린 것이 아니라면서, "나는 죽은 사람을 살려 내지는 못한다. 스스로 살 수 있는 사람을 살아날 수 있도록 할 뿐이다"라는 말을 남겼다.

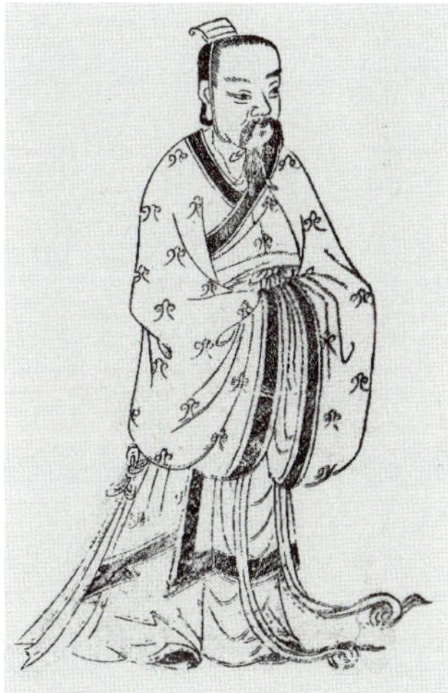

편작

명나라 시절에 새겨진 『왕립 기전학입문』 목판본에 수록된 초상화다.

사마천의 『사기』에 기술된 편작에 대한 일화를 보자. 편작은 아래 여섯 가지 경우 중 하나에 해당하면 병을 치유하기가 어렵다고 했다. 거만하거나 자만하면 첫 번째 불치병, 몸은 가볍게 여기고 재물을 더 귀하게 여기는 것이 두 번째 불치병, 입고 먹는 것을 적절하게 하지 않는 것이 세 번째 불치병이며, 문란하여 음양의 기가 바르지 않음이 네 번째 불치병이다. 또한 약을 적절하게 먹지 않음이 다섯 번째 불치병이며, 무당은 믿고 의사를 믿지 않으면 여섯 번째 불치병이다.

이를 살펴보면, 히포크라테스의 병인론과 유사한 부분들이 많다. 히포크라테스가 질병은 신의 징벌이 아니라고 말한 것과 같이, 편작은 의사가 아닌 무당을 믿어서는 안 된다고 말한다. 히포크라테스가 음식과 생활 습관이 중요하다고 한 것처럼, 편작도 입고 먹는 것을 적절하게 해야 하고 생활이 문란해서는 안 된다고 지적한다. 또 히포크라테스가 몸에는 네 가지 체액이 있으며 이의 균형이 중요하다고 한 것과 같이, 편작의 영향을 받은 동양의학에서는 사람에게 음과 양이 있으며 음기(음의 기운)와 양기(양의 기운)의 균형이 중요하다고 이야기한다.

히포크라테스의 의학은 『히포크라테스 전집』이라는 의학서로 남았고, 편작의 의학은 『황제내경』이라는 의학서로 남았다. 히포크라테스(기원전 460~370)와 편작(기원전 401~310)은 같은 시대를 살았던 사람이다. 당시로서는 드물게 둘 다 90세가 넘도록 장수했고, 모두 역사에 기록을 남긴 유명한 의사였다. 고대 그리스에서 태어난 히포크라테스와 춘추전국시대에 태어난 편작이 만약 만났다면 어떤 이야기를 했을지 궁금해진다.

놀랍게도 편작은 예방의학적 관점도 지녔던 듯하다. 『갈관지』라는 책에는 위나라 문왕과 편작의 대화가 실려 있다. 편작의 두 형도 의사였는데, 편작은 두 형과 자신 중에 누가 더 뛰어난 의사인지를 묻는 위나라 문왕의 질문에, 큰형이 가장 훌륭하고 다음이 작은형 그다음이 자신이라 답한다. 그러자 문왕은 그런데 왜 당신이 가장 유명하냐고 묻는다. 편작은 이렇게 답한다. "큰형님은 환자의 병이 미처 나타나기 전에 얼굴색을 보고 이를 파악하여 그 원인을 제거한다. 그래서 사람들은 큰형님이 무슨 병을 치료했는지를 알지 못한다. 따라서 유명해질 수가 없다. 둘째 형님은 병이 시작되는 초기에 치료한다. 그래서 사람들은 그저 작은 병을 치료한 것으로 생각하여 인근에만 소문이 난다. 그에 비해 나는 아주 위중한 상태에 이른 환자를 치료한다. 따라서 중병을 잘 치료하는 사람으로 보이다 보니, 내가 가장 유능한 의사로 명성이 높은 것뿐이다."

병이 생기기 전에 병을 일으키는 원인을 제거한다는 개념은 바로 병을 '예방'하는 것이다. 편작은 발병 전에 예방하는 의사가 병을 치료하는 의사보다 더 뛰어난 의사라고 말하고 있다. 이를 보면 그는 병이 생기고 나서 치료하기보다는 병이 생기지 않도록 예방하는 것이 중요하다는, 현대적 예방의학 개념을 알고 있었고, 그것이 질병을 치료하는 것보다 중요함을 2000년 전에 이야기했다.

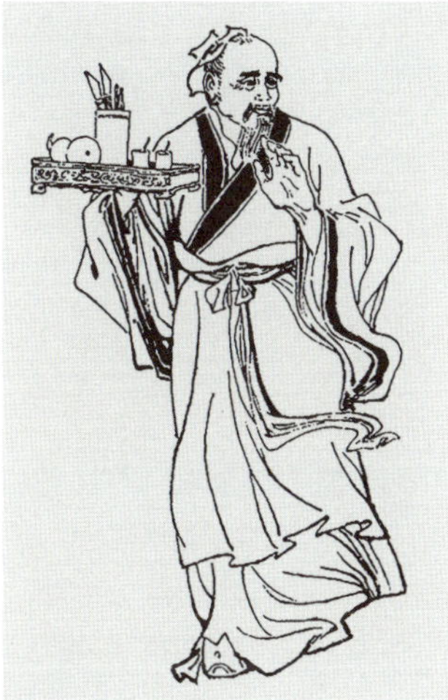

화타
청나라 시대에 만들어진 『삼국지』에 수록된 초상화다.

화타(華陀, 145~208)는 한나라 말기 패국(沛國)의 초(譙) 사람이다. 화타의 이름은 부(旉), 자는 원화(元化)라고 전해진다. 여러 학문에 능했고 의학에도 능했지만, 이를 바깥에 널리 알리거나 나서려 하지 않았던 것 같다. 어지러웠던 중국의 춘추전국시대에 높은 자리에 있는 사람들이 능력이 출중하다고 해도 여러 이유로 죽임을 당하는 일이 많다 보니 이를 피하려고 했던 것으로 추정된다. 하지만 결국 화타도 많은 의학 지식 때문에 이곳저곳에서 부름을 받게 되고, 이를 가급적 회피하려는 과정에서 미움을 받아 결국 처형당한다. 화타는 『청낭서(青囊書)』라는 저서에 자신의 의술에 대한 기록을 남기고, 이를 자신이 투옥되었을 때 만난 병사에게 전해 주었지만, 화타처럼 비참한 죽임을 당할 것을 우려한 병사의 아내가 이를 태워 버렸다고 전해진다. 병사가 겁을 내고 책을 받지 않아 화타가 태워 버렸다는 설도 있다. 물론 2000년 전의 일이라 '카더라' 수준의 이야기일 수도 있다. 하지만 고대 중국에서 비범한 능력을 가진 사람의 말로가 어떤 모습이었는지를 짐작하게 해주는 이야기다.

화타는 고대에서는 흔치 않게 외과적 술기를 사용한 의사였다. 환자의 비장에 문제가 생기면 칼로 배를 갈라서 이를 제거하고, 고약

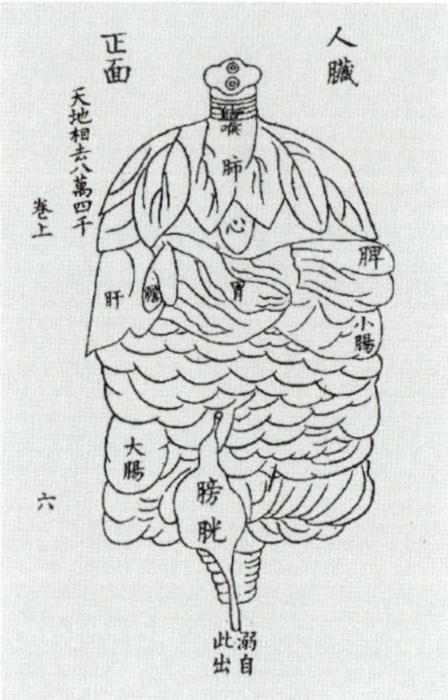

동양의학에서 본 인체 해부도

1273년 손환이 그린 판본으로 인체의 몸통과 내장을 도식화하였다.

을 발라 치료했다고 전해진다. 또한 몸의 내부에 문제가 생기면, 감각을 마비시키는 마비산(麻痺散)을 주어 의식이 없게 한 후에 내부 장기를 열어서 씻어 내고 다시 넣은 다음 약실로 꿰매어서 치료했다는 일화도 있다. 기록을 보고 추정해 보면, 현대적 개념의 수술이라기보다는 몸의 내부에 생긴 혈종(출혈량이 많을 때, 그 혈액이 모두 자연 흡수되지 못해 몸속에 계속 남아 있게 되는 덩어리)이나 농양(몸 안에 고여 있는 큰 고름 덩어리)이 있는 환자의 병변을 절개하여 이것들이 배출될 수 있도록 하여 치료한 것이 아닐까 추정된다. 많은 양의 혈종이나 농양이 있는 경우 이를 배출시켜 주는 것만으로도 증상이 상당히 개선되어 치료 효과를 가져올 수 있다. 만약 문헌에 있는 그대로 사람의 뱃속에 고약을 발랐다면 더 큰 문제가 생겼을 것이다. 절개를 통한 치료는 외과적 술기로 볼 때 매우 기초적 수준이지만, 약물 치료와는 완전히 다른 새로운 영역의 치료 기법이 시작되었다는 점에서 그 의미가 있다.

화타는 당대의 명의답게 약물 치료에도 밝아서 여러 약초를 정리하여 『신농본경』이라는 책을 지었다고 전해진다. 사실 종이가 발명되고 널리 사용되기 전까지는 후대에 기록을 남기기가 매우 어려웠다. 따라서 약 2000년 전에 살았던 화타와 그의 의학에 대해서도 현재로서 알 수 있는 내용은 별로 없다. 하지만 화타가 지금까지 고대 중국의 유명한 의사로 기억되는 것은, 조조와 같은 시대에 살아 『삼국지』 등에 그의 이름이 기록되어 있어서일지도 모르겠다. 사실 기록이 없으면 사람들의 기억에도 없다.

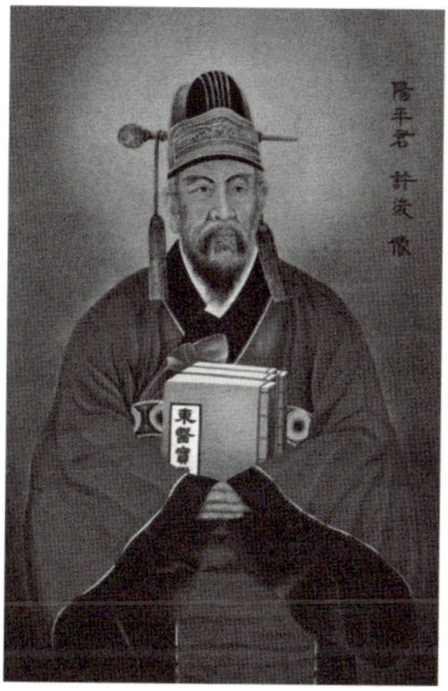

허준

허준의 말년 모습을 그린 것으로 추정되는 초상화다.

허준(許浚, 1539~1615)은 『동의보감』이라는 역작을 통하여 동아시아 전체에 영향을 주었다. 그의 호는 귀암(龜巖)이고, 허론의 서자로 태어났다. 허준은 첩의 자식인 서자였지만, 다행히 그의 어머니는 양반 출신이었던 것 같다. 당시는 노비인 첩의 자식은 노비가 되던 시절로 그의 어머니가 양반 출신이 아니었다면 관직에 나가기가 힘들었을 것이다. 『동의보감』을 집필한 당대 최고의 의사답게, 그는 어릴 때부터 총명하고 민첩하였고, 학문을 좋아하여 경전과 사서에 두루 통하였다고 한다.

우리가 역사책에서 보는 조선의 왕 선조는 주로 일본의 침략에 여기저기로 도망을 다니다가, 이순신 장군의 승리와 많은 의병의 활약, 그리고 명나라 군대의 도움으로 겨우 왕위를 유지하는 모습이다. 하지만 적어도 의학 부문에서는 허준이라는 명의를 발탁하여, 그가 내의원에서 능력을 충분히 펼칠 수 있도록 지원한 업적이 있다. 허준은 임진왜란으로 선조가 한양에서 의주까지 피난을 갈 때 끝까지 선조를 수행했다. 뛰어난 의원이면서 고달픈 피난길을 끝까지 따라간 공신이기도 한 허준을 선조는 특별히 신뢰했던 것 같다. 왕의 신뢰를 받는 허준을 사대부들이 견제할 때마다 선조는 이를 나서서 막아 주었다. 실제로 허준에게 상을 내리거나 고위직에 승진시킬 때마다 사대부들의 뜻을 대변하는 사헌부와 사간원에서는 지속적으로 부당하다며 철회를 요청하는 상소를 올렸다. 『조선왕조실록』에 따르면, 사대부들은 당시 왕자였던 광해군의 병을 낫게 했을 때도 의원으로서 병을 낫게 하는 것은 직분에 맞는 당연한 일이므로 상을 주는 것이 부당하다고 상소를 지속적으로 올렸다고 한다.

당시 사간원과 사헌부는 허준의 일이 부당하다는 상소가 선조로부터 거부되면 다음 날, 그다음 날 계속 같은 상소를 올렸다. 임금의 결정에도 부당하다고 용감하게 의견을 개진하는 모습에서 조선시대 사대부들의 곧은 기개가 보이지만, 의원에게 고위 관직을 내리는 것은 부당하다고 하는 내용을 보면 당시 기술직에 대한 뿌리 깊은 천대도 역시 엿볼 수 있다. 조선시대 양반의 눈으로 보면, 허준은 성리학자가 아닌 기술직 의원이며, 첩의 아들인 서자였을 뿐이다. 양반들이 허준의 승진과 포상을 받아들이기 어려웠음을 짐작할 수 있다. 당시 사헌부는 고려 때부터 이어져 온 조선시대의 감찰 기관이다. 요즘으로 치면 검찰, 경찰에 해당한다. 그리고 사간원은 왕의 통치에 대한 비판을 통해 권력을 견제하는 기관으로 왕권과 신권의 균형을 잡는 매우 중요한 곳이다. 조선이라는 나라가 여러 차례의 위기에도 무려 500년 이상 유지될 수 있었던 것은, 부패를 감시하는 감찰 기관과 왕의 정치적 행위에 대한 비판적 시각을 지속적으로 유지하는 기관이 있어서였을지도 모른다. 하지만 사대부를 비롯한 조선의 주류사회에 뿌리 깊게 자리 잡은 기술직에 대한 천대는 조선이 과학기술 국가로 더 크게 발전하지 못하게 막는 요인이었다.

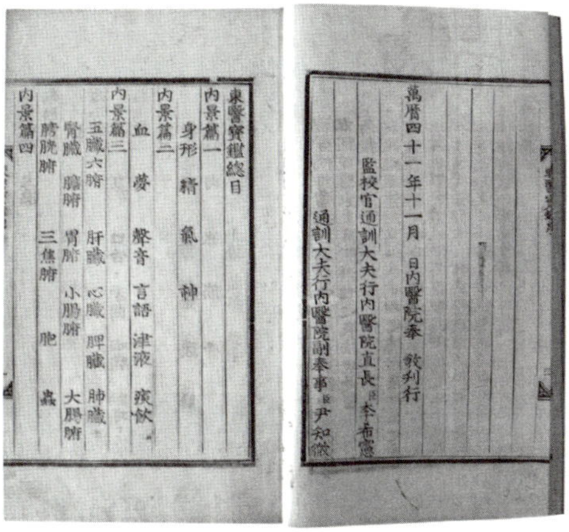
東醫寶鑑總目
內景篇一 身形 精 氣 神
內景篇二 血 夢 聲音 言語 津液 痰飮
內景篇三 五臟六腑 肝臟 心臟 脾臟 肺臟 腎臟 膽腑 胃腑 小腸腑 大腸腑 膀胱腑 三焦腑 胞 蟲
內景篇四

萬曆四十一年十一月 日內醫院奉 敎刊行
監校官通訓大夫行內醫院直長 臣 李希憲
通訓大夫行內醫院副奉事 臣 尹知微

『동의보감』
동앙시아 의학을 집대성한 서적으로 유네스코 세계기록유산으로 등록될 만큼 국제적으로 중요성을 인정받았다.

피난에서 돌아온 선조는 1596년에 허준과 다른 의관들에게 우리나라의 완비된 의서를 집필하라고 명한다. 하지만 정유재란으로 혼란스러운 정국에서 의서의 집필이 지지부진하자, 선조는 1597년에 다시 허준에게 의서를 집필하라고 명한다. 『동의보감』이라 붙여진 장장 25권의 의학 서적은 그 집필 중간에 있었던 선조의 사망과 허준의 귀양 같은 사건에도 불구하고, 1610년(광해군 2년)에 드디어 완성된다. 조선시대에는 임금이 사망하면, 어의(요즘으로 치면 대통령 주치의)는 사망의 원인과 아무 관련이 없더라도 그 책임을 추궁받았다. 당연히 어의였던 허준에게도 선조의 사망에 대한 책임을 물었고, 허준은 지방으로 귀양 가게 된다. 하지만 허준은 귀양을 가서도 집필에 계속 힘을 써 마침내 『동의보감』을 완성한다. 세계 최초의 금속활자 인쇄본인 『직지심경』에서도 볼 수 있듯이, 고려와 조선은 인쇄 기술에서 상당히 앞서 있었다. 1610년 완성된 『동의보감』은 양이 방대하여 손으로 필사하는 데만도 상당한 시간과 노력이 필요하며, 필사 오류의 가능성도 크게

동양의학은 현대 의학에서 왜 인정받지 못할까?

현대 의학을 있게 한 위대한 발명을 이야기할 때 아쉽게도 한국을 비롯해 동양에서 등장한 것은 하나도 없다. 인류의 4대 발명이라고 일컬어지는 종이, 화약, 나침반, 인쇄술은 모두 동양에서 발명되거나 활발하게 활용된 기술들이다. 우리나라도 금속활자, 측우기 등을 발명했고, 인도에서는 아라비아숫자를 만들어 고대 인류의 문명을 선도했지만, 근대에 들어서면 과학기술 발전을 선도할 만한 업적을 보여 주지 못했다. 증기기관, 자동차, 비행기, 반도체, 유전학, 우주개발 등 인간의 삶을 바꾼 근대의 여러 과학기술 분야에서는 이를 받아들이기만 했을 뿐 이렇다 할 성과를 내지 못했다.

의학의 발전 역시 과학기술의 발전과 떼려야 뗄 수 없는 깊은 관계에 있다. 실험과 증명을 통한 과학 지식의 축적에서 뒤처질 때 어떤 일이 벌어지는지는 근대의 여러 역사가 잘 보여 준다. 서양의 예를 보자. 고대부터 시작하여 근대에 이르기까지 위대하게 받들어지던 히포크라테스와 갈레노스의 여러 의학 이론과 진단, 치료 지식 중 과학적으로 입증되지 않는 대부분이 이미 버려졌다. 수천, 수백 년 전의 기록인 『황제내경』과 『동의보감』의 내용은 지금도 그대로 받아들일 만큼 유효한가? 동양에서 유래된 지식이든, 서양에서 유래된 지식이든 똑같이 검증되어, 과학적으로 효과가 확인되는 의학 지식만 받아들여야 한다. 당대 과학기술을 선도한 문화권이 당대 인류의 역사와 문화를 선도했다.

우리나라에도 한국한의학연구원과 한국한의약진흥원이 설립되어 한의학의 과학화를 선도하고 있다. 아직 대중의 인지도는 높지 않지만, 근거 중심의 효과 검증에 대해 노력하고 있다. 고대 중국에서 말라리아와 유사한 증상에 효과가 있다고 알려졌던 개똥쑥에서 약효 성분인 아르테미시닌(artemisinin)을 분리해 낸 중국의 약리학자 투유유(屠呦呦) 박사가 중국 최초로 노벨 생리의학상을 받았다. 우리도 과학적인 검증을 통해 『동의보감』 속의 옥석을 가리는 노력을 지속하여 보석 같은 성과가 나왔으면 하는 바람이다.

있었다. 광해군은 방대한 양의 『동의보감』을 활자로 인쇄하라 지시하였고, 마침내 1613년 『동의보감』이 간행된다.

『동의보감』의 간행은 여러 가지 의미가 있다. 먼저 질병 예방의

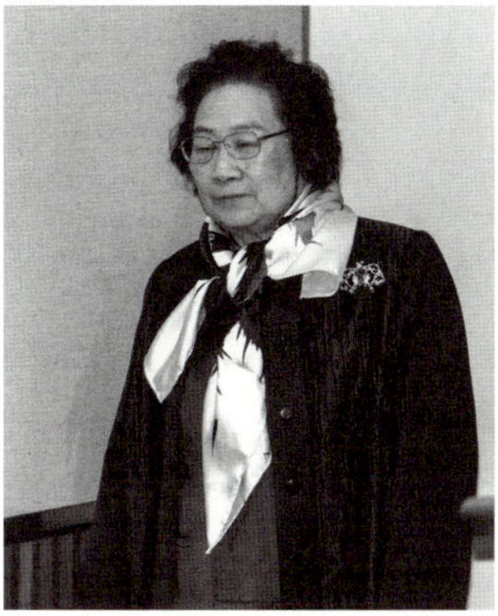

중국 약리학자 투유유 박사

개똥쑥을 이용한 말라리아 치료 성분인 아르테미시닌을 발견해 윌리엄 C. 캠벨 박사, 오무라 사토시 박사와 함께 중국 최초로 2015년 노벨 생리의학상을 수상했다.

중요성을 강조한 의학 서적이라는 점이다. 히포크라테스나 편작도 질병의 예방에 대해 이야기했지만, 『동의보감』에서는 이를 좀 더 심화하여 다루었다. 그리고 17세기 당시로는 매우 드물게 정부가 주도적으로 편찬하여 대량으로 간행한 공중보건 도서라는 점에서도 의미가 크다. 『동의보감』에는 의학에 대한 전문적인 내용이 담겨 있지만, 당시 해당 전문직 의원들이나 학자들만을 대상으로 만든 책이 아니었다. 많은 백성이 의학을 쉽게 이해하고 약제에 접근할 수 있도록 하고자 간행하였다는 것은, 국민의 건강에 대한 정부의 책무를 조선이라는 국가가 잘 알고 있다는 것을 의미한다. 이러한 중요성이 인정되어 『동의보감』은 2009년 유네스코로부터 '세계기록문화유산'으로 등재되었다. 『동의보감』은 당시 우리나라에서 만든 의학서로서는 드물게 중국과 일본에서도 출판되었으며, 멀리 베트남에 이르기까지 동양의 여러 나라에서 인기를 끈, 말하자면 'K-의료'를 보여 준 당대의 역작이다.

II

지금의 의학을 있게 한 큰 발견들

현대 의학을 발전시킨 큰 발견들

고대 그리스에서 시작되어 로마제국과 아랍, 아프리카에서 전수된 서양의 고대 의학은 중세 르네상스 시대가 올 때까지 큰 변화를 보이지 못하였다. 히포크라테스로 대변되는 고대 그리스 의학과 이를 정리 발전시킨 갈레노스의 영향이 너무 강력하여 무려 1000년이 넘는 기간 동안 가시적인 발전을 오히려 가로막은 것이다. 하지만 르네상스 시대부터 인체에 관한 관심이 증가하고 해부학에 대한 지식이 쌓이면서 조금씩 변화가 일어나기 시작했다. 1500년대 이탈리아 파도바대학의 교수였던 베살리우스(Andreas Vesalius)는 인체를 실제로 해부하여 해부

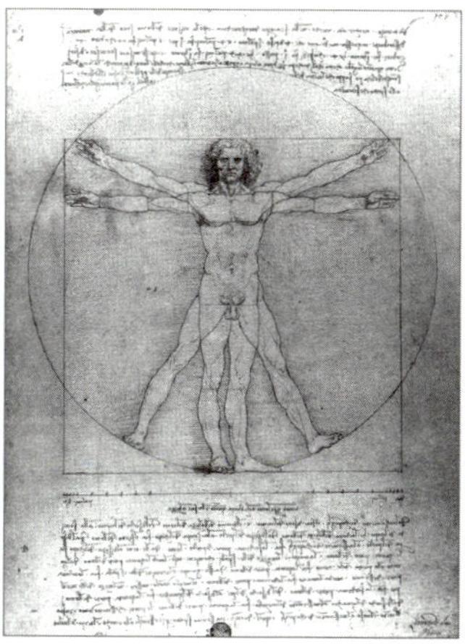

레오나르도 다빈치의 인체 비례도

르네상스 시대 레오나르도 다빈치가 고대 로마 건축가 비트루비우스의 저서에서 영감을 받아 그린 그림으로, 인체의 이상적인 비례와 균형을 설명한다.

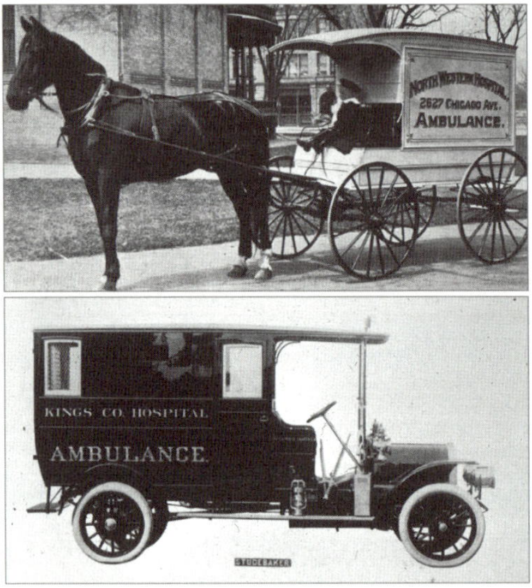

1882년도 앰뷸런스 마차(위)와 이후의 앰뷸런스 자동차
당대의 가장 빠른 운송수단이 응급의료에 이용되었다. 사회의 기술이 발달하면 의료도 함께 발전한다.

도를 출판함으로써 해부학의 새로운 기원을 열었다.

또한 이 시기에는 혈액 순환의 개념이 성립되기 시작하는데, 이 역시 갈레노스가 이야기한 체액 이동과는 완전히 다른 것으로 일종의 혁명적인 주장이었다. 그리고 망원경의 발명이 우주와 천체에 대한 이해를 넓혔다면, 현미경의 발명은 의학 발전에 많은 도움을 주었다. 1700년대 근대 유럽에서 나타난 과학기술의 발전은 실험을 통한 입증이라는 편에서 한발 앞서 있었다고 말할 수 있다. 그리고 엑스레이, 유전학, 세균학, 마취제, 항생제, 청진기, 체온계 등 많은 의학적 발전이 근대에 이루어졌다. 이러한 여러 의학적 발명이나 발전 가운데 몇 가지 중요한 부분만 다루어 보고자 한다.

근거 중심 의학
사라진 사혈법

학생들은 근거 중심의 의학이 무엇을 말하는지 매우 궁금할 것이다. '근거 중심'이라고 해서 잠시 어리둥절할 수도 있지만 사실 매우 쉬운 이야기다. 이는 어떤 진단이나 치료를 할 때, 적절한 과학적 근거가 있어야 한다는 이야기다. "내 경험에 따르면 이 병은 이런 것이다", "내 비법으로 치료했더니 어떤 이가 나았다", "내가 이러저러한 환자 몇 명을 경험해 보았다" 등의 이야기는 현대 의학에서 통하지 않는다.

약물의 치료 효과를 입증하기 위한 방법론도 이제는 보편화되어 있다. 전 세계 대부분의 나라에서 어떠한 약물이 정식 허가를 받아 치료에 쓰이기 위해서는 단계적인 임상 연구를 거친 이후 약물의 효과가 입증되어야 한다. 임상시험은 대부분 3단계를 거쳐 그 유효성과 안전성을 입증하게 된다. 첫째, '1상 연구'는 어떤 신약후보물질의 독성을 주로 파악하는 임상시험으로, 건강한 사람의 신체에 주입하여 그 약물이 어떤 대사 과정을 거치고 독성은 없는지 등을 파악하는 단계다. 둘째, '2상 연구'는 약물의 효과와 용량을 정하는 임상시험으로, 이 단계에서는 소수의 환자를 대상으로 다양한 용량의 약물을 투여하여 그 효과와 안정성을 파악한다. 셋째, '3상 연구'는 위약 또는 기존의 잘 알려진 치료약제를 대조군으로 두고 환자를 대상으로 약물의 효과와 안전성을 시험하는 단계다. 대부분 약물을 투여하는 의사, 환자 둘 다 어떤 약물이 투여되는지 모르게 진행되므로 '이중맹검'이라는 단어가 임상시험의 설명에 추가된다. 이런 3단계의 과정에서 유효성과 안전성을 입증한 약물이 식품의약품안전청의 허가를 받아 우리나라에서 시판될 수 있다.

이제 사혈 치료법에 대해 알아보자. 병든 환자의 신체에 상처를 내서 혈액을 몸 밖으로 내보내는 사혈 치료법은 고대 동서양을 불문하고 많이 시행된 치료법이다. 히포크라테스는 4체액설을 주장했고, 그의 이론은 중세에 이르기까지 1000년 이상 받아들여졌다. 4체액설 이론에 의하면, 우리 몸에서 발생한 질병은 체액의 균형이 흔들려서 생긴 것이다. 고대 그리스의 의사들은 몸에 열이 나거나 염증이 생기는 것은 혈액이 과다해져 균형이 깨졌다고 판단했고, 따라서 몸에서 피를 제거하는 것이 이러한 열과 염증이 있는 환자를 치료하는 방법이라 생각했다. 병을 앓고 있는 환자 몸에 칼을 대어 피를 흘리게 하고, 열이 가라앉지 않는 환자에게는 더 많은 피를 흘리게 했던 것이다. 얼마나 많은 환자가 그러한 불필요한 출혈로 사망했을까? 현대 의학의 시각으로 보면, 어떻게 그런 나쁜 행위를 치료라는 이름으로 해왔나 싶지만, 놀랍게도 사혈 치료는 19세기까지도 성행했다. 사혈 치료, 즉 일정량 이상 피를 뽑아내기 위해서는 몇 가지 조건을 갖추어야 한다. 먼저 정상적인 조직에서는 피가 저절로 흘러나오지 않기 때문에 칼을 대거나 바늘을 찌르는 방식으로 인체 조직(주로 혈관)에 어떤 형태로든 손상을 주어야 한다. 두 번째, 어느 정도 피가 나면 자연적인 응고 과정을 통하여 피가 멎게 된다. 따라서 피가 원하는 만큼 흐르게 하려면 손상된 신체에서 나오는 피가 멎지 않도록 해야 하는데, 지속적

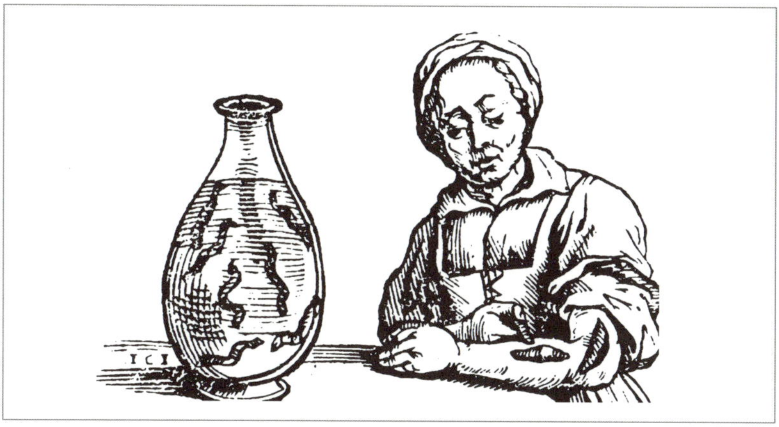

과거 사혈 치료에 쓰인 거머리

오늘날 사혈 요법은 사라졌지만, 거머리를 이용한 치료는 다른 방식으로 현대 의학에서 이용되고 있다. 사고로 손가락 등이 절단되어 현미경을 이용한 미세수술로 혈관을 어렵게 연결한 환자에는, 혈관의 혈류가 지속적으로 유지되도록 거머리로 지속적인 흡혈 치료를 한다. 물론 의료용 거머리는 무균 사육되고 보관되어 병원으로 공급된다.

으로 피를 흡수할 수 있는 물질을 두거나 음압을 걸어야 한다. 고대 동서양 모두 이런 사혈 치료를 시행했고, 히포크라테스나 갈레노스는 물론 『동의보감』에도 피를 뽑아내는 치료법이 포함되어 있다.

1800년대 프랑스 의사 브루세(François-Joseph-Victor Broussais, 1772~1838)는 거머리를 이용하여 피를 뽑아내는 방식을 도입하여 사혈법에 새로운 열풍을 일으켰다. 의사 입장에서는 몸에 칼로 상처를 내서 출혈을 일으키는 방식이 아니라서 얼마나 편리했을까? 그동안은 환자의 몸에서 피가 나오도록 상처를 내어 피를 흘리게 하고, 출혈이 자연적으로 멎으면 또 상처를 내서 피를 뽑는 작업을 반복해야 했다. 그런데 거머리를 이용하면 의사는 칼을 드는 힘든 노동을 하지 않아도 되고, 환자의 비명과 눈물을 반복적으로 마주치지 않을 수 있다. 브루세는 환자의 몸에 열이 나는 것은 신체 장기, 그중에서도 특히 위장의 문제이며, 사혈 치료를 통하여 효과적으로 치료할 수 있다고 주장했다. 당대의 유명한 의사이자 사혈 치료에 새로운 방법을 사용한 브루세의 주장 때문이었는지 거머리를 이용한 사혈 치료는 대단히 유행했는데, 기록에 따르면 1833년 프랑스는 헝가리와 보헤미아 등에서 무려 4,200만 마리의 거머리를 수입했다고 한다.

하지만 같은 시기에 또 다른 큰 변화가 새롭게 일어나고 있었는데, 브루세보다 열다섯 살이나 젊은 의사 피에르 루이(Pierre-Charles-Alexandre Louis, 1787~1872)가 그 장본인이다. 그는 나중에 의학에서 혁명적 변화를 가져오게 되는 '근거(evidence)' 중심의 진단과 치료를 주장하기 시작하였다. 즉, 방법론으로서 숫자와 통계를 의학에 도입하여, 치료 효과에 대한 과학적 검증을 주장했다. 루이는 파리의 병원에서 근무하면서 많은 임상 기록과 부검을 통하여 자신의 의학 이론을 쌓아 나갔다. 그리고 무려 2,000건이 넘는 부검을 통해 결핵과 장티푸스에 대한 논문을 집필했다. 하지만 더 중요한 업적은 루이가 숫자를 통하여 진단 기준을 확정하고 치료 효과를 평가하고자 했다는 점이다. 1828년에 발표된 「몇 가지 염증성 질환에 대한 사혈 효과 연구(Research on the effects of bloodletting in some inflammatory diseases)」라는 논문은 지금까지도 계속 회자되고 있다. 루이는 폐렴 환자 77명을 초기(1~4일) 사혈 치료군과 후기(5~8일) 사혈 치료군으로 나누어 분석했다. 초기 치료군은 41명, 후기 치료군은 36명이었고, 평균 나이는 각각 41세와 38세로 비슷하였다. 초기 치료군은 치료 기간이 짧았으나 대신 44퍼센트의 사망률을 보여 후기 치료군의 25퍼센트보다 사망자가 많았다. 이를 근거로 루이는 당시 광범위하게 받아들여지던 폐렴에 대

사혈(Bloodletting)에 관한 이모저모

❶ 1799년 12월 14일 사망한 미국의 초대 대통령 워싱턴의 사망 원인은 과다 출혈이다. 후두염에 걸린 워싱턴을 처음 진찰한 의사는 1.7리터의 피를 뽑았다. 같은 날 두 번째 방문한 의사 역시 약 1리터, 역시 같은 날 세 번째 방문한 의사는 다시 1리터의 '나쁜 피'를 뽑았다. 워싱턴은 그날 사망하였다. 프랑스 의사 루이가 사혈의 치료 효과에 대한 의문을 제기한 것은 1828년이다.

❷ 현대 의학에서 이러한 사혈법은 거의 사라졌지만, 2006년 한국한의학연구원과 동국대 한의대의 조사에 따르면 우리나라 한의사의 90퍼센트가 어혈을 제거하기 위해 사혈 치료를 시행하고 있다고 한다. 어혈의 과학적 정의가 무엇이며, 어느 정도 사혈을 해야 하는지에 대해 판단하는 과학적 근거가 궁금하다.

❸ 사혈은 대부분 정맥혈로 진행된다. 우리가 팔이나 다리에서 힘을 줄 때 잘 보이는 푸르스름한 혈관들은 모두 정맥이며, 칼에 베이거나 상처가 났을 때의 출혈도 정맥 출혈인 경우가 많다. 그리고 병원에서 실시하는 혈액 검사도 대부분 정맥에서 피를 뽑는다.

❹ 동맥 출혈은 좀 다르다. 동맥의 높은 압력으로 인하여 작은 동맥이라도 강한 출혈을 일으킨다. 정맥 출혈처럼 응고 과정으로 혈구들이 굳어 자연적으로 출혈 부위가 막히는 경우는 드물고, 적절한 지혈을 하지 않는다면 대부분 과다 출혈로 사망하게 된다. 다행히 동맥 대부분은 정맥과 달리 몸 깊숙한 곳에 위치하여 외부의 위협으로 인한 손상 위험이 상대적으로 적다.

한 사혈 요법에 대해 의문을 제기했다.

오늘날 개발되는 대부분의 약물과 치료법은 루이가 행했던 비슷한 방식의 치료 효과 검증을 통해 정립되고 사용된다. 물론 루이의 임상시험은 무작위배정(randomization)이 없었고, 선정 기준(inclusion criteria)과 제외 기준(exclusion criteria) 등이 불분명하여 선택오류(selection bias)의 문제도 있어, 현재의 관점으로 볼 때 당연히 부족한 점이 많다.

하지만 지금으로부터 약 200년 전인 19세기 초에 치료법을 달리한 집단으로 환자들을 나누어 치료하고, 이후 그 효과를 분석하였다는 것은 매우 혁신적이라 할 수 있다.

현대 과학과 마찬가지로 현대 의학에서 진단과 치료의 근거는 바로 숫자다. 숫자로 나타나는 치료 효과의 차이를 '의미 있다' 또는 '의미 없다'라고 이야기하는 방법이 통계인 것이다. 루이는 숫자를 의학으로 가져왔고, 숫자로 드러나는 차이가 곧 근거가 되어 새로운 의학의 표준이 되었다. 우리는 루이를 임상시험의 아버지라 불러도 좋을 것 같다.

사실 루이보다 먼저 임상시험을 시도한 의사가 있었다. 스코틀랜드의 의사이면서 해군에서 일한 제임스 린드(James Lind, 1716~1794)다. 괴혈병은 비타민 C의 부족으로 생기는 출혈성 질환인데, 과거에는 그 원인을 잘 모르던 불치병이었다. 15~18세기 대항해시대에 장기간 항해를 하면서 많은 괴혈병 환자가 발생했다. 먼 항해를 나간 선원의 절반 이상이 괴혈병을 앓기도 했다. 1747년 린드는 괴혈병 환자를 여섯 개의 그룹으로 나누어서 일반적 식사에 다른 치료 음식을 더하는 임상시험을 하였다. 그중 첫 번째 그룹은 사이다 1리터, 두 번째 그룹은 황산 25방울, 세 번째 그룹은 식초 6스푼, 네 번째 그룹은 바닷물 0.5파인트(대략 284밀리리터), 다섯 번째 그룹은 오렌지 2개와 레몬 1개, 여섯 번째 그룹은 매운 향신료와 보리차를 주었다. 결과를 이야기하기 전에, 황산이나 바닷물, 매운 향신료를 식사에 추가해서 먹은 그룹의 환자들에게는 애도를 표한다. 어떤 근거에서 그랬는지는 모르지만 해당 그룹에 속한 환자들은 분명 병이 더 악화되거나 심한 경우 사망했을 것이다. 그리고 어느 그룹이 회복되었는지는 비타민 C의 효과를 배운 중학생 정도면 충분히 짐작할 수 있을 것이다. 당연히 오렌지와 레몬을 먹은 그룹은 며칠이 지나자 회복되어 업무로 복귀하였다. 이 임상 연구의 문제는 각 그룹에 속한 환자의 숫자다. 전체가 12명, 그래서 그룹당 2명씩 배정되어 각각 다른 치료가 진행되었다. 한 그룹에서 1명이라도 치료 중 사망하면 해당 그룹의 무려 50퍼센트가 사망하는, 실제 치료 효과를 증명하기 어려운 적은 숫자다. 오늘날의 시각으로 보면, 린드는 운 좋게도 너무나 확실한 치료법과 효과를 보기 너무 힘든 대조 치료법을 선택했고, 이로써 그는 오렌지와 레몬을 먹은 환자들이 확실히 회복됨을 알게 되었다.

하지만 이러한 적은 숫자로 확인한 치료 방법이어서인지, 아니면 괴혈병이 일어나는 다른 원인이 있다고 생각해서인지, 다른 의사들 대부분은 린드의 의견에 동의하지 않았다. 실제 영국 해군이 비타민 C의 공급원인 라임(lime)을 수병들에게 공급하기 시작한 것은 1795년으로, 린드의 연구 결과가 나온 지 거의 50년이 지나서였다. 사실 린드 자신도 오렌지와 레몬 같은 과일이 괴혈병에 도움이 된다는 것을 알았지만, 비타민 C라는 물질에 대해서는 전혀 모르고 있었기 때문에, 여전히 괴혈병은 오랜 항해를 하면서 생기는 식이의 불균형, 좋지 않은 환경 등이 원인일 것이라 생각했다. 사실 배는 사람이 지내기에 좋은 환경은 아니다. 최신식 군함도 실제 내부로 들어가 보면, 사람 키 높이의 좁은 선실에 3단의 침대가 층층으로 배열되어 있다. 물론 점점 개선되고 있지만, 좁은 잠자리, 부족한 식수, 좋지 않은 식재료, 개인위생 관리 어려움 등의 열악한 환경에서 몇 달을 지내다 보면 비타민 C가 충분히 있어도 어딘가 아픈 데가 생길 것 같긴 하다.

마침내 비타민 C가 발견된 것은 1912년의 일이다. 특이하게도 1937년 노벨상 시상식에는 비타민 C 관련 학자가 각기 다른 분야에

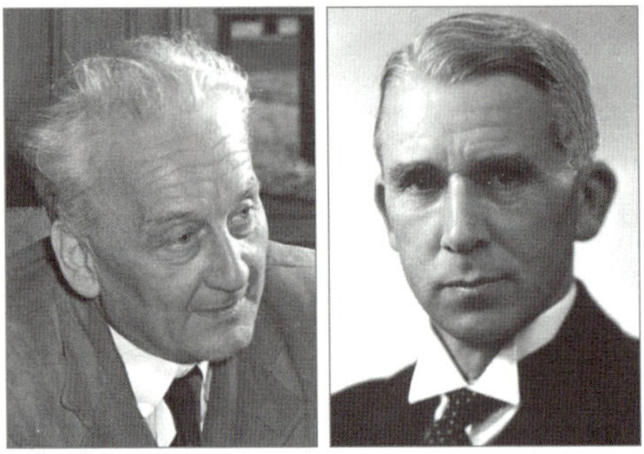

1937년 노벨상 수상자

얼베르트 센트죄르지(왼쪽)는 헝가리 세게드대학교에서 교수를 지내면서 생물학적 연소(燃燒), 즉 영양소의 산화 과정, 비타민 C와 푸마르산의 접촉 작용에 대한 발견으로 1937년 노벨 생리의학상을 수상했다. 월터 노먼 하스는 영국의 화학자로 비타민 C의 구조를 알아낸 공로로 1937년 노벨 화학상을 수상했다.

서 수상하였다. 노벨 생리의학상은 얼베르트 센트죄르지(Albert Szent-Györgyi, 1893~1986)가 비타민 C를 최초로 분리하고 비타민 C와 푸마르산의 촉매 작용을 밝힌 공로로 수상하였고, 노벨 화학상은 비타민 C의 구조를 알아내고 합성에 성공한 월터 노먼 하스(Walter Norman Haworth, 1889~1971)가 수상하였다.

흔히 우리는 비타민 C를 노란색으로 알고 있지만 그렇지 않다. 시판되는 비타민 C는 원래 노란색보다는 하얀색에 가까운 가루 형태를 띤다. 하지만 레몬의 이미지 등을 생각한 대부분의 제약회사가 비타민 C를 노란색으로 포장하여 판매하고 있다. 속살이 하얀 바나나에 굳이 노란색의 식용색소를 넣어 노란색 바나나 우유를 제조하는 것과 같은 생각일 것이다.

마취제의 발견과 발전
통증 없는 치료와 수술의 시작

『삼국지연의』, 『삼국지』, 『후안서』 등에 나오는 고대 중국의 전설적인 의사 화타는 마비산을 이용하여 환자의 의식을 잃게 한 다음 수술했다고 전해진다. 마비산을 술에 타서 먹이면 환자는 정신이 몽롱하여 잠이 들고 의식이 없어 통증을 느끼지 못하는데, 그사이에 필요한 수술을 진행했다고 한다. 고대 중국의 화타는 환자에게 외과적 치료를 시도했다고 알려진 유명한 의사다. 불행히도 어떤 약초가 마비산인지는 전해지지 않지만, 환자가 통증을 느끼지 못할 만큼 의식을 잃어 수술을 진행할 수 있을 정도였다면, 아편이나 대마초와 같은 마약 성분을 포함한 식물일 가능성이 높다.

현재까지 마취에 사용된 화학물질은 여러 가지가 있다. 그중에서 웃음 가스로 알려진 아산화질소(Nitrous Oxide, N_2O)가 마취 효과가 있다고 알려진 이래 에테르, 클로로폼 등이 마취에 사용되었다.

아산화질소는 지금도 치과 치료, 특히 통증을 참기 힘들어하는 어린이의 치과 치료에 활용된다. 어린이들에게 거부감이 덜한 달콤한 향을 지니고 있어서다. 아산화질소만 마시게 되면 산소 부족이 일어날 수 있으므로, 실제 진료에서는 산소와 함께 투여한다. '웃음 가스'로 알려진 이유는 약간의 환각 효과와 함께 달콤한 향이 있고, 얼굴 근육

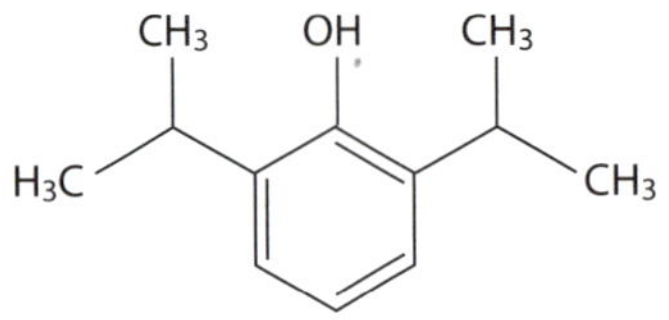

프로포폴 화학식

프로포폴은 연예인들의 마약 사건으로 신문 기사에 자주 나오는 '우유주사'라고 불리는 약물로, 원래는 마취제이다. 주사제에서 하얀 우유색깔이 나는 이유는 프로포폴의 수용성이 낮아 증류수가 아닌 콩기름을 용매로 사용하기 때문이다. 하지만 '두유주사'라고 불렀으면 좀 더 정확했을 것 같다. 주사 마취제이며, 수술이나 내시경시술을 하는 동안의 통증을 기억하지 못하게 한다. 마치 잠을 잘 자고 일어난 것 같은 착각을 주지만, 마약이 가지는 의존성이 이후 문제가 된다. 적정량을 환자에게 사용해도 일부 호흡마비가 오거나 심하면 사망에 이를 수도 있다.

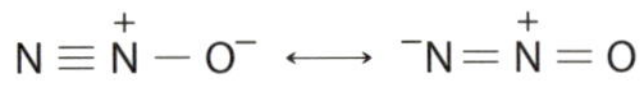

아산화질소 화학식

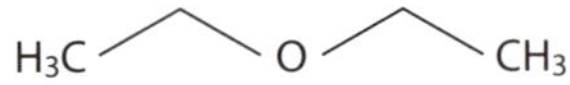

에테르 화학식

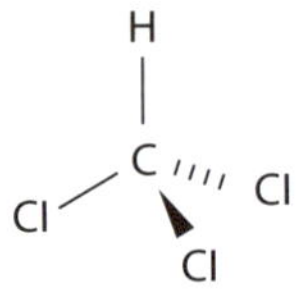

클로로폼 화학식

이 움직여 마치 웃는 것처럼 보이기 때문이라고 한다. 식품첨가제로도 허가되어 있으며, 휘핑크림 등에 들어가는 가스로도 사용된다. 하지만 웃음 가스라는 이름만 떠올려 유흥으로 즐길 수 있는 가스라 생각하면 안 된다. 산소 부족을 일으킬 수 있으며, 신경 손상의 위험이 있는 향정신성의약품이기 때문이다.

아산화질소는 1772년 영국의 조지프 프리스틀리(Joseph Priestley)가 처음 발견했고, 이후 험프리 데이비(Humphry Davy)가 환각 효과가 있는 것을 발견하고 마취 효과가 있음을 논문으로 발표했다. 그 뒤 1844년 미국 코네티컷의 호레이스 웰스(Horace Wells)라는 치과의사가 실제로 치과 진료에 사용했다고 한다. 웃음 가스 파티에 참석했다가 다리에 상처를 입은 사람이 가스에 취해 통증을 느끼지 못하는 모습

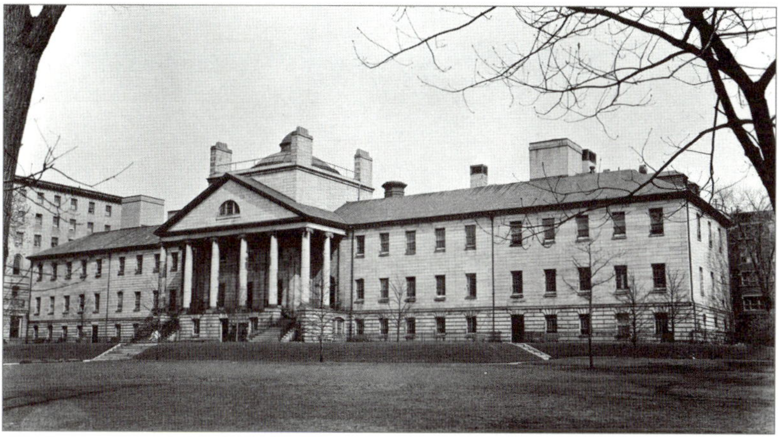

1940년대 매사추세츠종합병원

세계에서 가장 유명한 대학인 하버드 의과대학은 그 이름을 딴 부속병원이 없다. 대신 매사추세츠종합병원과 브링엄여성병원, 그리고 보스턴어린이병원이 부속병원의 역할을 하고 있다.

을 보고 마취제로 사용했다고 전해진다. 이후 1845년 웰스는 매사추세츠종합병원(Massachusetts General Hospital, MGH)에서 공개적으로 마취 시연을 선보였는데, 가스의 용량이 부족해서였는지 중간에 환자가 아프다고 비명을 질러 공개 수술은 실패로 돌아갔다.

비슷한 시기에 마취에 사용된 물질로는 에테르(ether)가 있다. 에테르는 산소를 중심으로 두 개의 알킬기나 아릴기가 결합된 상당히 다양한 화학식을 가지는 여러 물질을 통칭하는 말이다. 19세기 마취에 사용된 에테르는 구체적으로 말하면 디에틸에테르(diethyl ether)이다. 치과의사인 윌리엄 모턴(William T. G. Morton)은 볼티모어에서 치과대학을 졸업했고, 하버드에서 공부하기도 했다. 그리고 1845년 매사추세츠종합병원에서 자신과 같이 공부한 치과의사 웰스의 아산화질소 공개 마취 시연을 주선하기도 했다. 아산화질소 마취의 공개 시

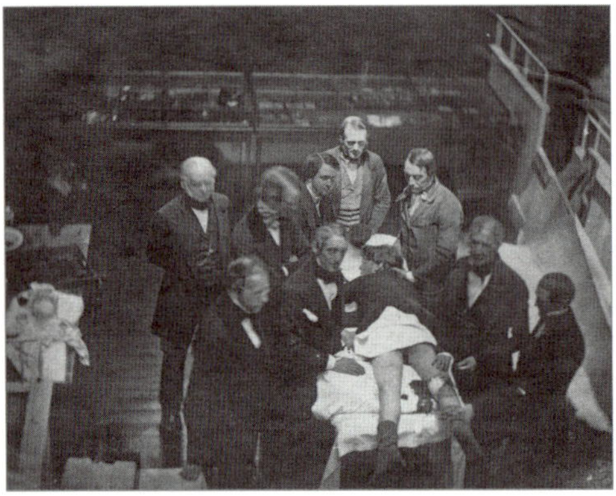

매사추세츠종합병원의 에테르돔

보스턴 최초의 공개 마취 시연이 있었던 장소다. 이 사진은 다른 환자를 수술하고 있는 장면으로 보인다.

연은 실패로 끝났지만, 모턴은 에테르가 마취 효과가 있다는 것을 확인하고, 다시 한번 에테르를 사용하는 공개 마취 수술 시연을 계획한다. 1946년 매사추세츠종합병원의 수술실에서는 기자가 참석하는 공개 수술이 시행되었는데, 외과의사인 워렌 박사가 에테르로 마취한 환자의 목에 있는 종양을 성공적으로 제거했다. 언론이 참석한 공개 수술이 성공한 이후 에테르 마취는 널리 알려졌다. 첫 공개 수술 이후 에테르를 이용한 여러 건의 마취를 성공한 모턴은 에테르의 마취 효과에 대한 특허도 신청했다. 그리고 공개 에테르 마취 수술이 진행된 매사추세츠종합병원의 수술방은 이후 '에테르돔(ether dome)'으로 명명되었다.

매사추세츠종합병원에서의 성공적인 공개 마취 수술 당시 27세였던 젊은 치과의사 모턴은 자신의 성공이 기나긴 분쟁과 고난의 시작이었음을 알지 못했다. 게다가 모턴은 처음에 자신이 사용한 마취 물질이 에테르라는 사실도 숨기려고 레시언(Letheon)이라고 불렀으나, 얼마 지나지 않아 그것이 에테르임이 알려졌다. 하지만 모턴은 자신이 레시언이라 이름 지은 에테르에 대해 특허를 신청했고, 당시 학계에서는 에테르에 대한 특허 신청이 부당하다고 비난했다. 거기에 더해 하버드대학 화학과의 찰스 잭슨(Charles Thomas Jackson) 교수는 자신이 수업에서 이야기해 준 에테르의 효능을 모턴이 공개적으로 시연했을 뿐이라고 하면서, 에테르 특허에 대한 지분을 요구했다. 사실 모턴은 치과대학을 졸업한 뒤 곧이어 하버드 의과대학에 입학했고, 이후 잭슨 교수의 화학 강의에서 에테르가 마취 효과가 있음을 들었다고 전해진다. 하지만 그는 에테르를 이용한 마취에 대한 잭슨 교수의 공헌은 없었다고 부인했다. 한편, 모턴은 자신의 의학적 공헌에 대해 국가보상금 10만 달러(2024년 환율로도 1억 3,000만 원 이상이며, 그간의 화폐가치 변화와 물가 상승을 고려할 때 오늘날 그 액수는 최소 30배 이상이다)를 의회에 신청한다. 하지만 잭슨 교수의 이의 제기와 여러 논쟁 등으로 모턴의 신청은 반려된다. 그리고 몇 년에 걸쳐 여러 번 보상금을 재신청하지만 번번이 실패한다. 이후 모턴은 국가를 상대로 소송을 건다.

문제는 좀 더 복잡했다. 사실 모턴의 공개 수술이 있기 4년 전인 1842년 미국 조지아주의 크로퍼드 롱(Crawford W. Long)이라는 의사가 에테르를 이용하여 마취한 다음 목에 생긴 종양을 제거하는 수술을 시행했다. 롱은 이후로도 여러 환자를 에테르로 마취시킨 후에 수술했지만, 자신이 한 일을 논문이나 책 등으로 출판하지 않았다. 1846년 이후 에테르 마취에 대한 모턴의 유명세가 커지자, 롱은 자신이 미국에서 최초로 시행한 에테르 마취의 공로를 빼앗길지도 모른다고 생각한다. 그리하여 조지아주 상원의원에게 자신이 최초로 에테르 마취를 시행한 의사임을 의회로부터 확인해 달라고 요청하여 이를 인정받았다. 모턴이 의과대학에 입학하기 2년 전에 이미 에테르를 이용한 마취와 수술이 진행된 것을 보면, 에테르의 마취 효과에 대한 인식은 당시 의학계나 과학계에 어느 정도는 알려져 있었을 것으로 보인다. 이후 자신의 공개 마취 수술이 최초가 아님을 안 모턴도, 자신의 지분을 요구한 잭슨 교수도 오랜 시간 법정 소송과 갈등에 시달렸으며, 그리 행복한 말년을 보내지 못했다. 모턴은 호수에 뛰어들어 자살했고, 잭슨 교수도 말년을 정신병원에서 보냈다. 하지만 아이러니하게도 두 사람은 매사추세츠의 같은 공동묘지에 묻혔다고 한다.

에테르와 거의 동시대에 널리 사용된 또 다른 마취제는 클로로폼(chloroform)이다. 클로로폼이 처음 사람을 마취하는 데 사용된 것은 미국에서 에테르 공개 마취 시연이 있은 1년 뒤인 1847년으로 알려져 있다. 1830년대에 합성된 클로로폼의 마취 효과를 사람들은 동물 투여로 이미 알고 있었지만, 사람에게 사용하는 것은 위험하다고 생각하여 사용하지 않았다. 하지만 1847년 용감한 스코틀랜드의 산부인과 의사인 제임스 심슨(James Y. Simpson)이 처음으로 사람에게 클로로폼을 사용했다. 심슨은 환자에게 클로로폼을 사용하기 전에 동료 의사, 의료 보조원, 조카 등 주변 사람들에게 클로로폼을 여러 번 테스트하여 마취 효과를 확인했다. 물론 큰 문제가 없었기에 다행이지만, 내가 19세기에 과학과 의학 지식이 있는 용감한 사람과 함께 살았다면 나도 생명의 위협을 느꼈을 것이라 생각하니 아찔하다.

과거 수백 년간 클로로폼이 아닌 다른 화학물질에 대해서도 우리가 알지 못하는 수많은 투여 시도와 사고가 분명히 있었을 것이다. 이는 18세기 말 괴혈병 환자에게 황산을 투여한 예에서도 알 수 있다. 18세기 영국의 뛰어난 해부학자이자 의사였던 헌터는 자신의 몸에 성병 환자의 고름을 주입하여 임상 증상의 발현과 치료 효과를 기술하기

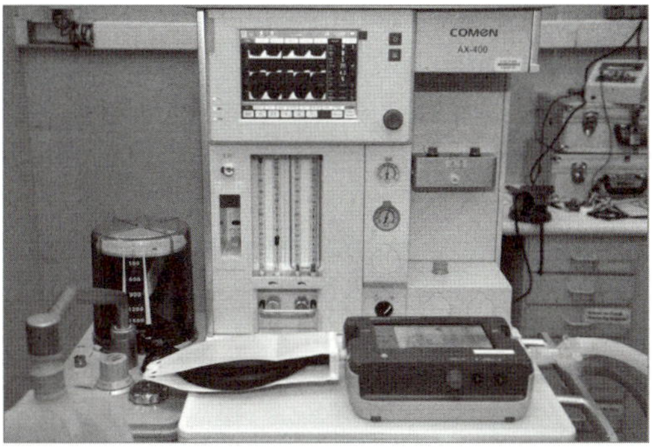

마취 가스 흡입기
현대식 마취 가스 흡입기는 마취과 의사가 버튼만 조절하면 원하는 농도의 마취 가스를 투여하는 것이 가능하다.

도 했다. 하지만 이런 극단적 시도를 학문적 열의라고 할 수는 없을 것 같다.

오늘날에는 어떤 신약후보물질이 진단 및 치료 효과가 예상될 때, 이를 검증하는 절차가 1상, 2상, 3상 임상시험 및 시판 후 임상 데이터 조사인 4상 임상시험으로 잘 정리되어 있다. 또한 각각의 임상시험도 윤리위원회의 검증 및 허가를 받은 이후에 시작된다. 이러한 임상시험 절차는 효과와 안정성에 대한 많은 자료를 객관적으로 확인할 수 있다는 장점이 있다. 대신 시간이 오래 걸리며, 한 번에 수억에서 수백억 원 단위의 비용이 들기 때문에 대규모 제약회사가 아니면 감당하기 어렵다는 문제점도 있다. 그래서 소규모 제약회사나 연구소는 임상시험에 드는 큰 규모의 자금을 동원할 상황이 되지 않으므로, 혁신적인 신약후보물질을 개발했다고 해도, 대부분 신약후보물질에 대한 특허권을 규모가 큰 제약회사에 전부 또는 일부 판매하는 것으로 약물 개발 과정을 마친다.

심슨이 성공한 무통분만은 점차 유럽에서 미국으로 퍼져 나갔다. 그런데 출산의 고통은 신이 주신 것이며 아담을 유혹한 이브가 마땅히 받아야 하는 것이므로, 이를 약물을 통하여 없애는 것은 신의 뜻을 거역하는 일이라고 일부에서는 반발하기도 했다. 하지만 1853년 영국의 빅토리아 여왕이 여덟 번째 아이인 레오폴드 왕자와 아홉 번째 아이를 출산할 때 클로로폼 마취를 선택하면서 클로로폼을 이용한 마취는 유럽에서 널리 퍼졌다. 하지만 클로로폼의 사용이 늘면서 과용량 투여로 인해 심장 부정맥 등으로 사망하는 경우가 많이 생겼다. 클로로폼을 사람에게 처음 사용한 심슨도 클로로폼을 과용량으로 흡입하여 위험한 상황에 처하기도 했다. 이후 클로로폼 과용량 사용을 방지하기 위해 일정량의 클로로폼이 들어가는 가스 흡입기가 개발되기도 했다. 지금은 클로로폼을 마취에 사용하지 않지만, 가스 흡입기의 개념은 점점 발달하여 현재 수술장에서는 여러 가스 흡입 마취약을 투여할 때 필수적으로 사용되고 있다.

손 씻기, 소독 그리고 세균

제멜바이스(Ignaz Semmelweiss, 1818~1865)는 헝가리 출신의 산부인과 의사다. 당시 유럽은 오스트리아의 합스부르크 왕가가 번창한 시기로, 헝가리 역시 오스트리아의 지배를 받고 있었다. 부다[Buda, 현재는 페스트(Pest) 지역과 합쳐져 부다페스트로 불린다] 지역에서 야채상의 아들로 태어난 제멜바이스는 빈에서 의학 교육을 받고, 1846년 오스트리아 빈종합병원(Vienna General hospital)의 산과 조교수로 채용됐다. 그리고 그곳에서 산모들이 산욕열에 시달리다가 사망하는 사례를 많이 경험하게 된다. 1847년, 친구이자 법의학 교수였던 야코프 콜레츠카(Jakob Kolletschka) 교수가 시신을 해부하면서 상처를 입었고 얼마 지나지 않아 사망했는데, 그가 사망하기 전 보였던 여러 증상 등이 산욕열과 동일하다는 것을 확인한다. 또한 빈종합병원에서 해부학 실습을 한 인턴 의사가 출산에 참여한 병동의 산모 사망률이 산파가 아이를 받는 병동보다 오히려 더 높다는 것도 발견하였다. 해부학 실습에서 만지게 되는 시신의 어떤 물질이 산모에게로 옮아가서 산욕열을 일으킨다고 생각한 제멜바이스는 산모의 병실로 들어가는 모든 의사와 의과대학생, 그리고 간호사에게 염소계 표백제로 손을 씻으라고 지시했다. 이후 빈종합병원의 산모 사망률은 획기적으로 감소했다.

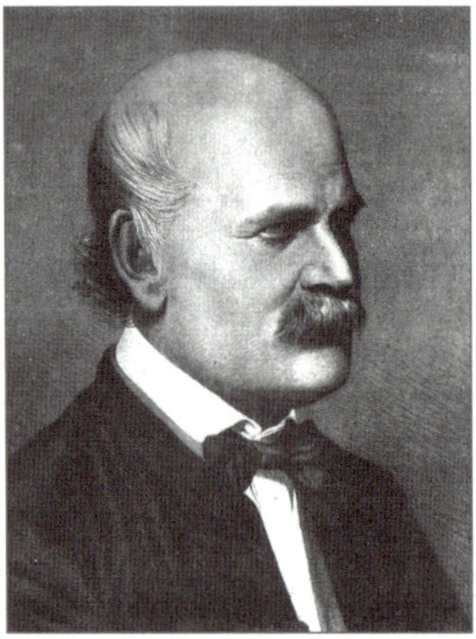

제멜바이스

1860년 작가 제노 도비가 그린 초상화다.

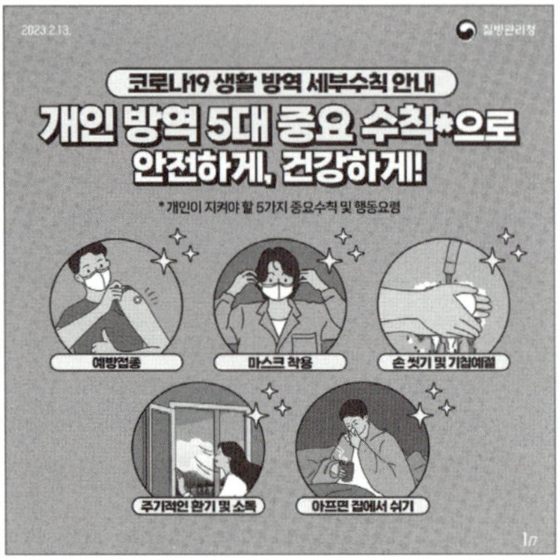
2023.2.13.
질병관리청
코로나19 생활 방역 세부수칙 안내
개인 방역 5대 중요 수칙*으로
안전하게, 건강하게!
*개인이 지켜야 할 5가지 중요수칙 및 행동요령
예방접종
마스크 착용
손 씻기 및 기침예절
주기적인 환기 및 소독
아프면 집에서 쉬기
1/7

코로나19 예방 수칙

코로나19 바이러스의 확산을 방지하는 데에도 손 씻기는 중요한 행동 수칙이다.

1850년 제멜바이스는 이러한 개선 결과를 빈의사협회에서 발표하지만, 당시에는 너무나 혁신적인 동시에 어떤 물질이 감염의 원인인지 확실히 밝히지 못하는 이론에 대해 다른 의사들은 별로 관심을 가지지 않았다. 손 씻기를 강조하는 제멜바이스는 병원 내에서도 전혀 인기가 없었다. 원래 손을 씻는 건 상당히 귀찮은 일이다. 그리고 피부를 자극하는 염소계 소독제의 불편함은 제멜바이스의 선견지명을 가려 버렸다. 얼마 지나지 않아 그는 빈종합병원을 그만두고, 헝가리 페스트로 돌아간다. 이후에 빈대학교 산과에서는 교수 자리가 비었어도 제멜바이스를 부르지 않았다고 한다. 하지만 그를 지지하는 친구들의 도움으로 제멜바이스는 1858년 헝가리의 의학잡지에 손 씻기에 관련한 이론을 발표했고, 1860년에는 「산욕열의 원인과 예방 대책(Die Aetiologie, der Begriff und die Prophylaxis des Kindbettfiebers)」이란 논문을

임신과 출산의 위험성

❶ 산부인과는 출산을 돕는 산과와 부인병을 다루는 부인과를 합쳐서 부르는 말이다. 영어로는 각각 Obstetrics와 Gynecology이다. 출산은 줄어들고 평균 수명이 늘어나면서 인구 고령화가 가중되는 현재, 우리나라 의료에서 산부인과가 차지하는 임상적 부분은 점점 줄고 있다. 하지만 고대부터 근대에 이르기까지 임신과 출산은 개인과 가족, 전체 사회로서도 너무나 중요하고도 위험한 일이었다. 지금도 우리가 살고 있는 세계의 많은 저개발국가에서는 산모 사망률과 영아 사망률을 낮추지 못하여, 선진국에 도움을 요청하고 있다. 현재 우리나라의 의료에서 가장 많은 부분을 차지하는 것은 노인 진료이지만, 저개발국가에 의료를 원조할 때 빠지지 않는 부분이 산모와 어린이에 대한 진료다.

❷ 과거에는 출산이 상당히 위험한 일이었다. 고대 서양에는 출산 중 사망한 여성의 비율이 20퍼센트가 된다고 보고될 정도로 산모 사망률은 매우 높았다. 고려시대와 조선시대의 우리나라도 전혀 다르지 않았을 것이다.

❸ 현재 세계 최고의 의료 수준을 가지고 있는 우리나라의 출산 중 사망은 10만 명당 8.4명(2022년 기준) 정도 된다. OECD 회원국의 모성사망비 평균은 11.0명(2021년 기준)이다. 참고로 우리나라 2021년 영아사망률은 출생아 1,000명당 2.4명이며, OECD 회원국 평균은 4.1명이다.

독일어로 발표했다. 하지만 이전에 없던 새로운 이론을 너무나 열정적으로 주장한 제멜바이스는 헝가리에서도 여전히 대부분 의사들로부터 거부되고 인정받지 못했다. 이후 제멜바이스는 정신질환에 시달렸다. 원인은 분명하지 않지만, 의학계의 비판과 공격으로 인한 스트레스, 신경매독의 가능성 등이 소문으로 나돌았다. 1865년 여름 제멜바이스는 정신병원에서 사망했다.

제멜바이스가 손 씻기로써 없앨 수 있는 나쁜 원인물질이 무엇인지 알아내지 못해 비판받는 동안, 한편으로 눈에 보이지 않을 정도로 작은 미생물이 많은 일을 일으키고 있다는 사실이 밝혀지고 있었다.

프랑스의 루이 파스퇴르(Louis Pasteur, 1822~1895)는 19세기 중반 화학과 의학 분야에서 위대한 업적을 많이 남겼다. 우리나라에서는 유제품 브랜드로 더 유명하지만, 전 세계적으로는 위대한 과학자이면서 미생물이나 감염병 백신 등을 연구하는 파스퇴르연구소를 설립한 인물로 잘 알려져 있다. 파스퇴르연구소는 지금도 미생물이나 감염병 등의 연구에서 세계 최고 수준으로 인정받고 있으며, '에이즈'라는 질병으로 잘 알려져 있는 인간면역결핍바이러스(Human Immunodeficiency Virus, HIV)를 분리한 곳으로도 유명하다.

파스퇴르는 가죽 수선업을 하는 집안의 셋째 아이로 태어났다. 어린 시절에는 공부에서 그리 뛰어나다는 평가를 받지 못했던 것 같다. 더욱이 1843년 파리고등사범학교를 입학하여 화학을 전공하고 1846년 박사학위를 취득했지만, 지도교수 역시 그를 '평범하다'라고 이야기했다. 하지만 이러한 평가와는 달리, 박사학위를 취득한 지 몇 년 지나지 않아 파스퇴르는 비범함을 보이기 시작한다.

타타르산(tartaric acid, $C_4H_6O_6$)은 주석산이라고도 하며 여러 식물, 특히 포도에 자연적으로 존재한다. 그리고 당연히 포도주에도 포함되어 있는데, 하얀색의 결정을 이루며 신맛이 난다. 산화방지제 역할도 하며 식품에 첨가되기도 하며, 신장결석을 예방하는 효과도 있다고 한다. 포도주에서 추출된 이러한 타타르산은 빛의 편광면을 회전시킨다. 하지만 인공적으로 합성된 타타르산은 화학반응이나 분자식이 같음에도 이러한 효과가 나타나지 않는다. 파스퇴르는 합성된 타타르산의 미세한 결정을 조사하여, 합성된 타타르산은 자연 타타르산과 분자식이 같아도 거울을 마주 보는 것과 같이 두 개의 서로 다른 입체적 형태로 존재함을 밝혀냈다. 자연적으로 식물에서 생성되는 타타르산은 L형이라 부르고, L형과 거울을 마주 보는 모습을 가진 합성된 타타르산은 D형이라 부른다. L형과 D형의 타타르산은 각각 다른 방향으로 빛의 편광면을 회전시킨다. 이렇게 분자식은 같지만 입체적으로 볼 때 서로 거울을 보는 것처럼 보이는 성질을 카이랄성(chirality)라고 하며, 우리의 손과 발을 생각하면 이해가 쉽다. 왼손 장갑을 오른손에 착용할 수는 없다. 그리고 이러한 성질을 가진 분자들을 카이랄성분자(chiral morecule)라고 하는데, 파스퇴르가 이를 처음으로 밝혀냈다. 세상의 여러 물체와 마찬가지로 우리 주변의 많은 화합물이 입체적 구조를 가진다는 것은 어쩌면 너무도 당연하지만, 당대의 과학자들도 잘 생각하지 못했던 중요한 사실이었다. 카이랄성을 밝혀낸 것만으로도 파스퇴르는 화학 분야에서 위대한 과학자로 충분히 기억되었을 것이다. 하지만 파스퇴르는 우리 생활에 직접적인 영향을 주는 분야로 그 연구를 넓혀 나간다.

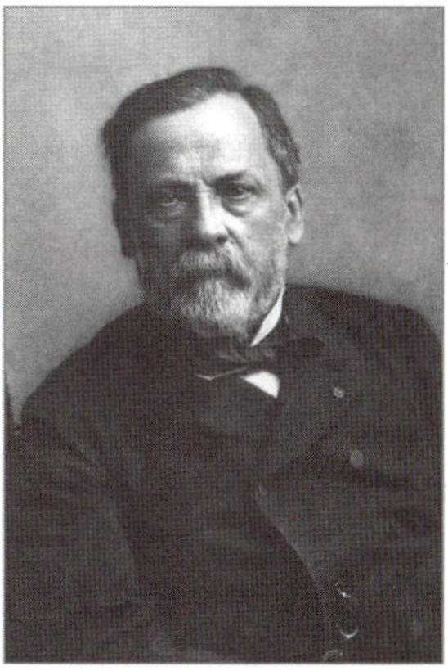

루이 파스퇴르

파울 나다르가 1895년 이전에 제작한 루이 파스퇴르의 초상화를 복원하였다.

파스퇴르의 두 번째 유명한 업적은 자연발생설을 비판하는 고기국물 실험이다. 옛날 사람들은 음식이 부패하면서 생기는 곰팡이 같은 미생물을 음식에 원래 있거나 다른 곳에서 온 것이 아닌 자연적으로 음식에서 새롭게 발생한 것이라 생각했다. 미생물을 눈으로 확인할

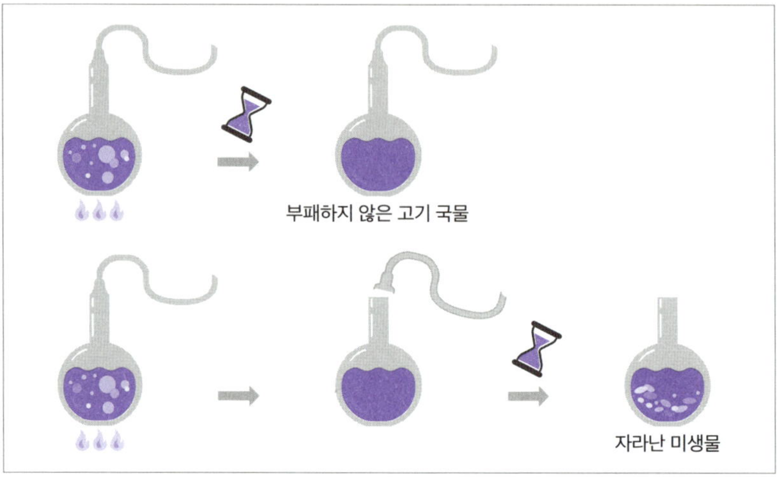

파스퇴르의 백조목 플라스크 실험
루이 파스퇴르가 자연발생설을 검증하기 위해 사용한 백조목 플라스크 실험이다.

수 없었던 과거에 그렇게 생각하는 것은 어쩌면 당연하다. 하지만 파스퇴르는 영양분이 풍부한 고기 국물을 유리 플라스크에 담고 입구에 필터를 달아서 외부 물질이 들어오지 못하게 하거나 유리 플라스크의 입구를 길고 굴곡지게 만들어 외부 물질이 거의 들어오지 못하게 하면, 고기 국물이 부패하지 않는다는 것을 실험을 통해 보여 주었다. 보는 것이 믿는 것(Seeing is believing)이라고 했던가? 파스퇴르의 고기 국물 실험으로 일반 사람들도 음식물의 부패는 외부에서 들어온 미생물로 인한 것이라는 사실을 알게 되었다. 과학에서도 눈으로 보여 주는 것은 어떤 학설을 인정받거나 일반인들을 설득하는 데 큰 영향을 미친다. 손에 묻은 물질이 무엇인지를 보여 주지 못한 제멜바이스는 죽을 때까지 자신의 과학적 발견을 크게 인정받지 못했다. 하지만 고기 국물 실험을 통해 잘 보이지는 않는 미생물이 고기 국물을 부패시킨다는 사실을 눈으로 확인할 수 있도록 보여 준 파스퇴르는 살아 있는 동안 위대한 과학자로 대우받았다.

파스퇴르의 세 번째 유명한 업적은 저온살균법이다. 19세기 당시 프랑스의 포도주 양조업자들은 포도주가 시큼하게 변하는 현상 때문에 많은 어려움을 겪고 있었다. 파스퇴르는 맛이 변한 포도주를 조사하여 세균이 포도주에 들어 있는 알코올을 젖산으로 변하게 하여 시큼한 맛이 난다는 사실을 알아냈다. 더 나아가 파스퇴르는 이러한 세균을 없애는 방법을 연구했는데, 살균제를 쓰거나 포도주를 끓이면 포도주의 맛이 변하지 않으면서 세균을 없앨 수 없다는 것을 확인했다. 그리하여 포도주를 여러 다른 온도로 가열하는 시험을 했고, 마침내 55도에서 가열하면 세균은 사라지지만 포도주 맛이 변질되는 않는다는 사실을 알아냈다. 이는 현재까지도 저온살균법이라는 이름으로 계속 사용되고 있다. 우리나라에서 현재 판매되는 많은 우유 중 일부는 이러한 파스퇴르의 저온살균법을 사용하고 있다.

파스퇴르의 네 번째 유명한 업적은 백신이다. 엄밀하게 말하면 파스퇴르는 백신이나 백신 이론을 처음으로 만든 사람은 아니다. 파스퇴르보다 한 세기 이전에 살았던 에드워드 제너(Edward Jenner, 1749~1823)가 우두 종두법을 발견했다. 사실 소의 천연두에 걸린 사람이 천연두에 걸리지 않는다는 사실은 고대 중국에서부터 알려져 있었고, 소의 천연두 고름을 사람에게 접종한 일도 제너 이전에 이미 이루어졌다고 한다. 소의 천연두는 사람의 천연두와 매우 비슷하고 사람에게도 전염되지만, 사람에게는 그리 심한 증상을 일으키지 않는다. 제너는 영국 시골 마을의 의사였는데, 인근 농장에서 소의 젖을 짜는 부인들이 소의 천연두에 걸리고 나면 천연두에 걸리지 않는다는 것을

파스퇴르는 의사일까?

파스퇴르는 의사가 아니었다. 하지만 미생물을 연구하고 백신을 개발하는 등의 여러 의학적 업적을 보면 오늘날 여러 기초의학을 연구하는 의학자가 떠오른다. 파스퇴르가 우리나라 의과대학의 기초의학자였다면, 미생물학교실의 교수였을 것이다. 그리고 의사 자격증이 없는 파스퇴르가 광견병 백신을 어린이에게 직접 접종한 것은 19세기 프랑스에서도 상당히 심각한 문제가 될 수 있었다. 하지만 다행히 백신 접종은 성공적이었고, 아무도 이를 문제 삼지 않았다. 만약 광견병 백신이 실패하여 어린이가 위험해졌다면 파스퇴르는 어떻게 되었을까? 오늘날의 시점에서 보면, 파스퇴르의 어린이 광견병 백신 접종은 여러 가지 윤리적 문제를 가지고 있다. 아직 효과가 입증되지 않은 약물을 투여해도 되는가? 어린이의 경우 약물 투여에 대한 동의를 부모가 전적으로 할 수 있는가? 긴급한 경우라고 해서 의사가 아닌 사람이 진단과 치료를 할 수 있는가? 긴급하다는 것은 어느 정도 긴급해야 하는가? 등 정말 많은 문제를 제기할 수 있는 사례다. 19세기 프랑스 사람의 눈으로 보면, 광견병에 걸린 개에게 물린 어린이를 효과가 입증되지 않았다고 하여 치료 백신을 투여하지 않고 그대로 두는 것은 더 큰 윤리적인 잘못으로 여겼을지도 모른다. 100여 년 전 사람들의 윤리적인 판단 기준과 현대의 기준은 다를 수밖에 없다. 앞으로 100년 뒤 사람들의 윤리 기준은 지금과 어떻게 다를지도 궁금한 부분이다.

알고, 소의 천연두 고름을 이용하여 백신을 접종하였다. 제너가 처음 발표한 종두법에 대한 열일곱 가지 사례는 그리 인정을 받지 못하였으나, 자신의 11개월된 아들을 포함한 스물세 가지 사례를 추가한 제너의 우두법은 유럽 대륙과 영국에서 널리 인정받았다. 이후 1803년 영국 런던에서는 제너협회가 설립되어 백신 접종을 권장했다. 다행히 파스퇴르는 이러한 백신의 효과가 알려진 시대에 태어났고, 여러 실험과 연구를 통하여 닭 콜레라와 탄저병 그리고 광견병에 대한 백신을 개발했다.

여기에 짧게라도 소개해야만 하는 또 다른 의사이자 과학자가 있다. 콜레라균과 탄저병균이 콜레라와 탄저병의 원인이라는 사실을 밝혀낸, 독일의 유명한 의사이자 세균학자인 로베르트 코흐(Robert Heinrich Hermann Koch, 1843~1910)이다. 코흐는 파스퇴르의 영향을 받아 미생물학에 관심을 가지게 되었고, 파스퇴르만큼이나 미생물학에서 뛰어난 업적을 세웠다. 구체적으로 1905년 결핵에 대한 연구 업적을 인정받아 노벨 생리의학상을 수상했다. 파스퇴르처럼 코흐 역시 업적을 인정받아 그의 이름을 딴 연구소가 건립됐다. 코흐는 특정 질병에 특정 세균이 원인이라고 주장하기 위해서는 아래의 네 가지 기준에 맞아야 한다고 했다. 첫째, 특정 질병에서 특정 세균이 늘 존재해야 한다(The organism must always be present, in every case of the disease). 둘째, 그 세균은 질병에 걸린 대상으로부터 검출되어 배양되어야 한다(The organism must be isolated from a host containing the disease and grown in pure culture). 셋째, 배양된 세균은 다시 건강한 대상에 주었을 때 같은 질병이 생겨야 한다(Samples of the organism taken from pure culture must cause the same disease when inoculated into a healthy, susceptible animal in the laboratory). 넷째, 새롭게 질병이 생긴 대상으로부터 다시 세균을 검출하였을 때, 그 세균은 처음 검출되어 배양된 세균과 같은 것이어야 한다(The organism must be isolated from the inoculated animal and must be identified as

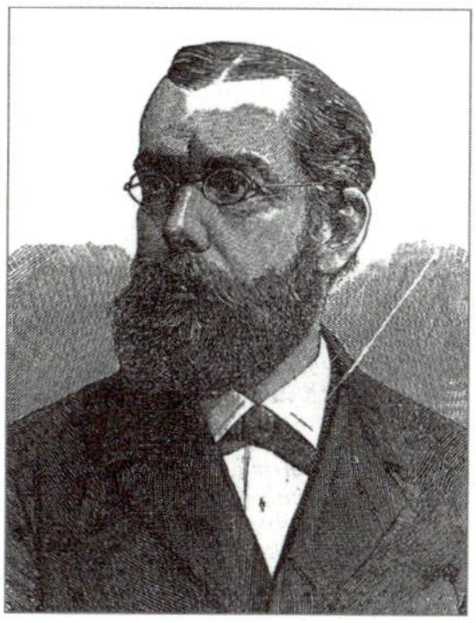

로베르트 코흐

1890년 12월 1일 핀란드 정기 간행물 『우시 쿠발레흐티』에 게재된 초상화다.

the same original organism first isolated from the originally diseased host). 이것이 잘 알려진 '로베르트 코흐의 가설'이다.

파스퇴르는 닭 콜레라균을 배양하여 그 독성이 약화된 닭 콜레라균을 건강한 닭에 주입하면 콜레라를 일으키지 않으면서 콜레라에 대한 면역력을 가지게 한다는 것을 발견했다. 광견병 백신의 성공은 더욱 드라마틱하다. 파스퇴르가 역시 약화된 광견병바이러스에 대한 연구를 하고 있었을 때, 마침 인근에 살던 조셉이라는 9세 아이가 광견병에 걸린 개에게 물렸다. 조셉의 부모는 파스퇴르에게 치료를 요청했고, 파스퇴르는 약화된 광견병바이러스를 조셉에게 접종했다. 이후 조셉은 다행히 광견병에 걸리지 않고 회복됐다. 그리고 훗날 조셉은 파스퇴르연구소의 관리인이 되어, 제2차 세계대전으로 독일이 프랑스를 점령할 때까지 연구소를 지켰다고 한다.

파스퇴르가 대중으로부터 인정받는 모습을 보면 과거 갈레노스가 보여 주었던 쇼맨십이 떠오른다. 하지만 쇼맨십만으로는 대중에게 인정받을 수 없는 법이다. 의사나 과학자로서 실력과 쇼맨십을 함께 갖추었을 때 그것이 가능하다. 파스퇴르는 살아 있는 동안 자신의 이름을 딴 연구소가 세워졌으며 그곳에서 초대 연구소장을 지냈다. 1895년 파스퇴르가 사망하자, 장례는 프랑스국장으로 치러졌으며, 그 유해는 노트르담대성당에 안치됐다. 제멜바이스 역시 그의 이름을 딴 의과대학이 있으며, 헝가리의 위대한 의학자로서 국가적인 존경을 받고 있다. 하지만 제멜바이스는 살아 있는 동안은 그 업적을 인정받지 못했고 1865년 정신병원에서 사망했다. 의학에서 위대한 업적을 이루더라도 개개인의 삶과 행복은 각각 다양한 모습을 가진다.

파스퇴르는 큰 업적을 남긴 학자였으나 환자를 진료하는 의사는

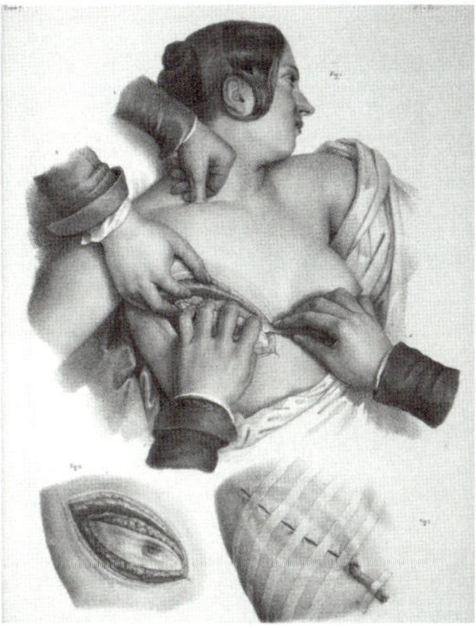

유방절제술

세균에 대한 개념이 충분하지 않았던 시절에 장갑을 끼지 않고 외과의사가 맨손으로 수술하는 모습이다.

아니었다. 여러 세균을 확인하고 그에 대한 많은 연구를 진행했지만, 진료와 의료 현장에서 실제로 일어나는 일에 대해서는 당연히 잘 몰랐을 것이다. 여러 외과수술이 시작된 뒤 세균에 대한 개념이 충분하지 않았던 19세기에는 많은 환자가 수술 그 자체가 아닌 수술로 인한 세균 감염으로 사망했을 것이다.

영국의 외과의사인 조지프 리스터(Joseph Lister, 1827~1912)는 외과수술 시에 소독제를 사용하여 무균수술(sterile surgery)의 문을 열었다. 세균은 눈에 보이지 않는다. 따라서 세균이 발견되고도 많은 의사가 눈에 보이지 않는 세균이 일으키는 일에 대해 처음부터 동의하지 않았다. 과거 수술 담당 의사들은 피가 묻어 있는 더러운 가운을 자신의 많은 경험을 나타내는 상징처럼 생각하기도 했고, 수술할 때 손을 씻지도 장갑을 끼지도 않았다. 제멜바이스와 같은 의사가 손을 씻는 것에 대한 중요성을 강조했지만, 그 역시 손을 씻는 것이 어떤 물질을 제

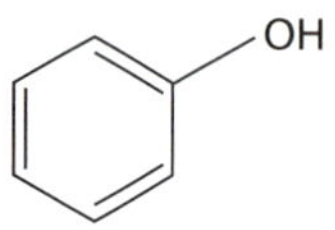

페놀 화학식

페놀은 석유로부터 추출된다. 플라스틱을 만드는 재료가 되는 등 여러 산업에서 많이 쓰이고 있다. 사람의 피부나 점막, 소화기, 호흡기 등을 통하여 흡수되어 문제를 일으킬 수 있으며, 심한 경우 사망까지 이를 수 있다. 이러한 강한 독성이 수질을 오염시킬 수도 있기에 페놀은 꼭 안전하게 처리해야 한다. 당연히 오늘날에는 페놀이 상처 소독에 쓰이지 않는다. 페놀보다 안전한 여러 피부 소독제가 개발되어 있다.

거하여 환자의 사망률을 낮추는지는 알아내지 못했다.

리스터의 아버지는 현미경을 연구한 사람이었고 리스터의 아내 역시 실험실 연구자였는데, 리스터는 이처럼 세균 감염에 관심을 갖기에 좋은 환경 속에 있었다. 파스퇴르의 세균 연구는 당시 유럽에서 잘 알려져 있었고, 리스터는 파스퇴르가 이야기한 세균을 없애는 세 가지 방법인 필터, 가열, 화학물질 중 인체에 적용할 수 있는 유일한 방법인 화학물질에 관심을 가졌다. 당시 페놀 또는 석탄산이라 불린 탄산(carbonic acid)은 콜타르에서 추출되었다. 리스터는 페놀의 소독 효과를 확인하고, 이를 스프레이로 뿌리는 수술 보조 기구를 개발하여 사용했다. 페놀로 소독한 이후 환자의 수술 부위 감염은 상당히 감소했다. 리스터는 이후 런던임상의사회의 회장이 되었고, 무균수술의 업적으로 1887년 남작으로 추대되었다.

1902년 8월 영국의 에드워드 7세는 대관식을 겨우 이틀 앞두고 맹장염으로 쓰러졌다. 현재의 의학 기술로 보면 맹장 수술은 비교적 간단한 수술이지만, 1900년대 초의 맹장 수술은 다른 개복수술들과 마찬가지로 사망 위험이 높았다. 더불어 에어컨이 개발되기 전이었으므로, 8월의 더운 여름 날씨는 수술 이후의 감염 위험을 더 증가시키는 요소가 되었을 것이다. 당시 70대 고령이던 리스터는 수술을 직접 집도하지 않았지만, 수술 팀에 자신의 무균수술 방법을 권고했고, 이 덕분에 에드워드 7세는 수술 후 무사히 회복됐다. 이후 에드워드 7세는 리스터의 공로가 없었다면 자신이 왕위에 오르지 못하였을 것이라며 감사를 표했다.

제멜바이스가 사용한 염소도, 리스터가 사용한 페놀도 오늘날의 의료 현장에서는 사용하지 않는다. 두 가지 물질 모두 피부나 점막, 그리고 특히 호흡기에 좋지 않은 영향을 주기 때문이다. 하지만 19세기 당시의 기술력으로는 적절한 항균력을 가진 화합물이 그리 많지 않았을 것이다. 그중에서도 페놀은 강한 독성을 가진 화합물로 과량을 사용하면 사망에 이를 만큼 위험한 물질이다. 독성이 강하다 보니 당시에도 세균을 죽이는 효과를 쉽게 확인할 수 있는 물질이었기에, 수술 부위의 소독에 이용해야겠다고 생각했을 것이다. 19세기 당시로서는 신물질로 항균 효과를 발휘하는 최첨단 의료기술이었을 것이다.

제멜바이스의 관찰력과 예지력, 파스퇴르와 코흐를 비롯한 많은 미생물학자의 연구와 노력, 그리고 이러한 지식을 임상 현장에 적용하여 수술 부위를 소독한 리스터와 많은 임상의사의 업적이 없었더라면, 아직도 많은 환자가 수술 이후 감염으로 사망했을 것이다. 항생제도 수술 부위 감염의 예방에 도움을 주지만, 상처의 적절한 소독 없이는 현재와 같이 낮은 수준의 수술 부위 감염률을 유지하기 어렵다. 오늘날 병원의 수술장에서는 수술하기 전 모든 의료진이 손을 소독하고, 장갑을 착용하고, 환자의 수술 부위를 철저하게 소독한다. 무균처치가 표준이 된 것이다.

유전학

멘델은 유전학을 몰랐다

유전에 대해서는 누구나 어느 정도 경험적 지식을 가지고 있다. 아이가 부모와 비슷한 외모를 가진다는 것은, 뛰어난 관찰력이나 과학적 지식이 없어도 충분히 주변에서 볼 수 있다. 고대 그리스의 히포크라테스도 "대머리 부모에게서 대머리 아이가 나오고, 회색 눈의 부모에게서 회색 눈의 아이가, 사시인 부모에게서 사시인 아이가 나오는 것은 일반적이다"라고 이야기했다. '콩 심은 데 콩 나고, 팥 심은 데 팥 난다'라는 우리나라의 속담도 유전의 속성을 내포하고 있다. 하지만 지금 우리가 알고 있는 유전학의 토대를 밝힌 사람으로는 누가 뭐라 해도 멘델(Gregor Johann Mendel, 1822~1884)을 꼽아야 할 것이다. 멘델은 1800년대 당시 오스트리아제국의 일부였던 체코의 작은 마을의 가난한 집안에서 태어났다. 지금은 작은 나라이지만, 당시 오스트리아는 유럽의 최강국 중 하나이면서 매우 넓은 영토를 차지하고 있었다. 어린 시절 멘델은 선생님이 되고 싶었다. 하지만 그의 불우한 가정환경과 깊은 신앙심은 그를 가톨릭 사제의 길로 이끌었다.

1843년 21세의 멘델은 브루엔(Bruenn, 현재 체코의 브르노) 지역의 성토마스 수도원에서 수도사가 됐다. 가톨릭 사제로서 수련 생활을 하는 동안 자연과학에 대한 공부도 하였는데, 1851년에는 빈대학에서 물리학과 수업의 조교 역할을 하면서, 자연과학부 강의를 청강하고, 1853년 수도원으로 돌아오기도 했다. 세속과 동떨어진 수도원 생활은 역설적으로 멘델에게 완두콩을 주의 깊게 관찰할 시간을 주었을 것이다. 이러한 관찰은 식물 유전에 대한 아이디어를 주었고, 자연과학을 공부한 멘델은 관찰에서 얻은 가설을 실험을 통해 밝혀냈다. 사실 식물을 통해 유전학 실험을 한다는 것은 쉬운 일이 아니다. 완두콩은 비교적 쉽게 재배할 수 있는 식물이지만, 연구자는 1년에 딱 한 번 실험하고 딱 하나의 결과만 가질 수 있다. 또한 실험하는 내내 완두콩에 문제가 생기지 않도록 보살펴야 한다. 하지만 멘델은 수년에 걸친 끈기와 주의 깊은 관찰을 통하여 완두콩에서 나타나는 일곱 가지의 대립형질을 확인하고 그것이 유전을 통해 결정됨을 확인했다.

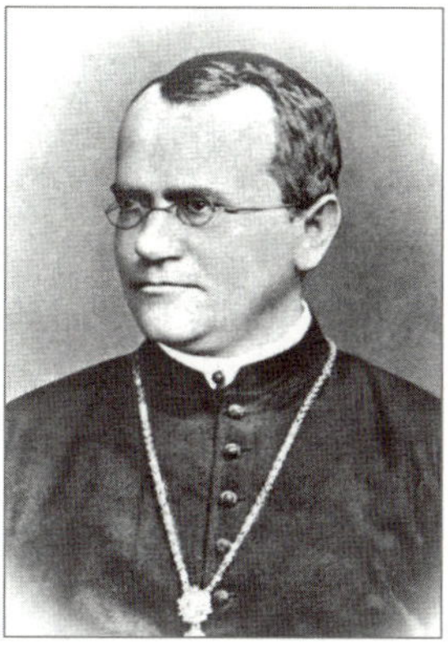

멘델

『멘델의 유전 원리』란 책의 앞표지에 실린 초상화다.

멘델이 관찰을 통하여 설립한 가설은 네 가지다. 먼저 서로 대립되어 형질이 다르게 나타나게 하는 대립유전자가 있다. 각각의 개체는 부모로부터 각각 하나씩 두 개의 유전자를 받는다. 대립유전자가 모두 있을 때 나타나는 형질은 우성이며, 나타나지 않는 형질은 열성이다. 그리고 이 대립유전자는 생식세포 형성시 분리되어 하나가 다음 세대로 전해진다. 완두콩의 형질에서 많은 부분이 이 네 가지의 가설에 잘 맞았지만, 사실 유전에서 예외는 많이 존재한다. 하지만 부모로부터 각각 반반씩 유전자를 받는다는 개념의 정립만 해도 당시로 봐서는 놀라운 발견이라고 할 수 있다. 우성인 둥근 완두콩(AA)과 열성인 쭈그러진 완두콩(aa)의 잡종(Aa)은 모두 둥근 형질을 드러내지만, 그 잡종의 다음 세대에는 AA:Aa:aa가 1:2:1이 되어 그 형질은 3:1의 비율이 된다는 것이다. 이렇게 멘델은 유전적 특성들이 분리되어 유전되며, 열성의 형질인 경우 한 세대에서 사라지는 것처럼 보여도 다음 세대에서 다시 나타날 수 있음을 보여 주었다. 그리고 이러한 멘델의 완두콩 교배 실험은 '관찰-가설-실험-검증'으로 이어지는 현대적 과학 연구 방법론의 대표적 예이다.

위대한 발견에는 항상 많은 노력과 약간의 행운이 결합되어 있기 마련이다. 앞에서도 언급했지만, 멘델이 처음 수도사가 된 성토마스 수도원에는 온실이 있었다. 온실이 없었다면 외부에서 날아오는 식물의 꽃가루나 식물을 망치는 여러 해충을 막기가 어려워, 유전에 대한 실험 자체가 어려웠을 것이다. 또한 수도원에서는 젊은 수도사인 멘델이 오스트리아 빈대학에서 여러 기초과학을 배울 수 있도록 허락해 주었다. 멘델이 수확한 완두콩을 하나하나 보면서 그 데이터를 기록하고 수학적으로 분석할 수 있었던 것은 이러한 기초과학을 배운 덕이 아닐까 생각된다. 또한 다행스럽게도 멘델이 관찰한 완두콩은 염색체 수가 14개 정도로 비교적 적으며, 1년이면 한 세대를 관찰할 수 있다. 완두콩은 아마도 수도원의 식재료로 많이 재배되고 있었을 것이다. 생식할 수 있을 때까지 오랜 기간이 걸리고, 한 개체가 수십 년 넘게 살아가는 소나무에 관심을 보였다면 이런 실험은 시작조차 불가능했을 것이다. 하지만 이러한 행운만으로 멘델의 업적을 설명할 수는 없다. 지속적인 인공수정이 쉽지 않은 일임에도 멘델은 오랫동안 끈질기게 이를 수행했다. 생각해 보라. 하늘에서 날아 오거나, 꿀벌·나비 등에

씨		꽃	콩깍지		줄기	
형태	색깔	색깔	형태	색깔	꽃 위치	크기
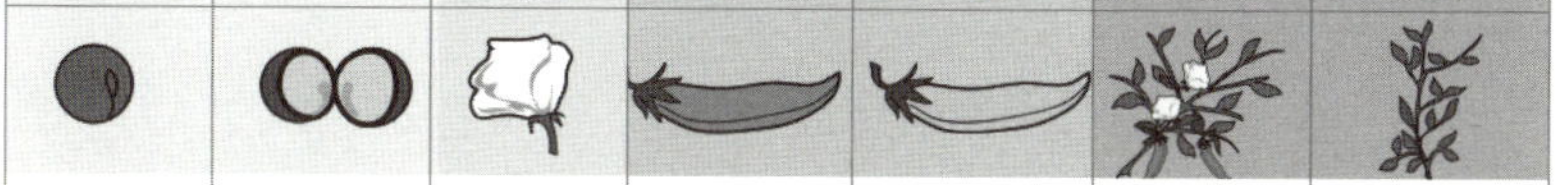						
둥근	노란색	흰색	불룩한	노란색	줄기 옆	큰
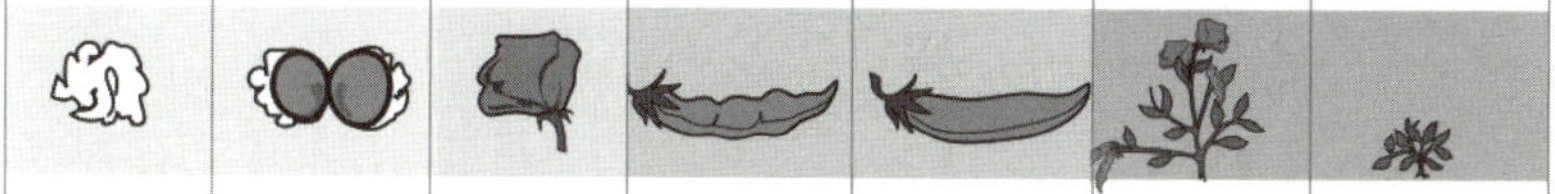						
주름진	녹색	보라색	수축된	녹색	줄기 끝	작은

멘델이 관찰한 일곱 가지 완두콩의 형질

멘델은 완두콩의 일곱 가지 형질을 씨앗 형태, 씨앗 색깔, 콩깍지 형태, 콩깍지 색깔, 꽃 위치, 꽃 색깔, 줄기 길이로 구분하였다.

묻어오는 외부 꽃가루의 오염을 막으면서, 한 꽃의 수술에서 꽃가루를 받아 다른 꽃의 암술에 정확하게 인공수정을 하고 이 개체를 잘 유지하여 결과물을 얻는 일은 적절한 시설, 그리고 꽤 섬세한 손 기술과 엄청난 끈기가 없다면 불가능하다. 또한 수도원에서 일하는 많은 사람들이 완두콩을 수확하는 것뿐만 아니라 형질에 따른 완두콩 개수를 세는 데에도 도움을 주었다. 외부 사회와 어느 정도 거리를 두고 지내는, 그리고 어느 정도 인력이 공급되는 수도원 생활이 그의 끈질긴 실험을 완성하게 도와준 것 같다. 그리고 정말 다행스럽게도 완두콩 벌레는, 멘델이 자신의 가설에 따른 완두콩 실험을 거의 마치고 학계에 발표할 만큼 실험 결과를 충분히 확보한 이후에 멘델의 정원을 망쳤다.

안타까운 사실은 멘델이 발견한 위대한 유전법칙에 대해 당대의 사람들은 그 중요성을 몰랐다는 것이다. 멘델이 사망할 때까지 위대한 유전법칙은 일반인들뿐만 아니라 다른 생물학자들에게도 받아들여지지 않았다. 늘 자신감에 차 있던 멘델은 자신의 연구가 빛을 볼 시대가 곧 올 것이라고 주변에 말했지만, 안타깝게도 그 바람은 그의 생전에는 이루어지지 않았다.

하지만 멘델의 이론이 옳았다는 것을 알게 되는 데에는 그리 오랜 시간이 걸리지 않았다. 20세기 초 더 프리스(H. de Vires), 코렌스(K. Corens), 체르마크(E. Tschermak)가 각각 독립적인 연구를 통한 결과를 산출하는 과정에서 모두 멘델의 논문을 인용했고, 그때 비로소 멘델의 업적은 넓은 세상으로 나오게 된다. 신기하게도 세 학자들은 서로 연구를 공유하지 않았음에도 불구하고 유사한 결과를 각자 도출하여 거의 같은 시기에 발표했고, 모두 멘델의 연구를 인용했다. 그리고 멘델의 유전법칙을 세상에 널리 알리는 데에는 케임브리지대학 세인트 존스칼리지의 윌리엄 베이트슨(William Bateson, 1861~1926)의 공도 컸다. 베이트슨은 세 사람의 연구와 멘델의 논문을 모두 확인한 이후 감명을 받고는 멘델의 이론을 적극적으로 사회와 학계에 알렸으며, 유전학(genetics)라는 학문의 이름을 만들어 냈다. 오늘날 우리는 멘델의 유전법칙이라고 많이 이야기하지만, 사실 멘델은 '유전학'이라는 단어를 들어보지도 못했다. 베이트슨과 여러 학자가 멘델의 유전 이론을 언급하는 동안, 20세기 초에 활동한 많은 식물학자는 19세기 말의 자연과학자들과 마찬가지로 이를 인정하지 않았다. 당시에는 유전이라는 것이 뭔가 그럴싸하게 추정해서 생각한 내용일 뿐 실체가 없는 이론이라고 생각한 사람도 많았다. 멘델의 유전이론에 대해 어느 누구도 부인할 수 없게 된 시점은 20세기 초 DNA가 발견되고 유전에 대한 연구가 활발해진 이후다.

같은 시대에 인류의 과학 역사상 중요한 획을 그은 진화론을 주장한 사람은 찰스 다윈이다. 부유한 가문 출신으로 의사 아버지를 둔

멘델과 유전학

❶ 노벨상은 1896년 사망한 알프레드 노벨이 작성한 유언에 따라 살아 있는 사람에게만 수여된다. 처음 노벨상이 수여된 것은 1901년이다. 단, 노벨상 수상자가 발표된 이후에는 사망하여도 노벨상은 그대로 수여된다. 멘델은 아주 위대한 발견을 해냈지만 1884년 62세로 사망했다. 아마도 멘델이 80세 넘어서까지 살았다면 틀림없이 노벨상을 받았을 것이다.

❷ 아이러니하게도 유전에 대한 연구가 점점 심화되면서 멘델의 유전법칙에 대한 무수히 많은 예외가 있다는 것이 밝혀졌고, 이제는 '법칙'이라고 부르기 힘들다고 이야기하기도 한다. 사실 쉽게 알 수 있는 일반염색체로 유전되는 형질과 성염색체로 유전되는 형질만 보더라도 멘델의 이론만으로는 설명되지 않는다. 또 다른 예를 보면, 대머리처럼 외부로 표현되는 형질은 유전자의 영향을 받지만, 성이라는 또 다른 유전적 요인이 그 형질이 발현되는 데 큰 영향을 주게 된다. 다시 말해, 하나로 설명할 수 없다는 것이다. 염색체가 다음 세대로 전달될 때에도 수없이 많은 환경적 요인이 관여한다. 부모로부터 받은 염색체는 다시 곱게 반으로 나뉘어져서 다음 세대로 가지 않는다. 수없이 많은 염색체의 일부가 섞여서 나뉘게 되며, 그 과정에서 돌연변이도 무수히 생겨날 수 있다. 이렇게 오류가 많음에도 불구하고, 멘델의 업적은 여전히 높이 평가받고 있다. 부모로부터 각각 유전자를 받아 한 쌍을 이룬 염색체가 새로 나타난 개체의 가장 기본 유전자가 되는 것, 멘델이 발견한 유전의 큰 줄기는 여전히 건재하다.

❸ 우리가 경계해야 할 부분은 유전학적 결정론이다. 유전적으로 이미 결정되어 있다면, 사실 사람은 노력할 필요도 없다. 노화유전자, 암유전자, IQ 유전자 등으로 각자의 운명이 미리 결정되어 있다고 생각할 수 있다. 환경에 따른 유전자 발현의 차이, 외부 요인에 따른 유전자의 변이, 노력으로 인한 변화와 성취 등에 대하여 아무도 중요하게 생각하지 않는다면, 모두가 운명론에 빠져 자포자기한 삶을 살지도 모른다. 그리고 게르만족이 다른 민족보다 우월하다는 환상으로 진행된 나치의 인종 말살 범죄도, 당시 활발하게 연구하고 토론되었던 유전학의 영향을 받았다고 한다. 우리의 모든 것이 이미 결정된 삶이라면 무슨 의미가 있을까?

덕분에 다윈은 진화론에 대한 아이디어를 얻고, 이를 확인하기 위해 장기간의 항해를 감행했다. 그는 생전에 『종의 기원』이라는 책으로 세상에 많은 논쟁과 반향을 일으켰다. 사실 진화는 생물이 세대를 거듭하면서 환경의 영향으로 형질이 달라진다는 내용이며, 유전은 생물이 부모 세대가 가지고 있던 형질을 물려받는 법칙에 대한 내용으로, 19세기 말의 사회가 받아들이기에는 둘 다 쉽지 않았을 것이다.

엑스레이가 열어 준 새로운 진단의 세계

1901년 노벨 물리학상의 첫 수상자가 된 빌헬름 콘라트 뢴트겐(Wilhelm Conrad Röntgen 1845~1923)은 나중에 독일이 된 프로이센의 레넵(Lennep)에서 태어나, 세 살 이후에는 어머니의 고향인 네덜란드에서 자랐다. 네덜란드에 있는 고등학교에 입학했으나 학교 선생님과의 갈등으로 고등학교를 그만두게 된다. 이후 고등학교 졸업장은 없지만 취리히연방기술학교에 학생으로 입학하여, 1869년 취리히대학에서 박사학위를 취득했다. 그를 지도했던 쿤트(August Kundt) 교수가 스트라스부르대학의 설립에 관여하면서 뢴트겐도 그곳에서 강의하게 된다. 이후 1888년 뷔르츠부르크대학에서 물리학 연구소장을 했는데, 바로 여기에서 뢴트겐은 '엑스레이'를 발견한다. 위대한 발견 이후 정부의 요청으로 1900년부터 뮌헨대학의 물리학 교수로 근무한다.

뷔르츠부르크대학에서 뢴트겐은 다른 물리학자들이 만든 진공관에서 나오는 광선을 연구했는데, 그중 하나에서 눈에는 보이지 않지만 물체를 투과하는 특성을 가진 광선을 확인했다. 이 새로운 광선이 이전에 알던 것과는 다른 새로운 특성을 가졌다는 것을 직감하고, 뢴트겐은 오랫동안 실험실에서 살다시피 하면서 연구를 이어 나갔다. 그리고 그의 성과를 논문으로 출판했다.

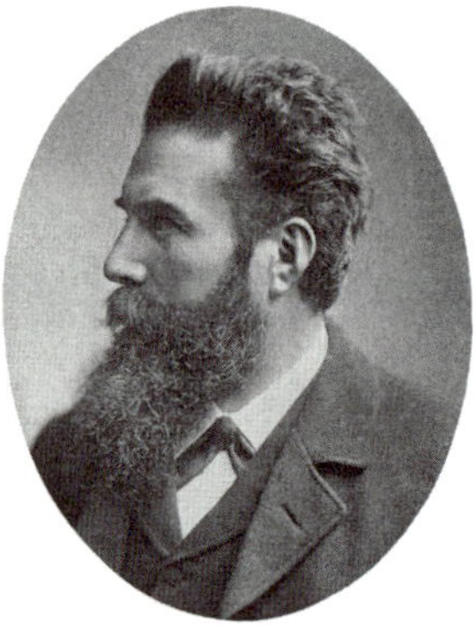

콘라트 뢴트겐

1895년 최초로 엑스레이를 발견하였다.

뢴트겐레이(Röntgen ray)이라고 불리기도 한 이 광선은 정말로 놀라운 특성을 가지고 있었다. 그중에서도 가장 놀라운 점은 인체의 연부조직을 투과하여 지나간다는 것이었다. 하지만 뼈와 같은 단단한 조직은 투과하지 못했기 때문에 엑스레이를 이용하여 찍은 사진은 인체의 뼈 구조와 상태를 보여 줄 수 있었다. 그동안 인간의 뼈에 문제가 생겼다면 이를 진단으로 예측하고 상처 부위를 열어서 확인하는 방법밖에 없었다. 하지만 엑스레이의 발견으로 인간의 몸을 열지 않고도 뼈가 괜찮은지 혹은 부러졌는지를 알 수 있게 된 것이다. 그리고 뼈가 부러졌다면, 살짝 금만 갔을 뿐 그 자리에 그대로 있는지 아니면, 완전히 조각조각 부서져서 큰 문제가 생겼는지를 확인할 수 있게 되었다. 의학의 가장 중요한 부분이기도 한 진단에서 완전히 새로운 세계가 열린 것이다.

의학 진단 기술에서 가장 중요한 발견이라고도 불릴 만큼 큰일을 했음에도 불구하고, 뢴트겐은 자신이 발견한 새로운 광선에 대한 특허를 신청하지 않았다. 이를 누구든 사용할 수 있도록 하는 것이 윤리적으로 올바르다고 생각한 때문이다. 그는 첫 노벨상을 수상하며 받은 상금도 모두 자신의 대학에 기부했으며, 대학에서 준 명예 의학박사 이외의 다른 대부분의 명예도 거절했다. 또한 자신이 발견한 새로운 광선을 '뢴트겐레이'라고 명명하기보다는 뭔가 잘 모르는 광선이라는 뜻의 '엑스레이(X-ray)'로 불리기를 원했다. 그래서 오늘날 우리는 '뢴

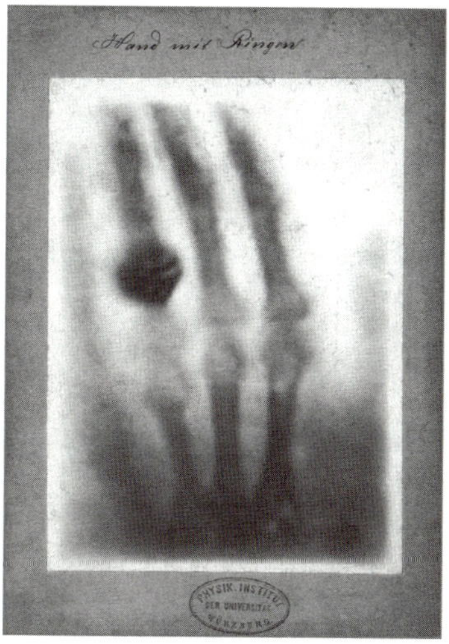

최초의 엑스레이 사진

뢴트겐 부인의 손으로 추정된다. 엑스레이를 찍은 직후 뢴트겐의 부인은 남편의 위대한 발명을 기뻐하지는 않았다. 자신의 뼈 모양이 보이는 사진에서 신기함보다는 공포감을 느낀 것 같다. 그녀는 "나는 나의 죽음을 보았다"라고 말했다고 한다.

트겐레이'가 아닌 '엑스레이'를 찍게 된 것이다.

뢴트겐은 아마 사회 윤리적 면에서 매우 위대한 과학자 중 한 명이다. 뢴트겐의 가족이 미국 아이오와에 거주하고 있었기에 그는 한때 미국으로 이민을 가려고 배편까지 구했지만, 제1차 세계대전이 발발한 와중이라 독일에 남았다가 결국 사망할 때까지 독일에서 살았다. 아쉽게도 사망할 때까지 경제적으로 넉넉하지 못하여 힘들어했다는 기록이 남아 있다. 제1차 세계대전 이후 경제적 어려움에 처한 독일 정부가 뢴트겐에게 충분한 예우를 하지 못한 듯하다. 만약 뢴트겐이 자신의 발견에 특허를 걸거나 노벨상을 비롯한 여러 상의 상금을 소유했더라면 그렇게 궁핍한 말년을 보내지는 않았을 것이다. 또 미국으로 이민을 가서 미국 대학의 교수로 활동했더라면 역시 경제적 여유를 갖고, 더불어 세계대전의 참상을 조금은 멀리서 볼 수 있었을 것이다. 실제로 뢴트겐은 미국 컬럼비아대학에 교수 자리를 제안받아 수락한 것

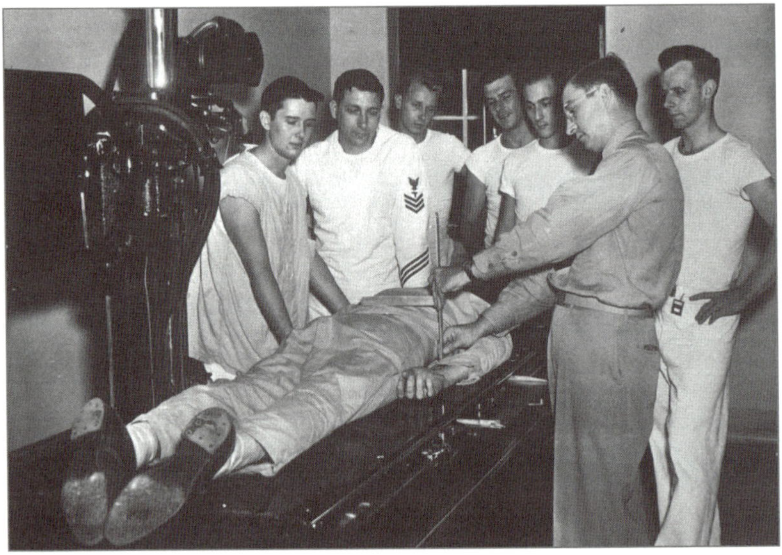

1950년대 미 해군병원의 엑스레이실

요즘은 엑스레이를 찍는 사람들이 모두 납으로된 보호구를 착용한다. 과거에는 엑스레이의 위험성이 잘 알려지지 않아서 보호구 없이 엑스레이를 촬영했다.

으로 알려져 있다. 하지만 역사에 만약은 없다.

지금도 우리는 허리를 삐끗하거나 다리를 다쳐 병원에 가면 엑스레이를 찍는다. 엑스레이를 이용한 진단 기술은 단순한 촬영에서 더 나아가 컴퓨터를 이용한 엑스선의 선량 계산을 통하여 흔히 CT라 알려진 전산화단층촬영(Computed Tomogram) 기술로 발전했다. 우리가 엑스레이와 초음파검사 다음으로 많이 하는 영상 검사 중 하나인 CT 검사도 결국은 뢴트겐이 발견한 광선을 이용한 것이다. [참고로, CT는 방사선량이 적지 않기 때문에 1년에 1회 정도로 촬영을 제한하는 것이 적절하다고 권고되고 있다. 요즘은 이러한 엑스레이 위험(harzard)을 고려하여서 엑스레이 선량을 매우 낮추면서 좋은 진단 영상을 얻을 수 있도록 기술이 발전하고 있다.]

또 이러한 CT의 개념을 다른 방향으로 전환하여 MRI라는 진단 기술(자기공명영상, Magnetic Resonance Imaging)도 등장했다. 물론 CT와 MRI는 완전히 다른 물리학적 현상을 이용하여 진단 영상을 만들어 내는 것이지만, 인체에서 나오는 신호를 컴퓨터로 재구성하여 진단해 활용한다는 점은 거의 같다. 실제로 일반인이 CT 검사실과 MRI 검사실을 모두 본다면, 각각 다른 검사를 한다는 사실을 알아차리기 힘들 만큼 하드웨어의 모양도 비슷하다. 일부 핵의학 검사도 CT 검사에서 나오는 영상 위에 핵의학적 영상을 구연하여 진단하는 것이다. 엑스레이의 발견은 그 자체로도 매우 중요하지만, 이후 의학 진단 기술 발전에 미친 영향도 너무나 크다. 지금도 진단의 중요한 요소로서 엑스레이와 CT를 찍으면서, 뢴트겐 박사님께 늘 감사하다.

항생제
수많은 사람을 살리다

세균 감염은 오랜 역사 동안 인류의 건강을 위협하는 큰 문제였다. 세균은 우리 눈으로 바로 볼 수는 없지만, 우리 주변에 늘 존재하고 있다. 그래서 평상시에는 대부분 문제가 없지만 우리 몸에 상처가 생겼을 때 우리를 위협하는 존재가 된다.

예를 들어, 손에 작은 상처가 나서 피가 난다고 가정해 보자. 누구나 가끔 경험하는 일이며, 대부분 큰 문제없이 잘 회복된다. 하지만 상처가 아문다는 것은 손상을 받은 몸속의 여러 장기가 이를 극복하고자 하는 과정이라 할 수 있다. 상처가 났다는 것은 피부가 손상되어 그 내부의 살아 있는 세포가 신체 외부 환경과 바로 마주하게 되었다는 의미다. 피부의 외부층은 살아 있는 세포가 아닌 피부 세포의 사체들과 여러 결합 조직의 연속된 부위다. 다시 말해, 산소를 공급받아 에너지를 소비하면서 세포로 기능하는 부위가 아니라는 이야기다. 즉, 몸속의 세포들이 살아갈 수 있도록 하는 필수적인 방어층이다. 그리고 피가 났다는 것은 크든 작든 혈관 손상을 입었다는 의미다. 대부분은 모세혈관의 손상으로 피가 좀 나다가 여러 응고 과정을 거쳐 멎게 된다. 피부의 외부층 바깥에는 많은 종류의 세균들이 항상 살고 있다. 그래서 제멜바이스의 사례처럼, 사람의 손이 병균을 옮기는 역할을 할 수 있으며, 특히 더러운 손일수록 병균을 많이 전달하게 된다. 상처가 나서 피부 외부층이 손상되면, 피부에 살고 있던 세균들 중 일부가 우리 몸의 살아 있는 세포와 직접 만나게 되고, 자체 방어력이 없는 세포들은 세균들의 증식에 좋은 영양분이 될 수 있다. 하지만 우리 몸은 백혈구를 보내서 세균을 죽이고, 면역과 청소 시스템이 몸속으로 침범한 세균을 처리하게 만든다.

하지만 면역 시스템이 감당할 수 없는 만큼 세균 감염이 일어나면, 사람은 쉽게 극복하기가 힘들다. 사실 사망 원인에는 암, 골절 등 여러 질환이 있지만, 암 자체가 바로 사람을 사망에 이르게 하는 경우는 많지 않다. 암으로 약해진 몸에 세균 감염이 일어나 사망에 이르는 경우가 가장 많다. 폐렴으로 대표되는 호흡기 감염과 신우신염 같은 요로 감염이 사망에 이르게 하는 대표적인 감염이다. 항생제가 발견되기 전까지 사람은 감염이 일어나면 자신이 가진 면역력만으로 세균의 증식을 이겨 내야 했고, 그러지 못하는 경우에는 결국 사망했다. 하지만 항생제의 발견은 수많은 세균 감염환자의 치료에 획기적인 전환점을 제공했다.

알렉산더 플레밍(Alexander Fleming, 1881~1955)이 페니실린을 발견한 상황은 아주 유명해서 많은 사람이 잘 알고 있다. 세균을 키우던 플레밍의 배지가 푸른곰팡이(학명: *Penicillium notatum*)에 오염되었고, 푸른곰팡이 주변의 배지에는 세균이 자라지 못한다는 것을 알게 된 플레밍은 푸른곰팡이에서 생성된 물질을 분리하여 페니실린을 발견했다는 것은 잘 알려진 스토리다. 하지만 흥미롭게도 페니실린 발견과 관련하여 1945년에 수여된 노벨 생리의학상은 플레밍이 혼자 받은 것이 아니었다.

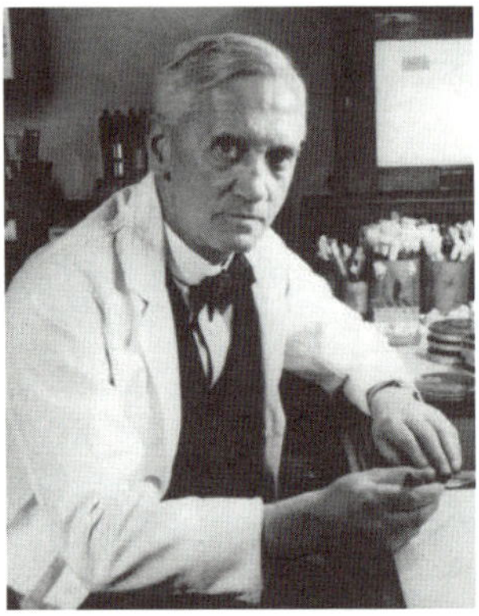

알렉산더 플레밍
페니실린을 발견한 공헌으로 1945년에 노벨 생리의학상을 받았다.

플레밍은 페니실린을 발견했지만, 얼마 지나지 않아 페니실린 연구를 중단한다. 자신이 발견한 페니실린의 항균 효과에 대한 기대를 크게 하지 않았던 것이다. 하지만 정말로 다행스러운 것은, 푸른곰팡이 균주를 보관했을 뿐더러 다른 연구자에게 나누어 주었다는 점이다. 실제로 페니실린의 항균 효과를 입증하고, 충분한 양의 페니실린을 대량 생산하고 정제한 사람은 하워드 플로리(Howard Florey)와 언스트 체인(Ernst Boris Chain)이다. 그리하여 플레밍은 이들과 함께 노벨상을 수상하게 됐다. 그리고 실제 대량 생산으로 제2차 세계대전에서 많은 부상자를 구할 수 있도록 한 제약사가 지금도 유명한 화이자라는 제약회사다.

그런데 플레밍은 왜 페니실린을 좋은 약물의 후보라고 생각하지 않았을까? 그리고 우연히 발견한 페니실린을 잘 가지고 있었던 것만으로 노벨 생리의학상을 받을 자격이 있을까? 그는 페니실린을 발견하기 한참 전부터 세균배양 연구를 진행했다. 그러다가 감기에 걸린 플레밍이 우연히 세균 배지에 콧물을 떨어뜨렸고, 이후 콧물 주변에 있는 세균이 반투명하게 변해 버리는 것을 보고 항균 효과를 발휘하는 물질이 '라이소자임'이라는 것을 발견했다. 이후 오랫동안 라이소자임을 연구한 플레밍은 라이소자임의 낮은 항균 효과에 실망했고, 이것이 또 우연한 기회에 발견한 페니실린에 대한 연구의 열정을 발휘하는 데 방해가 된 것 같다. 하지만 플레밍은 잘 훈련된 유능한 과학자였다. 먼저 자신이 발견한 페니실린 곰팡이 균주에 대한 연구 결과를 발표하여 다른 연구자들이 관심을 가질 수 있도록 했고, 더불어 이 균주를 잘 배양하여 주변의 연구자들이 연구할 수 있도록 도왔다. 과연 푸른곰팡이가 플레밍의 세균 배지에만 나타났을까? 기회는 준비된 사람에게만 찾아온다는 파스퇴르 박사의 명언이 있다. 플레밍은 노벨 생리의학상을 받기에 충분한 업적을 세웠다고 볼 수 있다.

현대 의학에서 가장 중요한 발견은 무엇일까?

[Chat GPT(4.0)에 아래와 같이 질문해 보았다.]

Q 현대 의학에서 가장 중요한 발견은 무엇인가요?
(What is the most important discovery in modern medicine?)

A 현대 의학에서 가장 중요한 발견을 결정하는 것은 주관적이며 다양한 기준에 따라 달라질 수 있습니다. 그러나 건강, 치료 및 과학적 발전에 큰 영향을 미친 아래의 몇 가지 발견은 자주 강조됩니다.

❶ 페니실린과 항생제(Penicillin and Antibiotics)
1928년 알렉산더 플레밍에 의해 발견된 페니실린은 최초의 진정한 항생제로, 세균 감염 치료에 혁명을 일으켜 수많은 생명을 구했으며, 다른 항생제의 개발로 이어졌습니다.

❷ 백신(Vaccination)
백신의 개발은 전염병 예방에 필수적이었습니다. 1796년 에드워드 제너의 천연두 백신 개발은 면역학의 기초를 마련했으며, 소아마비, 홍역, COVID-19와 같은 질병에 대한 백신으로 이어졌습니다.

❸ DNA 구조(Structure of DNA)

1953년 제임스 왓슨과 프랜시스 크릭이 발견하고 로절린드 프랭클린이 큰 공헌을 한 DNA의 이중 나선 구조는 유전학 및 분자생물학에 혁명을 일으켜 유전자 공학과 인간게놈프로젝트와 같은 발전을 이끌었습니다.

❹ 마취(Anesthesia)

19세기에 마취가 개발되면서 수술은 고통스럽고 종종 치명적인 경험에서 통제되고 비교적 안전한 절차로 변했습니다.

❺ 세균 학설(Germ Theory of Disease)

19세기 루이 파스퇴르와 로베르트 코흐가 제안한 세균 학설은 질병 원인에 대한 이해를 바꾸어 위생, 위생 상태 및 의학적 관행에서 중요한 개선을 이끌었습니다.

❻ 인슐린(Insulin)

1921년 프레더릭 밴팅과 찰스 베스트가 발견한 인슐린은 당뇨병에 대한 효과적인 치료법을 제공하여 이를 치명적인 질병에서 관리 가능한 상태로 바꾸었습니다.

❼ 의료 영상(Medical Imaging): X선, MRI, CT 스캔

1895년 빌헬름 콘라트 뢴트겐이 X선을 발견함으로써 비침습적인 내부 이미징이 가능해져 진단에 혁명을 일으켰으며, MRI 및 CT 스캔과 같은 고급 영상 기술로 이어졌습니다.

이러한 발견들은 모두 현대 의학에 엄청난 영향을 미쳐 기대수명, 삶의 질, 다양한 질환의 진단 및 치료 능력을 크게 향상시켰습니다. 이들 중 페니실린과 여러 항생제는 세균 감염으로 인한 사망률을 극적으로 감소시키고, 매우 위험할 수 있는 많은 의료 절차를 가능하게 했다는 점에서 아주 중요한 발견 중 하나로 자주 언급됩니다.

III

의사 교육,
어떻게 이루어지나

의예과에 들어가
의사가 되기까지

"의과대학에 합격했다니 축하한다. 그러면 너는 언제 의사가 되니?" 오래전 의대에 합격하고 나서 친척 어른들에게 들었던 말이다. 아마 그분들은 까까머리 고등학생이 언제쯤이면 의사가 되어 자신이 아플 때 상의라도 할 수 있을지 궁금하셨던 것 같다. 당시 나는 주변에서 들은 정보를 총 동원해서 대충 계산해 보았다. 당시 의과대학 6년(예과 2년, 본과 4년) 그리고 인턴 1년, 레지던트 4년을 보낸 다음, 또 군대에 가야 하는데 일반병과는 달리 군의관은 3년이라고 들었다. 14년. 무려 14년이 지난 다음 전문의 자격을 가지고 해당 분야의 전문가로 일할 수 있게 되는 것이다. 유치원 1년, 초등학교 6년, 중고교 6년을 더한 것보다 1년이 더 길었다. 내가 그동안 받았던 교육 과정보다 더 긴 시간이 남은 것이었다. 왜 이렇게 길지?

하지만 그게 다가 아니었다. 그 기간이 14년보다 더 길어질 수 있다는 것을 당시에 전혀 생각하지 못했다. 의대 입학을 위해 재수, 삼수를 하는 경우도 많을 뿐더러 의대 수업 과정과 성적에 대한 압박, 수련 과정의 험난함, 개인 사정 등 시간이 더 걸릴 이유는 너무나 많았다. 그리고 전임의 과정은 전혀 생각하지 못했다. 군대만 하더라도, 군대에 가지 않는 경우, 현재 18개월로 상대적으로 기간이 짧은 일반 병사로 가는 경우, 38개월간 군의관으로 가는 경우, 역시 38개월간 공중보건의사로 근무하는 경우 등 다양한 변수가 있었다.

그래서 이 장에서는 의과대학에 입학한 이후 이루어지는 교육 과정과 이후의 수련 과정을 살펴보고자 한다.

의예과

의학 교육은 의예과(이하 예과)를 입학한 다음부터 시작된다. 정부 주도로 2005년부터 시작된 의학전문대학원 제도는 여러 과정을 통하여 전국 의과대학에 도입됐지만, 10년도 지나지 않아 우리나라의 현실에 맞지 않는 문제가 많이 드러났다. 현재 의학전문대학원 제도를 유지하는 의과대학은 전국 40여 의과대학 중 단 한 곳 정도로 축소되어 이 책에서는 설명하지 않기로 한다. 참고로, 미국 등 외국에서는 의학전문대학원 제도가 오히려 일반적이다. 하지만 세계에서 둘째라면 서러울 우리나라의 높은 교육열과 IMF 이후 사회 전반에 걸친 미래 불안감 등은 의학전문대학원 제도의 긍정적 측면이 부각될 시간도 없이 수많은 부작용만 보여 주었다. 붕괴되는 이공계 대학 교육과 불투명하게 진행되는 스펙 쌓기, 그리고 기준이 모호한 학교별 입시 과정은 사회 고위층 자녀의 입시 부정으로 나타나 사회적 파장을 일으켰고, 의학전문대학원 제도의 실질적 폐지에 한몫을 했다.

예과는 2년 과정이다. 대부분 중고등학교에서 쌓기 어려운 교양지식을 공부하는 시간으로 이뤄진다. 예과 과정 중 물리, 화학, 생물 등 자연과학 수업은 필수로 수강해야 하지만, 그 외 대부분의 학점은 인문학이나 예술 등 교양수업으로 채우기를 권유하며, 구체적으로 어

2024학년도 서울대학교 의과대학 의예과 교과과정 편성현황

<table>
<tr><th colspan="2">교과 구분(영역)</th><th colspan="3">세부 영역별 이수 과목(학점) 및 이수 요건</th><th colspan="2">학점</th></tr>
<tr><td rowspan="6">교양</td><td rowspan="4">학문의 기초</td><td>사고와 표현</td><td colspan="2">말하기와 토론(3)
대학 글쓰기 1(2)
대학 글쓰기 2: 과학기술 글쓰기(2)</td><td>7</td><td rowspan="6">41</td></tr>
<tr><td>수량적 분석과 추론</td><td>생명과학을 위한 수학 1(3)
생명과학을 위한 수학 2(3)
고급수학 1(2)과 고급수학연습 1(1)
고급수학 2(2)와 고급수학연습 2(1)</td><td>중 선택 1</td><td>3</td></tr>
<tr><td>과학적 사고와 실험</td><td>화학(3)+화학실험(1)
고급화학(3)+화학실험(1)
생물학(3)+생물학실험(1)</td><td>화학 혹은 고급화학 중 선택1 생물 필수</td><td>8</td></tr>
<tr><td>외국어</td><td colspan="2">외국어 2과목(6)
※ 입학 시 TEPS 525점 이하 영어 1과목 필수</td><td>6</td></tr>
<tr><td>학문의 세계</td><td>언어와 문학/문화와 예술/역사와 철학/정치와 경제/인간과 사회</td><td colspan="2">5영역 중 4영역, 12학점 이상 이수</td><td>12</td></tr>
<tr><td>일반 교양</td><td colspan="3">전체 대학에서 개설한 전체 교양과목 중 자유롭게 선택 가능</td><td>5</td></tr>
<tr><td rowspan="2">전공</td><td>전공 필수</td><td colspan="3">의예과 신입생 세미나(2) / 의학 입문(3) / 자유 주제 탐구(3) / 의학 연구의 이해(3) / 기초의학통계학 및 실험(3)</td><td>14</td><td rowspan="2">26</td></tr>
<tr><td>전공 선택</td><td colspan="3">• 의예과 개설 전공 선택 과목: 국제의학의 이해(2) / 디지털 데이터 의학개론(2) / 몸속으로의 여행: 인체와 수술(2) / 세계예술 속 의학의 이해(2) / 의학 전문용어의 길잡이(2) / 통일의료(2) / 대학생을 위한 지식재산권 개요(3) / 바이오창업자들을 위한 마인드세팅과 법 개론(3) / 사례별 질병 진단의 실제(3) / 사회와 의료현장에서의 리빙랩(3) / 성의학 이해(3) / 세포분자생물학(3) / 유전학(3) / 의대생을 위한 고전 읽기(3) / 의료와 데이터사이언스(3) / 의생명과학 논문의 이해(3) / 의학 연구의 실제 1(3) / 의학 연구의 실제 2(3) / 의학을 위한 수학응용(3) / 바이오헬스케어와 혁신사고(3)
• 타 단과대학 전공 과목(일반 선택): 이공계 대학(자연대, 농생대, 공대, 수의대, 치의학대학원 학사) 및 혁신공 유학부 전공 과목 중 선택 가능(단, 교양과목은 불인정)</td><td>12</td></tr>
<tr><td>기타</td><td>교양, 전공 등</td><td colspan="3">그 외 전체 대학에서 개설한 과목 중 선택 가능
(전공/교양/일선 등 모두 가능)(7)</td><td>7</td><td>7</td></tr>
<tr><td colspan="2">총 이수 학점</td><td colspan="3">74학점 이상</td><td></td><td></td></tr>
</table>

떤 과목을 수강할지는 상당한 자율권이 주어진다. 당연히 자신이 강의를 선택하고 스스로 수업 시간표를 짜야 한다. 물론 정해진 시간만큼 꼭 이수해야 하는 필수 강의(의예과 전공필수과목이라서 다들 '전필'이라고 부른다)도 일부 있다.

예과 시기는 대학의 다양한 강의를 들을 좋은 기회다. 본과 교육부터는 강의 내용과 수업 시간표가 빡빡하게 정해져 있어서, 학생이 선택하여 수업을 들을 수 있는 시간이 거의 없다. 예과 교육의 이러한 취지를 존중하여 현재 수련의와 전공의를 뽑는 많은 수련병원에서는 예과의 성적을 제외하고 본과 성적으로만 평가한다. 개인적으로도 예과 2년 동안은 대학에 입학하여 고등학교와 다른 자유로운 분위기를 느낄 수 있었던 시기였던 것 같다.

의학과(본과)

의과대학 교육은 본과에 들어가면서부터 본격적으로 시작된다. 과거에는 예과는 자연대학에 속하고, 본과는 의과대학에 속하여 아예 학번을 다시 부여받는 경우도 있었다. 의과대학 교육의 시작이라고 할 수 있는 해부학실습을 비롯한 여러 중요한 기초의학 수업이 본과에서 진행되며, 임상 실습도 하게 된다. 본과 수업의 대략적인 큰 틀은 다음과 같다. 먼저 인체의 정상적 형태와 기능을 이해하는 기초의학 수업이 있다. 해부학, 생리학, 생화학 등의 수업과 실습이 본과 수업의 가장 앞부분을 차지한다. 그다음은 병리학, 약리학 등의 수업이 이어서 진행되는데, 병든 신체에 대한 이해와 치료에 연관된 기초의학 수업 과정이다. 그 뒤가 임상의학 실습이다. 먼저 내과, 소아과, 산부인과, 정형외과, 정신과 등의 과목에 대한 수업과 실습이 진행되고, 이후 안과, 피부과, 비뇨의학과 등의 여러 과목에 대해 수업과 실습을 하게 된다.

본과 과정이 예과나 다른 단과대학 과정과 가장 크게 다른 점은 1년 단위로 계획표가 나와서 강의와 실습이 진행된다는 점이다. 중고등학교의 시스템과 유사하다. 본과 과정은 의과대학생이라면 누구나 힘들다고 이야기하는 시기다. 주로 본과 1, 2학년에 기초의학 교육이, 이후 본과 3, 4학년에 임상 실습이 진행되는데, 마치 중고등학교의 교육처럼 아침부터 오후 늦게까지 점심시간만 비워 두고 정해진 강의 일정에 따라 교육받는다. 강의도 중고등학교처럼 정해진 학년별 강의실에서 진행된다. 아침에 강의실에 자리를 잡으면, 이후부터는 여러 전공과목의 교수님들이 강의 일정에 맞추어 들어온다. 일반 대학생이라면 강의와 강의 사이에 비어 있는 시간이 있기도 하지만, 본과에서는 수업과 수업 사이에 10분 정도의 쉬는 시간과 점심시간 외에는 빈 시간이 거의 없다. 학년별로 꽉 짜인 수업과 실습이 계속 진행되는데, 간혹 열정 넘치는 교수님들이 10분 쉬는 시간까지 수업을 진행하면 화장실 다녀오기도 버거워진다. 수업이 끝나고 나서도 공부해야 할 내용이 많아 저녁 늦게까지 도서관에서 보내는 경우도 잦다. 많은 의과대 학생이 본과 1학년 때에는 다시 고3 시절로 돌아간 느낌이라고 말하기도 한다. 또한 중고등학교 시절에 상위권 성적을 받아 왔던 기억 탓인지, 열심히 공부했는데도 중하위권 성적을 받으면 상당한 심리적 충격을 받는 학생들이 많다. 거기에 더해 강의와 실습이 매우 빡빡하게 진행되고 과제도 많다 보니, 학생 중 일부는 본과 수업에 적응하는 데에 어려움을 겪기도 한다. 공부량과 시험 성적에 대한 압박을 생각하면, 고3 수험생 시절이 우습게 보일 정도다. 본과 1학년 과정의 힘든 문턱을 잘 넘고 나면, 공부의 양에 어느 정도 적응이 되어서인지 이후부터는 그럭저럭 동아리 활동도 하면서 지낼 수 있다.

임상 실습은 주로 본과 3, 4학년에 진행된다. 임상 실습 교육이 시작되기 전, 임상 실습에 임하는 태도와 자세를 되새기라는 의미에서 '가운수여식(white coat ceremony)'이라는 행사를 한다. 임상의사가 입는 가운을 의과대학생으로서 처음 착용하는 행사다. 의과대학 교육 과정 중 드물게 실시하는 큰 행사이다 보니 평소에는 보기 힘든 의과대학

2024년 서울대학교 의과대학 본과 1학년 1학기 수업시간표

주	1	2	3	4	5	6
일자	2.26.~3.1.	3.4.~3.8.	3.11.~3.15.	3.18.~3.22.	3.25.~3.29.	4.1.~4.5.
월		인간 사회 의료 1	인체해부학	인체생화학	인체생화학	
			인체해부학	인체생화학	인체생화학	인체조직과 생리학
			조직학총론	조직학총론	인체조직과 생리학	인체조직과 생리학
			인체해부학 실습	인체해부학 실습	인체해부학 실습	조직학총론 실습
화			조직학총론	인체생화학	인체해부학	조직학총론
			인체해부학	인체해부학	인체해부학	인체조직과 생리학
			인체해부학	조직학총론	인체조직과 생리학	인체조직과 생리학
			조직학총론 실습	조직학총론 실습	인체해부학 실습	인체조직과 생리학 실습
수			인체해부학	인체해부학	인체해부학	조직학총론 실습
			인체해부학	조직학총론	인체생화학	
			인체생화학	인체생화학	인체조직과 생리학	인체조직과 생리학 실습
			인체해부학 실습	인체해부학 실습	인체생리학 실습	
목			인체해부학	인체해부학	인체해부학	1차 시험
			인체해부학	인체해부학	인체생화학	
			인체생화학	인체조직과 생리학	인체생화학	
			인체해부학 실습	인체해부학 실습	인체해부학 실습	
금	삼일절	인체해부학	조직학총론	인체생화학	조직학총론	1차 시험
		조직학총론	인체생화학	인체조직과 생리학	인체조직과 생리학	
		조직학총론	인체생화학	인체조직과 생리학	인체조직과 생리학	
		인체해부학 실습	인체해부학 실습	인체조직과 생리학 실습	인체해부학 실습	

주	7	8	9	10	11	12
일자	4.8.~4.12.	4.15.~4.19.	4.22.~4.26.	4.29.~5.3.	5.6.~5.10.	5.13.~5.17.
월	1차 시험	인체해부학	인체생화학	인체조직과 생리학	대체 휴일 (어린이날)	인체해부학
		인체해부학	인체생화학	인체조직과 생리학		인체생화학
		인체생화학	인체해부학	인체생화학		인체생화학
		인체해부학 실습	인체해부학 실습	인체조직과 생리학 실습		인체해부학 실습
화	인체해부학	인체해부학	인체생화학	인체조직과 생리학	인체해부학	인체생화학
	인체해부학	인체해부학	인체해부학	인체조직과 생리학	인체해부학	인체생화학
	인체해부학	인체조직과 생리학	인체해부학	인체생화학	인체해부학	인체생화학
	인체해부학 실습	인체해부학 실습	인체해부학 실습	인체조직과 생리학 실습	인체해부학 실습	인체해부학 실습
수	선거일	인체해부학	인체해부학	2차 시험	인체해부학	석가 탄신일
		인체해부학	인체생화학		인체해부학	
		인체생화학	인체생화학		인체생화학	
		인체해부학 실습	인체해부학 실습		인체해부학 실습	
목	인체조직과 생리학	인체생리학	인체조직과 생리학	2차 시험	인체생화학	
	인체조직과 생리학	인체생화학	인체생화학		인체해부학	인체해부학
	인체해부학	인체생화학	인체생화학		인체생화학	인체해부학
	선택교과 1	선택 교과 1	선택 교과 1		선택 교과 1	선택 교과 1
금	인체조직과 생리학	인체생화학	인체조직과 생리학	2차 시험	인체조직과 생리학	인체조직과 생리학
	인체조직과 생리학	인체조직과 생리학	인체조직과 생리학		인체조직과 생리학	인체조직과 생리학
	인체해부학	인체조직과 생리학	인체생화학		인체조직과 생리학	인체조직과 생리학
	인체해부학 실습	인체조직과 생리학 실습	인체해부학 실습		인체조직과 생리학	인체해부학 실습
		인체조직과 생리학 실습			인체조직과 생리학 실습	

주	13	14	15	16	17	18	19
일자	5.20.~5.24.	5.27.~5.31.	6.3.~6.7.	6.10.~6.14.	6.17.~6.21.	6.24.~6.28.	7.1.~7.5.
월	인체조직과 생리학	인체조직과 생리학	3차 시험	기초신경과학	기초신경과학	기초신경과학	기초신경과학
	인체조직과 생리학	인체해부학		인체조직과 생리학	기초신경과학	기초신경과학	기초신경과학
	인체해부학	인체해부학		인체생화학	인체생화학	기초신경과학	기초신경과학
	인체생화학 실습	인체해부학 실습		기초신경과학	기초신경과학 실습	기초신경과학 실습	기초신경과학 실습
				기초신경과학 실습			
화	인체생화학	인체조직과 생리학	3차 시험	인체조직과 생리학	기초신경과학	기초신경과학	4차 시험
	인체생화학	인체조직과 생리학		인체조직과 생리학	기초신경과학	기초신경과학	
	인체생화학			인체생화학	기초신경과학	기초신경과학	
	인체생화학 실습	인체해부학 실습		기초신경과학 실습	기초신경과학 실습	기초신경과학 실습	
수	인체조직과 생리학	인체조직과 생리학 실습	3차 시험	인체조직과 생리학	기초신경과학	기초신경과학	4차 시험
	인체생화학			인체조직과 생리학	기초신경과학	기초신경과학	
				기초신경과학	인체생화학	기초신경과학	
	인체생화학	인체해부학 실습		인체조직과 생리학 실습	인체생화학	인체생화학	
					인체생화학	인체생화학	
	인체생화학 실습				인체생화학		
목	인체해부학	인체조직과 생리학 실습	현충일		기초신경과학	기초신경과학	4차 시험
	인체해부학				기초신경과학	인체생화학	
	인체조직과 생리학	선택 교과 1		인체생화학	기초신경과학	인체생화학	
	인체생화학 실습			선택 교과 1	선택 교과 1	기초신경과학 실습	
금	인체해부학	인체해부학 실습	기초신경과학	인체조직과 생리학	기초신경과학	기초신경과학	4차 시험
	인체생화학		기초신경과학	기초신경과학	기초신경과학	기초신경과학	
			기초신경과학				
	인체생화학	인체해부학 실습	기초신경과학	기초신경과학	기초신경과학	기초신경과학	
			기초신경과학				
	인체생화학 실습		기초신경과학	인체조직과 생리학 실습	기초신경과학 실습	기초신경과학 실습	

장님과 대학병원장님도 참석하고, 학생들의 가족도 함께 와서 임상 실습의 시작을 축하하기도 한다.

본과 교육의 전반부가 지나고 의사로 일하는 데 필수적인 임상 지식을 쌓기 위하여 실제 환자가 있는 곳으로 가서 교육받는 후반부가 시작되는 이때는 의과대학생의 교육 과정 중에서 매우 큰 의미가 있는 시점이라고 할 수 있다. 임상 실습이 시작되면 환자와 연관된 수업과 강의로 채워지고, 실제로 환자의 상태를 물어보고 증상을 파악하기도 하며, 치료가 어떻게 진행되는지 보면서 관련 내용을 공부하기도

2024년 서울대학교 의과대학 본과 3학년 일정

주			실습 1	실습 2	실습 3	실습 4	실습 5	실습 6	실습 7	실습 8	실습 9	실습 10		실습 11	실습 12	실습 13	실습 14	실습 15	실습 16	실습 17	실습 18	실습 19	실습 20	
일시 / 그룹	1.22.-2.2.	2.5.-2.16.	2.19.-2.23.	2.26.-3.1	3.4.-3.8.	3.11.-3.15.	3.18.-3.22.	3.25.-3.29.	4.1.-4.5.	4.8.-4.12.	4.15.-4.19.	4.22.-4.26.	4.29.-5.3.	5.6.-5.10.	5.13.-5.17	5.20.-5.24.	5.27.-5.31.	6.3.-6.7.	6.10.-6.14.	6.17.-6.21.	6.24.-6.21.	7.1.-7.5.	7.8.-7.12.	7.15.-7.26.

통합임상실습 (정기모임: 5.3(금) 6.10(월) 7.29(월) 9. 20(월) 10.11(금) / 월요일 8:00-10:00, 금요일 15:00-17:00)

그룹	1.22.-2.2.	2.5.-2.16.	실습 1-10	4.29.-5.3.	실습 11-20	7.15.-7.26.
G1	임상추론 1	임상의학입문 3	내과계 실습	인간사회의료 5	여성과 소아 실습 산부인과 실습 / 소아과 실습 소아과 실습 / 산부인과 실습	하계방학
G2	임상추론 1	임상의학입문 3	정신/신경계 및 영상실습 정신건강의학과 실습 / 신경계 실습 / 영상의학과 실습 신경계 실습 / 영상의학과 실습 / 정신건강의학과 실습	인간사회의료 5	내과계 실습	하계방학
G3	임상추론 1	임상의학입문 3	외과계 실습 외과계총론 외과 실습 / 정형외과 실습, 응급의학과 실습 / 응급의학과 실습, 정형외과 실습 정형외과 실습, 응급의학과 실습 / 응급의학과 실습, 정형외과 실습 / 외과 실습 외과 실습	인간사회의료 5	정신/신경계 및 영상실습 정신건강의학과 실습 / 신경계 실습 / 영상의학과 실습 신경계 실습 / 영상의학과 실습 / 정신건강의학과 실습	하계방학
G4	임상추론 1	임상의학입문 3	여성과 소아 실습 산부인과 실습 / 소아과 실습 소아과 실습 / 산부인과 실습	인간사회의료 5	외과계 실습 외과계총론 외과 실습 / 정형외과 실습, 응급의학과 실습 / 응급의학과 실습, 정형외과 실습 정형외과 실습, 응급의학과 실습 / 응급의학과 실습, 정형외과 실습 / 외과 실습 외과 실습	하계방학

주	실습 21	실습 22	실습 23	실습 24	실습 25	실습 26	실습 27	실습 28	실습 29	실습 30		실습 31	실습 32	실습 33	실습 34	실습 35	실습 36	실습 37	실습 38	실습 39	실습 40	
일시 / 그룹	7.29.-8.2.	8.5.-8.9.	8.12.-8.16.	8.19.-8.23.	8.26.-8.30.	9.2.-9.6.	9.9.-9.13.	9.16.-9.20.	9.23.-9.27.	9.30.-10.4.	10.7.-10.11.	10.14.-10.18.	10.21.-10.25.	10.28.-11.1.	11.4.-11.8.	11.11.-11.15.	11.18.-11.22.	11.25.-11.29.	12.2.-12.6.	12.9.-12.13.	12.16.-12.20.	12.23.-1.3.

통합임상실습 (정기모임: 5.3(금) 6.10(월) 7.29(월) 9.20(월) 10.11(금) / 월요일 8:00-10:00, 금요일 15:00-17:00)

그룹	실습 21-30	10.7.-10.11.	실습 31-40	12.23.-1.3.
G1	외과계 실습 외과계총론 외과 실습 / 정형외과 실습, 응급의학과 실습 / 응급의학과 실습, 정형외과 실습 정형외과 실습, 응급의학과 실습 / 응급의학과 실습, 정형외과 실습 / 외과 실습 외과 실습	인간사회의료 6	정신/신경계 및 영상실습 정신건강의학과 실습 / 신경계 실습 / 영상의학과 실습 신경계 실습 / 영상의학과 실습 / 정신건강의학과 실습	종합시험
G2	여성과 소아 실습 산부인과 실습 / 소아과 실습 소아과 실습 / 산부인과 실습	인간사회의료 6	외과계 실습 외과계총론 외과 실습 / 정형외과 실습, 응급의학과 실습 / 응급의학과 실습, 정형외과 실습 정형외과 실습, 응급의학과 실습 / 응급의학과 실습, 정형외과 실습 / 외과 실습 외과 실습	종합시험
G3	내과계 실습	인간사회의료 6	여성과 소아 실습 산부인과 실습 / 소아과 실습 소아과 실습 / 산부인과 실습	종합시험
G4	정신/신경계 및 영상실습 정신건강의학과 실습 / 신경계 실습 / 영상의학과 실습 신경계 실습 / 영상의학과 실습 / 정신건강의학과 실습	인간사회의료 6	내과계 실습	종합시험

의과대학 본과에서 방학은 매우 짧고, 대체로 학년이 올라갈수록 더 짧아진다. 임상 실습이 많이 진행되는 3학년의 경우 여름방학, 겨울방학 모두 합쳐서 한 달 정도로 일반적인 대학생이 보내는 방학과는 매우 다르다.

한다. 환자가 있는 병동에서 교수님들의 회진을 따라 돌면서 실제 임상 현장에서만 알 수 있는 많은 지식을 배울 수 있다. 나도 그 시절에 회진을 따라 돌면서 혹시나 공부하지 않은 내용을 질문받을까 조마조마했던 기억이 생생하다. 실습 중간마다 소규모 그룹이 참여하는 실습 강의를 받으며, 교수님들 앞에서 환자의 증상과 치료 및 해당 질병에 대해 논하는 '케이스 발표' 시간이 자주 주어진다. 외과 실습에서는 내과 실습과 마찬가지로 환자 케이스에 대한 공부와 발표가 있으며, 수술장에서 실제 수술 과정을 참관하기도 한다.

최근 들어 본과 교육에도 조금씩 변화가 일어나고 있다. 요즘은 기초의학과 임상의학을 이분법적으로 나누기보다 이를 결합하여 한 과목에서 한 번에 가르치는 융합 과정이 많이 진행된다. 그리고 학생들이 선택할 수 있는 과목도 조금씩 늘고 있다. 먼저 융합 강의를 보면, 하나의 장기에 대하여 기초의학에서 배우는 내용과 임상의학에서 배우는 내용을 구분하여 몇 년의 시간 차이를 두고 진행하는 경우가 많은데, 이를 한 과목으로 개설하여 한 번에 강의하는 것이다. 당연히 어느 정도의 의학 지식이 쌓인 후에 진행할 수 있는 교육 과정으로, 본과 2학년 후반부에 많이 개설된다. 예를 들면 '신장학' 수업에서는 신장의 해부학적 구조에 대한 강의를 시작으로, 신장에서 걸러진 혈액이 소변으로 배출되는 과정에 대한 생리학적 이해, 그리고 신장질환에 대한 병리학적 소견들, 내과적 치료와 외과적 치료에 대한 강의로 이어진다.

또한, 의과 대학생이 선택할 수 있는 과정도 조금씩 늘어나고 있는데, 특히 의학 연구에 대한 선택 과정이 많아지고 있다. 의과 대학생들이 자신이 원하는 교수님을 찾아가 연구에 참여하기도 하고, 교수님들이 이러저러한 연구가 진행되니 관심이 있는 의과 대학생이 참여할 수 있다고 공지하기도 한다. 이러한 의학 연구 선택 과정은 대학에 따라 예과생이라도 가능하다. 현재는 본과 3학년에서 4학년 사이에 희망자에 한해 해외 대학 실습 신청도 가능하다. (물론 쉽지 않다.) 그리고 최근에는 학생 연구도 장려하는 추세라 많은 학교에서는 학생들과 기초 교실을 연결시켜 주기도 하고, 연구 결과를 공개적으로 발표할 수 있는 기회인 리서치 페스티벌도 개최된다.

우리나라 의대를 졸업하고 외국에서 의사를 할 수 있을까?

단답형으로 대답하자면 '가능하다'이다. 우리나라 대부분의 의과대학은 미국이나 다른 나라들이 요구하는 기준을 이미 갖추고 있다. 우리나라 역시 우리나라의 기준에 맞는 외국 의과대학을 졸업한 학생들에게 의사 국가고시를 치러서 의사 자격을 받을 수 있도록 하고 있다. 하지만 우리나라에서 미국의사시험(USMLE)을 보는 경우나 외국 의과대학을 졸업하고 우리나라의 의사국가고시를 보는 경우는 많지 않고, 합격률도 높지 않다. 공식 통계는 아니지만, 외국 의대를 졸업한 지원자 중 우리나라 의사고시에 합격하는 비율은 대략 40퍼센트 정도이고, 그 수는 매년 10명 정도라고 한다.

수련의(인턴)

인턴(intern)이라고 더 많이 알고 있는 수련 과정이다. 정해진 전문과목이 없다는 점이 전공의 과정과 크게 다르다. 1년 과정으로 이루어져 있으며, 내과, 외과, 산부인과, 소아과 등의 필수 과정을 포함하여 여러 전문과목을 돌아가면서 근무한다. 의사면허증을 가진 직업인이 할 수 있는 가장 난이도가 낮은 일을 가장 많은 시간에 걸쳐 하는 과정으로, 수련의 대부분이 힘들다는 말을 입에 달고 사는 시기이기도 하다. 여러 전문 과목을 돌아가면서 근무하게 되므로, 해당 월의 전문과목이 무엇이냐에 따라 상당히 다른 패턴의 생활을 하기도 한다. 자신이 전공하고 싶은 과목을 찾아 경험해 보는 것을 권유받지만, 처음 자신이 뽑은 시간표에 해당 과목이 없으면 일정을 조정하는 데 많은 정성과 시간을 들여야 한다.

전공의(레지던트)

레지던트(resident)라고 더 많이 불리는 전공의 과정이다. 단어의 뜻으로만 보면 365일 병원에 살면서 해당 전문과목을 배우는 과정이지만, 현재 전공의의 근무 시간을 법적으로 제한한 까닭에 주 80시간만(주 80시간도 생각해 보면 상당히 긴 시간이다) 근무한다. 주 80시간에 야간 당직 시간 등도 당연히 포함된다. 3년 또는 4년 과정인데, 전문과목에 따라서 해당 기간은 달라진다. 대표적으로 내과는 3년 과정이며, 외과계는 4년 과정이다. 인턴 과정과 다른 점은 전문과목을 정해서 해당 과목에서만 근무한다는 점이다. 이 과정을 마치고 나서 전문의 시험을 통과한 뒤 전문의 자격을 취득하게 된다. 물론 예외가 있다. 여러 전문과목의 지식을 넓게 알아야 하는 가정의학과는 전공의를 하면서 거의 절반의 시간 동안 다른 전문과목으로 파견되어 근무한다.

3년 또는 4년의 과정 동안 각각 다른 역할을 부여받게 되는데, 1년 차와 2년 차 전공의는 주로 병동이나 외래에서 근무하는 주치의 역할을, 3년 차와 4년 차 전공의는 수술장이나 내시경실 등에서 근무하는 제1조수 의사 역할을 많이 한다. 하지만 병원마다 또 전문과목마다 편차가 꽤 있어서, 노동 강도가 악명 높은 특정 병원의 특정 전문과목도 존재한다. 전문과목에 따라 차이는 있지만, 대부분 전공의 과정

전공의 특별법

전공의 특별법(정식 명칭: 전공의의 수련 환경 개선 및 지위 향상을 위한 법률)은 전공의(레지던트)들의 수련 환경을 개선하고, 이들의 권익을 보호하기 위해 제정된 법률이다. 이 법은 전공의들이 좀 더 나은 환경에서 교육과 수련을 받을 수 있도록 보장하고, 의료 현장의 인권을 보호하는 데 중요한 역할을 한다. 주요 내용은 다음과 같다.

❶ 수련 환경의 개선
- 전공의의 근무 시간을 주 80시간으로 제한
- 당직 근무는 36시간을 초과할 수 없음
- 연속 근무 시간은 16시간을 초과할 수 없으며, 연속 근무 후 10시간 이상의 휴식 보장

❷ 교육 및 수련
- 전공의의 수련 과정은 전문성 있는 교육을 중심으로 운영되어야 함
- 병원은 전공의의 수련 교육 프로그램을 운영하고, 이를 통해 전공의의 전문성 향상과 적정한 수련을 보장해야 함

❸ 전공의 권리 보호
- 전공의는 안전하고 쾌적한 근무 환경에서 근무할 권리가 있음
- 전공의의 근무 환경 및 조건을 개선하기 위한 위원회를 구성해야 함
- 전공의가 부당한 대우를 받거나 폭언, 폭행 등을 당했을 경우 이를 신고할 수 있는 시스템을 마련해야 함

❹ 보수 및 복지
- 전공의에게 적정한 수준의 보수를 지급해야 함
- 연차 휴가, 병가 등의 기본적인 복지 혜택을 보장해야 함

❺ 감독 및 평가
- 정부는 병원들의 전공의 수련 환경을 정기적으로 평가하고, 기준을 충족하지 못하는 병원에 대해서는 시정 조치를 명령할 수 있음
- 수련환경평가위원회를 통해 병원의 수련 환경을 감독하고, 개선 사항을 제시함

❻ 기타
- 전공의의 노동 조건과 관련된 사항을 투명하게 공개해야 함
- 전공의의 권익 보호를 위해 법적, 제도적 지원을 강화해야 함

에서 한두 편의 학술논문을 작성해야만 전문의 시험을 볼 수 있는 자격이 부여된다.

이렇게 전공의 과정을 마치면 개업을 하기도 하고, 교육과 연구를 주로 하는 대학병원의 교수직으로 가는 중단 단계인 전임의에 지원하기도 한다. 그리고 직접 환자를 진료하지 않지만 전공의 과정이 있는 전문과목도 있다. 대표적으로 진단검사의학과와 병리과가 있으며, 기초의학의 예방의학교실, 의료관리학교실도 인턴을 마친 지원자가 전공의 과정으로 지원하여, 환자를 보지 않으면서 해당 전문과목을 수련한다.

전임의(펠로우)

대개 펠로우(fellow) 과정으로 불리는 전임의 과정은 전문의 자격을 취득하고 난 이후 일정 기간 병원에서 좀 더 전문적인 부분을 연구하고 진료에 참여하는 과정이다. 전문의 자격을 취득하고 난 후의 과정이므로, 일반적인 대학의 학문 과정으로 보면 박사후과정에 가깝다. 1년 단위로 진행된다.

일반적인 전문의보다 좀 더 구체적인 질환에 집중하는 과정이다. 내과 중에서도 소화기 전문 내과의사가 되고 싶다면, 내과 전공의 과정을 마치고 내과 전문의 자격을 받은 후에, 소화기 질환에 특화된 소화기내과 전임의 과정을 진행하는 형식이다. 이미 내과 전문의 자격을 얻은 상황이지만, 다른 내과 질환자는 보지 않고 오로지 소화기 질환자만 진료하고 연구한다. 정형외과 전문의 자격을 받은 후에 무릎 수술을 전문으로 하는 전임의가 되고 싶다면, 1년간 전임의 과정으로 무릎 수술의 대가인 교수님의 지도하에 무릎 질환자만 볼 수 있다. 당연히 이 과정을 마치면 소화기 질환이나 무릎 질환에 대해 좀 더 많은 지식과 경험을 가지게 된다.

최근 들어 대학병원이나 상급 종합병원에서 임상의학 전공 교수로 일하기 위해서는 전임의 과정이 거의 필수적이란 인식이 늘고 있다. 따라서 임상 진료와 연구를 모두 열심히 하면서 의학 교육에도 관심이 있어 차후 의과대학 교수가 되기를 원하는 경우에 많이 지원한다. 과거에는 전문의 자격만 있으면 대학에 채용되기도 했는데, 어떻게 보면 진입 장벽이 좀 더 높아졌다고 할 수도 있다. 원하는 대학병원에서 전공 분야의 채용이 없는 경우, 어쩔 수 없이 수년간 전임의 과정을 수행하기도 한다.

기초의학 수련

기초의학 수련 과정은 임상의학과는 조금 다르다. 일반적인 자연대학이나 공과대학에서 거치는 석사 및 박사 과정과 좀 더 유사한 형식이라 할 수 있다. 석박사 통합 과정으로 들어가서 박사학위까지 한 번에 진행하는 경우도 있다.

전문의와 의학박사는 어떤 차이가 있는지 알아보자. 먼저 전문의는 의과대학을 졸업하고, 인턴 및 전공의 과정을 마치고 전문의 시험을 통과한 사람에게 부여되는 자격이다. 해당 전문 분야의 술기와 지식을 갖춘 의사라는 의미가 크다. 의학박사는 의학을 연구하여 대학원에서 관련 박사논문이 통과된 사람으로, 해당 전문 분야의 연구를 지속한 사람이라는 의미가 크다. 전문의는 반드시 의사 자격증을 가진 사람이어야 하지만, 의학박사는 꼭 의사 자격을 가지고 있지 않더라도 취득이 가능하다. 우리나라의 대학병원에서 근무하는 교수들 대부분은 전문의와 의학박사 자격을 모두 가지고 있다. 하지만 외국에서는 전문의는 주로 임상 진료를 우선으로 하는 사람에게, 의학박사는 의학 기초연구를 주로 하는 사람에게 필요한 자격으로 생각하는 경향이 많다. 나라별로도 차이가 있는데, 미국은 전문의 자격을 가지고 대학교수 같은 전문가로서의 역할을 하고, 독일이나 일본은 해당 분야의 의학박사 자격을 가지고 대학병원이나 의과대학에서 근무한다.

NEW
의과대학 교육 6년제 개편안

그동안 변화가 거의 없던 우리나라 의과대학의 교육에 큰 변화가 생길 예정이다. 과거에 의학전문대학원 제도를 도입하여 4년제 일반 대학을 졸업한 후에 의학전문대학원에 입학하면 본과 4년제 과정을 바로 시작할 수 있는 변화를 시도한 적은 있었다. 하지만 기초의학 연구가 활성화될 것이라는 기대와는 달리, 임상의학으로의 쏠림이 더 심해지고 일반대학 특히 자연계, 이공계 분야의 많은 인원이 의학전문대학원 입시를 준비하는 부작용이 생겼다. 이로 인해 의학전문대학원 대부분이 없어지고, 이전의 의과대학 6년 과정으로 돌아왔다.

2023년 교육부에서는 고등교육법시행령을 개정하여, 의과대학 교육 과정에서 예과 2년과 본과 4년으로 나뉘어진 과정을 전체 6년제로 대학별로 자율·통합적으로 운영할 수 있는 근거를 마련했다.

이에 따라 서울대학교 의과대학에서는 학제의 연속성 및 의과대학 6년 전반에 걸친 체계적이고, 나선형의 지속적인 학습이라는 시대적 요구를 반영하여 의과대학 6년제 통합 교육 과정을 준비하고 있다. 이 과정을 통하여 2년간 의예과에서 이루어진 교양 및 인성 교육의 한계를 벗어나, 6년에 걸친 전인적인 교육과 프로페셔널리즘, 윤리적·사회적 책무, 사회와의 소통 능력 등의 교육 필요성을 충족하고자 한

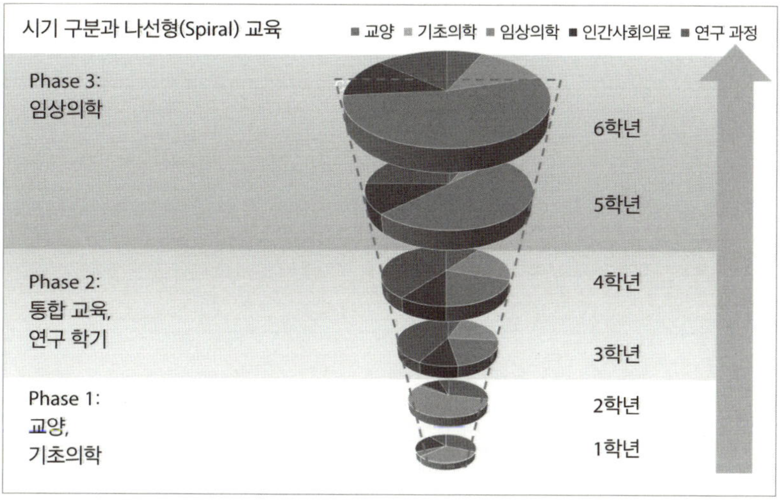

서울대학교 의과대학 6년제 교육 과정 개발 개념도
예과와 본과 구분이 없어지고, 교양, 기초, 임상, 연구 등의 과정이 전체 6년에 모두 진행된다.

다. 6년 과정으로 개편하면 의과대학 1, 2학년에는 주로 교양과 기초의학을 공부하고, 3, 4학년에는 임상 기초 통합 교육과 더불어 연구를 경험할 수 있는 연구 학기 과정을 경험하며, 5, 6학년에는 주로 임상의학 공부와 함께 의학 연구에 참여할 기회를 갖게 된다. 현재 확정되지는 않았지만, 2027년 입학생부터 적용될 수 있도록 계획 중이다.

2부

친절한 의사들 이야기

기초의학 관련 기술은
서울대학교 의과대학 홈페이지의 내용을 바탕으로 서술했다.

IV

너무나 많은 의학의 전문과목들

기초의학 편

해부학교실

1500년대 이탈리아 파도바대학 교수였던 베살리우스는 인체에 대한 실제 해부를 통한 해부학의 새로운 기원을 열었다. 해부학은 인체의 구조에 대해 연구하는 학문이다. 영어로는 'anatomy'라고 하는데 '칼로 자르다'라는 그리스어 'ana temnein'에서 유래한 말이라고 한다. 과거 사람들이 동물을 잡으면 칼로 잘라 그 구조를 보았는데, 해부학은 여기서 시작된다.

1946년 10월 국립대학교 설치령에 따라 경성제국대학 의학부와 경성의학전문학교가 합병하여 국립서울대학교 의과대학이 신설되면서 해부학교실도 함께 설치되었다. 의학과 1학년에서 해부학교실이 차지하는 강의 비중은 매우 크다. 교과과정 개편으로 강의 시간이 줄고 다른 강의와 통합된 부분이 있지만, 아직도 기초의학 교육에서 해부학 과목이 갖는 의미는 매우 크며, 의사로서 기본 지식 및 소양을 익히는 첫 발걸음이자 기반으로써 중요한 역할을 한다.

해부학교실의 교수들은 의학과 학부 교육뿐 아니라 다양한 방면에서 연구 활동을 펼치고 있다. 대학원 의과학 전공과 해부학 전공에 나누어 참여하며, 세포면역학, 분자면역학, 암면역학, 암생물학 등 암과 면역학 분야에 대한 연구도 활발하게 이뤄지고 있다. 또한 최근 분자영상 분야의 전문가를 영입하여 연구의 시너지를 높이는 데 박차를 가하고 있다. 신경과학 분야의 연구도 활발하여 신경발생학과 중추신경계 대사조절 분야의 연구도 진행하고 있다. 해부학 분야의 전통과 최신의 분자생물학적 기법을 통합한 고인류학·고병리학·체질인류학 분야도 세계적인 연구 활동을 통해 해부학교실의 위상을 높이고 있다.

서울대학교 의과대학 해부학교실은 다수의 임상교실과 공동 연구를 수행하는 등 미래를 이끌 의과학자 및 의사과학자의 양성에 노력을 기울이고 있다.

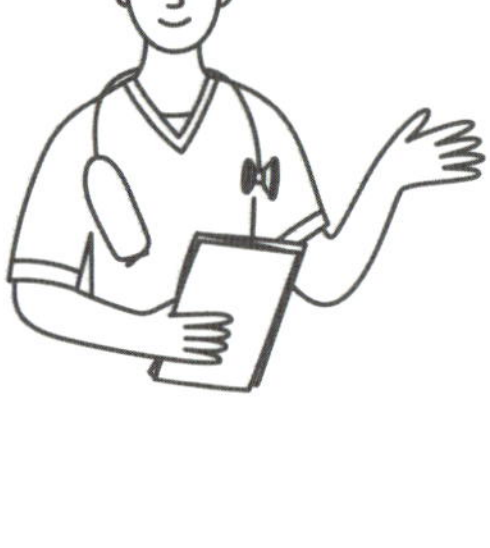

Q&A

해부학교실 × 최형진 교수

Q 교수님의 전문 분야는 무엇이고 어떤 일을 하나요?

A 해부학은 인체와 동물의 기관 위치와 기능, 상호작용을 연구하는 분야입니다. 신체의 기관들이 제대로 작동하지 못하면 어떤 질병이 생기는지, 치료에 어떤 역할을 해야 하는지를 배우고 가르칩니다. 또한, 아직 밝혀지지 않은 기능들을 밝히는 연구를 진행합니다. 해부 실습은 모든 의과대학 학생이 꼭 거치는 중요한 배움의 기회입니다. 처음에는 무섭고 힘들 수 있지만, 점차 전문성을 갖추게 되면 두려움 없이 시신을 대할 수 있습니다. 영화에 나오는 것처럼 해부 실습이 어려워서 의과대학을 그만두는 일은 드뭅니다.

저는 식욕과 비만을 조절하는 뇌의 특정 부위를 주로 연구하는데, 비만과 당뇨병 환자를 진료하면서 식욕 문제의 근본 원인을 이해하고자 신경해부학을 연구하게 되었습니다. 실제 환자를 진료하며 깨달은 문제를 해결하고자 해부학을 전공하게 되었습니다.

Q 관심을 갖고 있는 대표적인 질환은 무엇인가요?

A 가장 관심을 갖고 있는 대표적인 질환은 비만, 당뇨병, 폭식증, 음식 중독 등입니다. 이러한 질환들은 모두 신경과학과 깊은 관련이 있으며, 뇌의 특정 기능 장애로 인해 발생할 수 있습니다.

Q 전문 분야의 과거와 미래는 어떤가요?

A 과거에는 신경과학과 비만 연구 분야가 큰 관심을 받지 못했으나, 현재는 비만의 원인이 뇌의 문제라는 것이 밝혀지면서 많은 관심을 받고 있습니다. 'GLP-1' 장호르몬 관련 식욕억제제들이 성공하면서 비만 연구에 대한 관심이 더욱 증가하고 있습니다. 또한, 일론 머스크의 뉴럴링크와 같은 회사들이 뇌에 전극을 삽입하는 의료기기를 혁신하고 있어 활용이 급격히 넓어질 것으로 보입니다. 신경과학 실험 도구의 발전으로 인해 살아 움직이는 동물에서 실시간으로 신경활성을 측정하고 조작할 수 있게 되었고, 이는 과거보다 훨씬 강력한 실험을 가능하게 합니다. 미래에는 더 많은 신경회로의 기능이 규명되고, 강력한 도구들이 개발되어 연구와 실용화, 진료 현장 적용이 늘어날 것으로 기대합니다.

Q 어떤 학생이 이 분야에 적절한가요?

A 호기심과 지적 열정을 가지고 도전적으로 새로운 분야에 도전할 수 있는 사람입니다. 뇌와 마음의 흐름에 대해 관심이 많고, 분석적이고 체계적으로 깊게 사고하는 과정을 즐기는 사람이 적합합니다. 심리학에 대한 관심도 이 분야에서 중요한 역할을 할 수 있습니다.

Q 이 분야를 하려면 어떤 과정을 거쳐야 하나요?

A 저희 연구실에는 주로 자연대의 생명과학 관련 전공을 한 대학원생들이 많습니다. 심리학 전공 후 대학원에 합류한 학생들도 있으며, 식품영양학을 공부하다가 음식과 비만에 대해 더 연구하기 위해 합류한 사람들도 있습니다. 의대에 진학해서 연구에 참여하는 경우도 있습

니다. 다양한 학문적 배경을 가진 학생들이 모여 공동 연구를 수행합니다.

Q 이 분야를 수련한 후 진로는 어떻게 되나요?

A 이 분야를 수련한 후에는 대학에서 교수로 활동하거나 정부 연구소에서 연구에 집중할 수 있습니다. 제약회사나 디지털헬스케어 회사에서 전문 산업계 과학자로 일할 수도 있습니다. 각자의 전문성과 관심에 따라 다양한 진로를 선택할 수 있습니다.

Q 연구하면서 가장 보람찬 경우는 무엇인가요?

A 뇌와 식욕 관련 심리적 요소들을 연구하면서, 오랫동안 남들이 구분하지 못하던 심리적 특징들을 구분하고 이를 조절하는 뇌회로를 발견한 것이 가장 보람찼습니다. 이러한 연구 결과는 저에게 매우 중요한 성과였으며, 학계에서도 높은 관심을 받고 있습니다. 이처럼 지적인 성공을 통해 큰 보람을 느낍니다.

Q 해결하지 못한 난제는 무엇인가요?

A 식욕과 음식 중독이 뇌의 어느 부위에서 조절되는지 아직 잘 모릅니다. 이 문제를 해결하는 것이 앞으로의 중요한 과제입니다.

Q 어떤 학생이 의과대학에 적합한가요?

A 직접 사람을 진료하려는 목적이 있는 사람입니다. 연구만을 목적으로 한다면 생명과학이나 심리학 등 관련 학문 분야로 지원한 후 의과대학 대학원에 합류하는 것이 더 적절할 수 있습니다. 앞으로는 의

사과학자 양성에 특화된 의과대학이 생겨날 것이므로, 이러한 방향을 꿈꾸는 학생들에게는 의과대학 지원이 적합할 수 있습니다.

Q 의과대학 진학을 고민하는 학생에게 조언을 주신다면?

A 본인의 꿈과 삶을 시뮬레이션해 보며, 사람을 직접 도와주고 싶은 마음이 큰지 고민해 보는 것이 중요합니다. 의과대학은 많은 노력이 필요하며, 본인의 성향과 미래의 삶에 잘 맞는지 신중히 생각해 보는 것이 좋습니다.

Q 어떤 학생이 의과대학에 오지 않는 것이 좋을까요?

A 의과대학의 고유 목적과 맞지 않거나 다른 분야에 더 큰 관심이 있는 학생들은 의과대학 진학을 재고해 보는 것이 좋습니다. 예를 들어, 순수과학적 열정이 높은 학생들이나 응용과학을 통해 의료 관련 사업이나 창업을 하고 싶은 학생들은 다른 길을 찾는 것이 더 나을 수 있습니다. 의과대학의 교육은 방대한 양의 의학 지식을 배우고 이를 직업 훈련으로 외우는 과정이므로, 동기부여가 없으면 매우 힘들 수 있습니다.

생리학교실

생명 현상의 기능적 작동 원리(logic of life)에 대한 엄밀한 이해를 추구하는 생리학은 의학의 가장 중요한 기초를 제공한다. 서울대 의과대학 생리학교실에는 여러 교수가 이끄는 8개 연구실이 있고, 그곳에서 80여 명의 대학원생, 연구원, 연구교수 등이 활동하고 있다. 의과대학 학부 교육에서는 '인체조직과 생리학', '기초신경과학'을 비롯하여 많은 선택교육, 연구과정 등을 담당하며, 의예과의 전공필수과목 및 서울대 학부 교양 과정도 담당하고 있다.

연구 분야로는 신경생리학, 심혈관생리학, 이온통로 전기생리학, 세포 내 신호 네트워크, 후성유전체-단백질체학 등이 있다. 고전적 조직생리기능 측정과 패치클램프 기법과 함께 분자세포생물학 및 광학적 생리기능 연구기법, 동물행동분석을 다양하게 활용한다. 생리학 교실은 생체분자에서 장기 기능의 통합적 이해(from molecule to organ)를 추구하며, 나아가 생체 전체의 정상 기능과 병리 기전을 논리적으로 이해하는 학문적 전통을 갖고 있다.

Q&A

생리학교실 × 김성준 교수

Q 교수님의 전문 분야는 무엇이고 어떤 일을 하는지요? 또한 어떤 계기로 선택하게 되셨는지요?

A 제 전문 분야는 생리학, 좀 더 정확하게는 의학생리학입니다. 이 중에서도 심장과 혈관의 기능, 이온통로의 기능인 전기생리학에 중점을 두고 있습니다. 전기생리학은 뇌와 심장의 전기적 활동을 연구하는 분야입니다. 그리고 생리학에는 여러 전문 분야가 있습니다. 예를 들어, 신장생리학은 체액 조절과 관련된 부분을 다룹니다. 현대에는 에너지 대사와 염증 반응에 대한 생리적 이해가 질병 이해의 핵심이 되고 있습니다. 그리고 호흡생리학은 폐에서 일어나는 산소와 이산화탄소의 교환을 연구합니다. 코로나19 유행 때 바이러스가 폐에 감염되어 폐 기능이 망가지는 경우를 많이 보았듯이, 호흡생리학은 매우 중요한 연구 분야입니다. 또 내분비생리학은 내분비기관의 기능과 대사질환을 연구합니다. 당뇨병 등 대사질환의 유병률이 높으며, 많은 질환의 병태생리를 대사 이상과 염증 반응으로 이해하는 것이 대세입니다. 심혈관질환, 신부전, 동맥경화, 면역반응, 그리고 암도 염증 반응과 대사 변화로 이해하고 있습니다.

본과 1학년 때 생리학 강의를 들으면서 우리 몸의 작동 원리를 논리적으로 연구하는 것에 흥미를 느꼈습니다. 특히 생체전기현상과 이온의 흐름을 통해 다양한 생리적 기능을 설명할 수 있다는 점에 끌렸습니다. 여러 임상의학 실습을 거쳤지만, 기초의학 연구가 나에게 가장 맞다는 생각이 들어 졸업 후 이 분야로 진로를 결정하게 되었습니다.

Q 교수님의 전문 분야에서 관심을 가지는 가장 흔한 대표적인 질환은 어떤 것이 있나요?

A 최근 임상적으로 가장 문제가 되는 질환은 대사질환, 특히 당뇨병과 관련된 심혈관 질환 및 심부전입니다. 대사질환 환자가 증가함에 따라 다양한 심혈관 질환이 발생하고 있으며, 이에 대한 연구가 활발히 진행되고 있습니다.

Q 교수님의 전문 분야는 과거에는 어떠하였고 미래에는 어떻게 변할 것으로 생각하시나요?

A 과거에는 심혈관 조직의 일부나 세포를 분리해 미세한 기능 변화를 연구하는 것이 최첨단이었습니다. 최근에는 유전자 분석 기법이 접목되면서 수많은 유전자 변화를 분석하는 방향으로 발전하고 있습니다. 미래에는 기능 변화 연구 기법과 유전자 분석 기법이 결합되어 컴퓨터 시뮬레이션이나 인공지능 기법을 통해 전체적으로 분석하는 방향으로 나아갈 것입니다. 또한, 줄기세포를 이용해 다양한 장기 세포와 조직을 분화시켜 생리학 연구에 활용하는 것이 더욱 발전할 것으로 예상됩니다.

Q 어떤 관심과 능력을 가진 학생이 교수님의 전문 분야에 적절한지요?

A 생리학 연구는 다양한 접근 방식과 연구기법이 필요하기 때문에 특정한 능력보다는 논리적인 접근 방식과 체계적인 사고를 좋아하는 학생이 적합합니다. 합리적 가설을 설정하고, 연구를 통해 새로운 발견을 하는 것에 기쁨을 느끼는 과학적 감수성을 가진 학생이 이 분야에서 재미와 성취감을 느낄 것입니다.

Q 교수님의 전문 분야를 하려면 어떤 과정을 거쳐야 하는지요?

A 가장 표준적인 방법은 대학원에 진학하는 것입니다. 미리 생리학 분야 연구실에서 연구체험을 해보는 것도 좋습니다. 대학원 진학 후에는 박사학위를 받고, 이후 박사후연수과정(Post-Doc)을 통해 다른 연구기관에서 준독립적인 연구를 수행하며 경험을 쌓는 것이 일반적입니다.

Q 교수님의 전문 분야를 수련하고 나면 이후 진로는 어떻게 되나요?

A 기초의과학 분야에서 연구 수준과 경험을 갖춘 후에는 대학이나 국립연구소에서 독립적인 연구를 이끌 수 있는 위치를 추구하게 됩니다. 교수직이나 전문연구직(선임연구원, 책임연구원)을 지향하게 됩니다. 또한, 국책연구소나 기업연구소에서 신약개발부서 연구원 등 실무적인 전문가로 활동할 수 있습니다.

Q 교수님이 연구하시는 동안 가장 보람찬 경우는 무엇이었는지요?

A 박사학위 연구의 마지막 단계에서 가설을 세우고 실험 결과로 확인해 논문을 완성한 경험입니다. 위장관의 자발적인 수축운동을 만들어 내는 전기 신호 기전을 연구하고, 이를 변화시키는 이온채널을 분

석한 연구가 기억에 남습니다. 최근에는 폐동맥질환과 우측 심장부전의 기전을 이해하기 위한 기초연구를 오랫동안 진행하면서 보람을 느꼈습니다. 이러한 연구를 통해 작은 발견이라도 처음으로 해낸다는 것이 큰 성취감으로 다가왔습니다.

Q 교수님의 전문 분야에서 꼭 해결했으면 하지만, 아직 해결하지 못한 난제는 어떤 것이 있나요?

A 대사질환이나 고혈압에서 심부전이나 심장마비를 예방하고 치료하는 전략이 많이 발전했지만, 더 효과적인 방법이 필요합니다. 부정맥 질환에 관련된 다양한 이온통로들의 복잡한 상호작용을 더 잘 제어할 수 있는 약물 개발도 중요한 과제입니다. 심장마비가 오지 않도록 예방하는 것은 우리의 목표지만, 인간은 심장만으로 살아 있는 것이 아니므로 전체적인 건강을 유지하는 것이 중요합니다.

Q 교수님은 어떤 사람이 의과대학에 지원하는 것이 적절하다고 생각하시나요?

A 의과대학은 의학 연구, 환자 진료, 사회 전체의 건강과 보건을 포괄합니다. 따라서 주변에 기여하는 것을 기쁘게 생각하는 겸손한 마음을 가진 사람이 적절합니다. 가능하다면 의학 연구에 관심이 있는 학생이 의과대학에 오는 것이 바람직합니다. 자신의 진로를 신중하게 고민하고, 진정으로 관심 있는 분야에 도전하는 것이 중요합니다

Q 의과대학에 안 왔으면 하는 학생은 어떤 사람인가요?

A 부모님의 추천만으로 의대에 오지 않았으면 좋겠습니다. 의과대

학을 안정적이고 편하게 돈을 버는 길의 입구라고 생각하는 학생은 오지 않는 것이 좋습니다. 의과대학은 고등학교 때 공부 잘한 것에 대한 보상이 아닙니다.

Q 마지막으로 의과대학 진학을 고민하는 학생에게 조언 부탁드립니다.

A 의사는 환자와 국민의 건강을 책임지는 중요한 역할을 해야 합니다. 자신의 꿈과 진로를 신중하게 생각해 보고, 넓은 도량과 겸손한 마음을 갖도록 다양한 직간접 경험을 쌓기 바랍니다. 단순히 경쟁적인 공부 성과에 떠밀리지 않도록 주의해야 합니다. 지금 열심히 공부하는 동기는 앞으로 의과대학에서 더 깊은 공부를 계속할 수 있다는 즐거움에서 찾기 바랍니다.

생화학교실

서울대 의과대학 생화학교실은 1926년에 개설된 경성제국대학 생화학교실이 해방 이후 1946년 10월 이기녕 명예교수가 초대 주임교수로 취임하면서 새롭게 탈바꿈한 것이다. 생화학교실은 기초의학 분야인 생화학의 교육 및 연구 향상을 목적으로 설립됐다. 이기녕 교수와 4명의 교실원으로 출발한 생화학교실은 현재 10명의 교수와 많은 대학원생이 연구하는 교실로 성장했다.

학부 교육은 미래 의학자들에게 필요한 정보를 제공하고 이들의 능력을 향상시키기 위해 생화학 교과과정을 분자의학(Molecular Medicine)적 측면을 강조하여 개편했다. 분자의학 시간에는 생화학 및 분자의학의 정보들을 찾고 응용할 수 있는 방법들을 소개함으로써 미래 정보의학을 이끌어 나갈 의학 리더들을 양성한다. 대학원 교육 및 연구 분야로는 인간유전체학, 종양의 신호전달학, 분자세포생물학, 효소학, 퇴행성 신경질환 및 치매, 의료 항체학, 분자의학, 후성유전학, 분자면역학 등이 있다. 이런 학문의 유기적 네트워크 체계에서 인간 질환에 방점을 두고 연구 및 교육을 진행하고 있다. 연구 분야에서 높은 국제 경쟁력을 지닌 교실로 자리매김한 생화학교실은 미래를 선도하는 리더형 의사 및 의과학자를 배출하기 위해 노력하고 있다.

Q&A

생화학교실 × 김종일 교수

Q 교수님의 전문 분야는 무엇이고 어떤 일을 하시나요? 또한 어떤 계기로 선택하게 되셨나요?

A 저는 생화학교실 소속으로 생화학뿐만 아니라 분자생물학, 유전학, 유전체학 등을 연구하고 있습니다. 그중에서도 유전체학이 제 세부 전공입니다.

고등학생 때 유전공학에 대한 막연한 관심을 가지고 의과대학에 입학했습니다. 본과 1학년 때 생화학 교수님들이 분자생물학 강의를 해주셨는데, 그때 이 학문이 제가 원하던 바로 그것이라는 생각이 들었습니다. 이후 방학 때마다 생화학교실에서 연구에 참여하면서 이 분야를 전공하게 되었습니다.

대학원 시절에는 인간게놈프로젝트(Human Genome Project)와 함께 유전체학과 생명정보학이 각광받기 시작했습니다. 당시 컴퓨터 프로그램 작성에 관심이 있었고, 유전체 데이터를 다루기 위해 컴퓨터 활용이 필수적이라는 점에서 유전체학과 생명정보학에 대한 관심이 커졌습니다. 2007년에는 최초의 한국인 게놈 서열 분석 프로젝트에 참여하면서 본격적으로 유전체학 연구를 시작하게 됐고, 현재는 유전체학이 제 주요 연구 분야가 됐습니다. 그 외에도 분자생물학과 유전학 연구도 수행하고 있습니다.

Q 교수님의 전문 분야에서 관심을 가지는 대표적인 질환은 무엇인가요?

A 유전체학은 인간의 거의 모든 질병을 연구 대상으로 합니다. 저의 경우, 암 연구를 가장 중요한 비중으로 진행하고 있습니다. 암세포와 정상 세포의 유전체 차이를 분석하여 암의 발병 기전을 이해하고 치료법을 찾는 연구를 하고 있습니다. 최근에는 암 조직 주변 환경 세포의 연구도 많이 이루어지고 있습니다. 또한, 당뇨병과 같은 복합유전질환에서 유전적 요인이 발병 과정에 어떻게 기여하는지에 대한 연구도 수행하고 있습니다.

저는 최근 등장한 단일세포 유전체 분석 기술과 인공지능 기술을 유전체학 연구에 적용하는 것에 많은 관심을 가지고 있습니다. 다른 연구자들도 암, 면역 질환, 신경계 질환, 만성 대사 질환 등에 많은 관심을 가지고 연구하고 있습니다.

Q 교수님의 전문 분야는 과거에는 어떠하였고 미래에는 어떻게 변할 것으로 생각하시나요?

A 생화학은 생명체의 작동 원리를 분자 수준에서 규명하는 학문입니다. 20세기 초반에는 세포 내 주요 물질들의 분해와 합성, 효소 연구가 주를 이루었지만, DNA 이중 나선 구조가 밝혀지면서 유전자와 단백질 연구로 관심이 이동했습니다. 1970년대 유전자 재조합 기술의 등장으로 분자생물학의 전성시대가 열렸습니다.

2000년대에 들어서면서 인간게놈프로젝트가 완성되고 DNA 서열 분석 기술이 획기적으로 발전하면서 새로운 변화가 생겼습니다. 처음에는 한 사람의 게놈을 분석하는 데 10년 이상이 걸렸지만, 지금은 기계 하나로 48시간 만에 60명 이상의 게놈 서열을 분석할 수 있을 정도로 기술이 발전했습니다. 이로 인해 유전체학과 생명정보학이 새롭게 등장했습니다.

최근에는 세포 단위로 DNA, RNA, 단백질을 분석하는 단일세포 분석 기술이 새롭게 등장했습니다. 이로 인해 분석해야 할 정보의 양이 많아지면서 인공지능 기술을 접목하려는 시도가 이어지고 있습니다. 미래에는 인공지능을 활용한 연구가 점차 늘어날 것으로 기대합니다.

최근 의생명과학 내에서 학문 간의 경계가 점차 모호해지고 있습니다. 유전자 재조합 기술, 유전체 서열 분석 기술, 생명정보학 기술은 특정 연구자의 고유 영역이라기보다는 모든 연구자가 사용할 수 있는 도구가 되고 있습니다. 학문 간 융합도 점차 보편화될 것입니다.

Q 어떤 관심과 능력을 가진 학생이 교수님의 전문 분야에 적합한가요?

A 생화학, 분자생물학, 유전체학 분야는 기초과학이면서도 의과대학에서는 응용과학의 성격을 가집니다. 좋은 기초과학자가 되기 위해서는 물리, 화학, 생물과 같은 기초과학적 지식이 필요하고, 생명정보학을 하려면 수학이나 전산학 지식도 필요합니다. 질병을 연구하기 위해서는 임상의학 지식도 중요합니다. 특정한 한 분야에 치우치지 않고 다양한 분야의 학문을 섭렵하고 융합하는 능력이 중요합니다. 연구팀의 일원으로서 소통과 협력을 잘하는 역량도 필요합니다.

가장 중요한 것은 사물에 대한 호기심입니다. 잘 모르는 현상에 대한 궁금증을 가지고 그 비밀을 풀기 위해 계속 고민하고 가설을 세우고 실험을 수행하는 과정이 즐거워야 합니다.

Q 교수님의 전문 분야를 하려면 어떤 과정을 거쳐야 하나요?

A 대학원에 진학하여 석사와 박사 과정을 마쳐야 합니다. 대부분의 의과대학에서는 생화학, 분자생물학, 유전학, 유전체학, 생명정보학 등의 대학원 전공을 개설하고 있습니다. 박사학위를 받기까지는 연구를 병행하면서 4~6년 정도의 시간이 필요합니다.

의과대학 졸업생 중 병역 의무가 있는 학생은 군의관이나 공중보건의사 대신 전문연구요원으로 박사학위 과정과 병행할 수도 있습니다.

Q 교수님의 전문 분야를 수련한 후 진로는 어떻게 되나요?

A 기초의학을 전공한 후에는 세 가지 경로가 있습니다. 첫째, 임상 수련 후 기초의학 대학원에 진학하는 경우. 둘째, 기초의학 대학원 후 임상 수련을 받는 경우. 셋째, 기초의학 대학원만 다니고 임상 수련을 받지 않는 경우. 임상 진료와 연구를 병행하는 자리나, 순수 연구만 수행하는 자리(기초의학 교수, 연구소, 기업체 등)에 갈 수 있습니다. 박사후연구원 과정을 거쳐 자리를 잡는 경우가 대부분입니다. 최근에는 학위 과정이나 연구 중 얻은 아이디어로 창업을 하는 경우도 많이 있습니다.

Q 연구하면서 가장 보람찬 경우는 무엇이었나요?

A 2007년 최초로 한국인 게놈 서열을 분석하는 프로젝트에 참여하여 『네이처(Nature)』에 논문을 발표한 것이 가장 보람 있었습니다. 약 2년간의 노력 끝에 연구 결과를 발표했고, 세계 톱 그룹과의 속도 경쟁에서 귀중한 경험을 쌓았습니다. 앞서간 사람이 없는 길을 최초로 걸어가면서 다양한 문제를 만나고 해결하는 과정에서 보람을 많이 느꼈습니다.

Q 교수님의 전문 분야에서 꼭 해결했으면 하지만, 아직 해결하지 못한 난제는 무엇인가요?

A 암 발생의 구체적 기전을 밝히고 싶습니다. 방사선이나 발암물질이 DNA에 돌연변이를 일으켜 정상 세포를 암세포로 바꾸는 과정에서 많은 중간 단계가 있습니다. 특히 단일세포 유전체 분석 기술을 활용하면 몰랐던 많은 부분에 대한 해답을 얻을 수 있을 것으로 기대하고 있습니다. 정상 세포가 암세포로 변하는 첫 번째 스위치를 추적하고 싶습니다.

현재 일반적인 세포에서의 DNA 분석은 많은 세포를 대상으로 합니다. 그러나 세포 하나하나를 분석하는 단일세포 분석 방법이 발전하면서 세포 타입별로 분석할 수 있게 되었습니다. 암의 여러 단계를 추적하고, 그 과정에서 발생하는 변화를 세포 단위에서 찾아내고 싶습니다.

Q 어떤 사람이 의과대학에 적절한가요?

A 의과대학은 좋은 의사와 좋은 과학자를 길러 내는 곳입니다. 생명의 신비를 파헤치고, 새로운 진단법이나 치료법을 개발하여 세상에 기여하고 싶은 사람에게도 의과대학은 최고의 진로입니다. 사람들에게 건강하게 오래 살고 싶다는 소망이 있는 한, 의생명과학과 바이오헬스산업은 미래의 주축이 될 것입니다. 의과대학은 사람에 대한 폭넓고 깊은 지식을 갖춘 의사들을 배출하며, 이는 의생명과학과 바이오헬스산업에서 큰 장점을 제공합니다.

Q 의과대학 진학을 고민하는 학생에게 조언 부탁드립니다.

A 고등학교 시절 처음 의과대학 진학을 고민하면서 막연한 두려움이 있었습니다. 의과대학의 엄청난 학습량과 엄격한 위계질서 속에서 6년을 다닐 수 있을지 걱정되었습니다. 그러나 실제로 다녀 보니, 의과대학 교수님들은 환자 진료뿐만 아니라 많은 연구도 하고 계시며, 기초의학 과목들이 의생명과학자가 되는 데 중요한 내용들이라는 것을 알게 되었습니다. 환자 진료뿐만 아니라 연구나 창업에 관심 있는 학생들에게도 의과대학은 좋은 선택지가 될 수 있습니다. 미래 의생명과학 분야의 리더가 되고 싶다면 의과대학에 진학하세요.

Q 의과대학에 오지 않았으면 하는 학생은 어떤 사람인가요?

A 의과대학은 의사과학자를 양성하는 곳이기도 하지만 기본적으로 좋은 의사를 양성하는 곳입니다. 따라서 환자를 진료하기 위하여 반드시 가져야 할 따뜻한 마음과 공감하는 능력, 그리고 환자나 동료들과 의사소통할 수 있는 역량이 필요합니다. 연구를 하고 싶어 하는 사람도 환영하지만, 의사로서의 기본 자질이 없거나 의사로서 적절하지 않은 사람은 의과대학에 적합하지 않습니다.

병리학교실

병리학교실은 기초병리학뿐만 아니라 병원에서 환자 조직에 대한 진단을 통하여 진료의 중요한 부분을 담당한다. 병리학은 의학의 가장 기초가 되는 학문으로 질병이 인체에 가져오는 형태적·기능적 변화들을 연구함으로써 질병의 원인 및 발생 과정을 탐구한다.

외과병리 검사는 병리과 진료에서 가장 중요한 진단 부분이다. 수술 및 생검 등을 통해 환자로부터 채취한 병변 부위의 조직을 가지고 유리슬라이드를 제작, 현미경을 통해 조직의 미세구조를 관찰함으로써 병변 부위에 대한 진단을 내리는 것이다. 외과병리 검사에는 생검조직검사, 동결절편검사, 수술에 의해 제거된 조직에 대한 병리진단이 있다.

세포병리 검사는 환자로부터 유래한 각종 세포를 현미경으로 관찰함으로써 진단을 내리는 것이다. 일례로 여성의 자궁암 검사는 대표적인 세포병리 검사다. 면역병리 검사는 환자의 생검 혹은 수술 조직을 대상으로 항원항체반응을 이용하여 각 조직에 특이한 단백질 발현을 분석하는 것이다. 이는 환자의 종양에 대해 좀 더 구체적이고 정확한 진단을 가능케 하여, 향후 치료 방향을 결정하고 환자의 예후를 추정할 수 있는 상세한 정보를 제공하게 한다.

분자병리 검사는 DNA 또는 RNA 등 핵산을 추출하여 유전자의 변화를 직접 분석하는 검사다. 암 조직은 증폭, 결손, 전위, 돌연변이 등 다양한 유전자의 변화를 동반한다.

전자현미경 검사는 광학현미경을 통한 미세구조의 관찰만으로는 진단에 이르지 못하거나 감별진단이 더 필요한 경우 전자현미경을 이용하여 초미세구조를 관찰하고 진단하는 방법이다. 특히 신경질환, 근육질환 및 신장질환의 경우에 필수적으로 이용되고 있다.

병리과에서는 부검도 하고 있다. 부검은 사후에 인체를 해부하여 의학적인 검사를 시행하는 것으로, 법적인 문제와 무관한 질병으로 인한 사망에 한하여 시행된다. 법적인 문제와 연관된 부검은 각 대학의 법의학교실이나 국립과학수사연구소에서 진행한다. 또한 기초의학 및 임상의학의 다른 협력 연구자들에게 조직을 제공하고 연구에 대해 자문해 주기도 한다. 그리고 환자나 보호자의 허락을 얻어 조직은행을 운영하고 인간 대상 연구에 원천 자원을 지원한다.

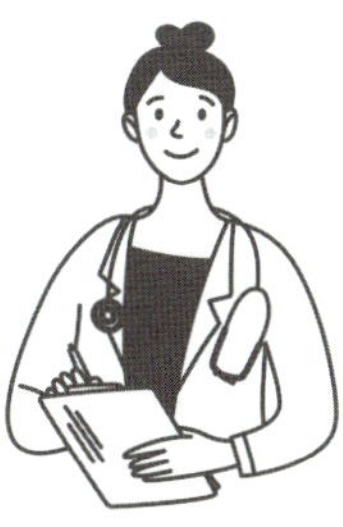

Q&A

병리학교실 × 김영아 교수

Q 교수님의 전문 분야는 무엇이고 어떤 일을 하는지요? 또 어떤 계기로 선택하게 되셨는지요?

A 병리학은 일단 병의 기전을 밝히는 학문입니다. 예전에는 병을 눈으로 관찰을 하다가 현미경의 도입으로 조직의 미세 환경 관찰이 가능해지고, 정상과 비정상을 구분하게 되면서 병을 진단하는 쪽으로 발전을 하게 되었습니다. 그래서 병리학은 그냥 현미경 보고 진단 내리는 과로 많이 알고 있습니다. 현재 병리학에서는 기초연구와 병원진단병리 두 가지 일을 모두 하고 있습니다. 병원진단병리는 병원에서 진단 및 치료 목적으로 얻어진 생검 조직이나 수술 검체를 가지고 슬라이드를 만들어 현미경으로 관찰을 하고 최종 진단을 하는 업무이고, 기초연구는 각종 질환이 발생하는 기전에 대해 연구하고 있습니다. 병리학을 선택한 이유는 현실적으로 제가 체력이 약해 병원에서 임상 업무(당직, 응급 등)를 수행하기 어려울 것이라는 우려가 있었고, 그럼에도 임상과 밀접하게 관련되어 있으면서 병의 기전에 대한 기초적인 접근도 가능한 병리학에 흥미를 느껴 선택하였습니다.

Q 교수님의 전문 분야에서 관심을 갖는 가장 흔한 대표적인 질환(또는 연구 주제)은 어떤 것이 있나요?

A 병리과는 병원에서 암으로 수술하여 절제한 검체를 다루고, 이를 관찰하여 진단하기 때문에 암과 관련된 분야가 많이 연구되고 있고, 저는 종양의 발생 기전, 종양과 미세환경, 종양면역반응 등에 관심이 있습니다.

Q 교수님의 전문 분야는 과거에는 어떠하였고 미래에는 어떻게 변할 것으로 생각하시나요?

A 예전에는 현미경으로 조직을 관찰하여 진단하고, 항원항체반응을 이용한 면역조직화학염색을 통해 특정 항원의 발현을 관찰하여 진단에 도움을 받는 것이 병리진단의 가장 기본이였습니다. 최근에는 분자병리학적 기법이 발달하여 종양 내에서 바이러스를 검출하기도 하고, DNA 혹은 RNA를 추출하여 특정 유전자의 돌연변이 등을 확인하기도 하며, 이를 단일 유전자가 아닌 수백 개의 유전자를 동시에 검사하는 차세대 염기서열분석 같은 방법도 널리 이용되고 있습니다. 이렇게 밝혀진 유전적 이상은 진단뿐만 아니라 최근의 표적치료에도 널리 이용되고 있습니다. 또한 현미경도 광학현미경에서 점차 디지털 현미경의 도입이 늘어가고, 그에 따라 진단에도 인공지능의 도움을 받으려는 시도가 점점 많아지고 있습니다.

인공지능은 사실 저희 병리학에서 요즘 굉장히 핫이슈입니다. 하지만 아직은 갈 길이 멉니다. 한 10년 전쯤 미국 암학회를 갔는데, 거기서 구글 사람들이 기조 강연을 하더라구요. 현미경을 보면 프로그램이 유방암의 전이 부분을 찾아내는 시연이었는데, 당시 볼 때는 매우 매력적이었습니다. 하지만 병리 조직을 현미경으로 보기까지는 조직에 대한 많은 처리 과정이 필요하고, 추가로 많은 슬라이드를 스캐너를 이용해서 고해상도 디지털 이미지로 저장해야 합니다. 참고로, 영상정보의 디지털 자료는 거의 흑백이라 데이터 크기가 적은데, 병리 디지털 정보는 컬러라서 정보를 저장하는 데 많은 비용이 듭니다. 또 프로그램이 완성되기 전 하나하나의 슬라이드에서 암 또는 정상 조직이라고 생각되는 부분을 표시를 해야, 그러니까 프로그램에게 미리 정답지를 알려 줘야 인공지능이 진단을 할 수 있는데, 이 과정이 매우 시간이 많이 걸리고 인력도 많이 들어갑니다. 그러다 보니 여러 현실적인 문제로 아직은 사용할 수 없습니다. 하지만 일부 질환에서 적용되는 프로그램이 나와 있기는 해서 앞으로 변화가 일어날 것이라는 추정은 할 수 있습니다.

Q 어떤 관심과 능력을 가진 학생이 교수님의 전문 분야에 적절한지요?

A 질병과 기초의학에 모두 관심이 있는 학생이면 좋을 것 같고, 공부를 많이 하는 걸 두려워하지 않는 학생이면 좋을 것 같습니다. 또한 전공의 수련 기간에는 적출된 장기를 직접 다루고, 부검도 해야 하기 때문에 이에 대한 거부감이 없는 학생이어야 합니다.

Q 교수님의 전문 분야를 하려면 어떤 과정을 거쳐야 하는지요?

A 일단 병원에서 인턴을 수련하고, 병리과 전공의 4년 과정을 거쳐야 합니다. 전공의 4년 동안 기본적인 조직병리, 세포병리, 면역병리, 분자병리 외에도 부검을 하게 됩니다.

Q 교수님의 전문 분야를 수련하고 나면 이후 진로는 어떻게 되나요?

A 전통적으로 종합병원(대학병원)에 취직하여 병리과에서 판독과 연구를 하는 것이 가장 많이 선택하는 것이었다면, 최근에는 검사센터에 취직을 하거나 심지어 개원해서 판독을 하는 경우도 많습니다. 또한 법의학에 관심이 있다면, 대부분의 법의학은 병리전문의를 요구하는 경우가 많아서, 병리과 전문의가 된 후에 법의학교실로 진학하거나 국립과학수사연구소에 취직을 하는 경우도 있습니다. 병원 업무를 안 하고 기초연구만 할 수도 있습니다.

Q 교수님이 연구하시는 동안 가장 보람찬 경우(또는 연구 주제)는 무엇이었는지요?

A 저는 개인적으로 면역학에 관심이 많았는데, 최근에 종양면역학 및 면역항암제 등이 각광을 받으면서 종양 면역에 대한 연구가 늘어나고, 이를 현미경적으로 조직 내에서 관찰할 수 있었던 것이 가장 기억이 납니다.

Q 교수님의 전문 분야에서 꼭 해결했으면 하지만, 아직 해결하지 못한 난제는 어떤 것이 있나요?

A 병리학에서는 복수나 흉수처럼 액체를 뽑아서, 복강이나 흉강에 암전이가 된 건지 아닌지를 세포 진단으로 하게 됩니다. 하지만 이게 쉽지 않습니다. 복강액이나 흉강액에는 여러 세포들이 떠 있게 되는데, 형태학적으로 구분이 쉽지 않습니다. 물론 암전이가 많이 되었다면 암세포가 많아서 쉽게 진단이 되지만, 초기 암은 적은 숫자의 세포들을 구별해 내서 암세포를 발견하기가 매우 어렵습니다.

Q 교수님은 어떤 사람이 의과대학에 지원하는 것이 적절하다고 생각하시나요?

A 환자에 대한 공감을 가진 사람, 그리고 병의 발생과 치료에 대한 호기심을 갖고 계속 궁금해하는 사람이 지원한다면 좋을 것 같습니다.

Q 의과대학 진학을 고민하는 학생에게 조언 부탁드립니다.

A 의과대학 내에는 많은 진로가 있습니다. 따라서 다양한 성향의 학생들이 선택할 많은 길들이 있기 때문에 개인적으로 성향이 아주 중요하다고는 생각하지 않습니다. 하지만 워낙 공부할 양이 많고, 성적, 환자·보호자를 통한 대인관계 등의 스트레스가 크기 때문에 본인이 그런 것들에 예민하다면 힘들 수도 있습니다. 또한 환자에 대한 기본적인 공감 없이 금전적인 보상 등을 위주로 생각한다면 만족스럽지 못할 수도 있습니다. 질병과 치료에 궁금증을 갖고 공부하는 것을 두려워하지 않는다면, 많은 보람을 느낄 수 있는 분야이므로 이에 대한 고민이 필요할 것 같습니다.

Q 어떤 학생들이 의과대학을 좀 안 왔으면 좋겠습니까?

A 저는 수학·과학에 몰두하는 극이과인 학생들은 안 왔으면 좋겠습니다. 문과 과목을 잘 못하는 친구들은 먼저 현대 의학의 기본 소통 언어라 할 수 있는 영어에서 좌절합니다. 그리고 의학적 현상에 대해 논리적인 설명을 하지 못하는 부분이 아직 많이 있습니다. 1더하기 1이 2가 되는 걸로만 설명을 할 수 없는 수많은 경우가 있고, 예외도 있다 보니, 가끔은 일단 '그냥 무조건 외워' 이러기도 합니다. 그러다 보니 무조건 외우는 걸 못 하는 학생들은 많이 힘들어합니다.

약리학교실

약리학교실은 1946년 10월 국립대학교 설치령에 따라 경성의학전문학교와 경성제국대학 의학부가 통합되면서 발족하여 오늘에 이르렀다. 약리학은 약물의 작동 원리와 흡수 및 분해 경로에 대해 공부하며, 이를 통하여 인간 질병 치료의 기전을 밝히고, 새로운 치료제의 실험실적 개발과 더불어 실제 환자의 임상시험 등 폭넓은 혁신 신약 개발 과정을 포괄하고 있다. 약리학교실은 이러한 모든 약물 개발의 과정에 필요한 전문 인력을 교육하여 신약 개발 및 약물을 통한 인간 병태생리의 이해, 그리고 난치병 치료에 한발 더 다가설 수 있는 토대를 마련하고 있다.

미세환경저산소 연구실은 저산소를 포함한 스트레스 상황에서 암세포의 반응을 연구하여 새로운 표적 유전자를 발굴하고 치료제를 개발하는 연구를 통해 많은 성과를 내고 있다. 암줄기세포 및 종양미세환경 실험실은 다양한 암종에서 암미세환경 내 면역세포의 역할 규명과 암 발생 및 전이 과정에서 암줄기세포의 발생 기전에 대하여 연구하고, 이를 기반으로 새로운 표적치료제와 항체 및 면역세포치료제 개발을 목표로 연구하고 있다. 혈관미세환경 연구실은 혈관신생 및 혈관리모델링 변화의 세포 및 분자 기전 규명과 이와 관련된 신생혈관

질환을 타깃하여 치료제 개발 등에서 성과를 내고 있다. 상기도폐쇄질환 연구실은 코골이-수면무호흡증과 코폴립 등 다양한 상부기도 폐쇄질환에서 저산소증에 의한 반응기전을 규명하여 획기적인 진단법과 치료법의 개발에 주력하고 있다. 항체공학·면역학 연구실은 감염질환에 대한 중화항체개발과 항체공학을 이용한 항체 신약 개발을 목표로 연구를 하고 있으며, 다양한 질환에 대한 항체 치료제를 개발하고 항체 치료제에 의한 면역반응을 연구하고 있다. 후성유전 및 분자약리 실험실에서는 알츠하이머 치매, 파킨슨병과 같은 퇴행성 뇌질환의 기전을 연구하고 희귀질환의 유전자변이와 관련된 후성유전자의 기능을 밝히고 이를 표적으로 하는 새로운 치료제 개발에 박차를 가하고 있다. 세포기능센싱 및 제어 실험실은 퇴행성 신경질환 및 노화를 포함한 여러 신경병리를 연구하고 다양한 세포의 반응에 따른 새로운 세포치료제 개발에 관심을 갖고 있다.

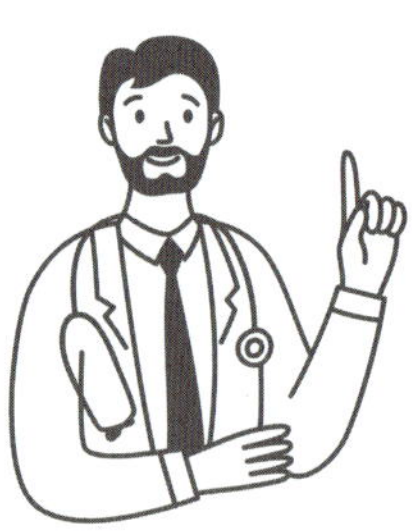

Q&A

약리학교실 × 예상규 교수

Q 교수님의 전문 분야는 무엇이고 어떤 일을 하는지요? 또 어떤 계기로 선택하게 되셨는지요?

A 약리학은 약물의 작동 원리를 연구하는 학문으로, 의과대학의 약리학 교실은 약물의 생리적·생화학적 작용과 임상에서의 실제 효과를 중점적으로 다룹니다. 저는 학부에서 분자생물학을 전공한 후 석사 과정에서 분자면역학을 공부했습니다. 박사 과정은 일본의 교토대학에서 혼조 타스쿠(Honjo Tasuku) 교수님의 지도하에 진행하였으며, 그는 2018년 노벨 생리의학상 수상자로, PD-1 단백질 발견을 통해 면역항암제를 개발하였습니다. 그곳에서 저는 면역세포에 대하여 연구했습니다. 이후 서울대학교 약리학교실에서 면역억제약리학, 항염증제, 표적항암제, 면역항암제를 강의하고 있습니다. 저의 연구는 주로 암세포 사멸과 암미세환경 내 면역세포의 면역회피 기작, 그리고 이를 타깃하는 STAT3 단백질의 새로운 기능을 연구하며, 이를 통해 차세대 항암제를 개발하는 데 중점을 두고 있습니다.

약리학교실을 선택하게 된 계기는 인류의 꿈이기도 한 암 정복을 위한 암세포 주변의 면역세포의 기능에 대하여 평소 관심이 많았으며, 이를 타깃하면 새로운 항암제가 될 가능성이 있다고 판단하여 신약 개발의 꿈을 이루고자 약리학을 선택하게 되었습니다.

Q 교수님의 전문 분야에서 관심을 갖는 가장 흔한 대표적인 질환(또는 연구 주제)은 어떤 것이 있나요?

A 모든 고형암에서 과활성화되어 있는 단백질인 STAT3에 대하여 집중적으로 연구하고 있으며, 특히 뇌종양, 간암, 유방암, 폐암, 췌장암, 대장암, 전립선암을 극복하기 위한 STAT3 단백질의 새로운 기능 연구 및 활성화 억제를 위한 새로운 항암제 개발을 위하여 2002년 9월 임용 이후 '한 우물 파기 연구자'로 STAT3 표적항암제를 세계에서 첫 번째로 개발하기 위해 연구하고 있습니다. 이뿐만 아니라 암미세환경 내 자연살해세포(NK) 재활성화 연구에 집중하고 있습니다. 이 외에도 신경세포와 면역세포 간의 상호작용에 대한 기억네트워크연구(MRC)와 자살자의 전두엽 연구, 신경세포 활성화 연구를 지속적으로 수행하고 있습니다.

Q 교수님의 전문 분야는 과거에는 어떠하였고 미래에는 어떻게 변할 것으로 생각하시나요?

A 암세포 및 암미세환경 내 면역세포의 기능 연구와 면역세포의 면역조절기작 연구와 암세포 주변의 면역세포 재활성화 연구는 과거에도 매우 중요했으며, 현재는 물론 미래의 모든 질병은 면역시스템의 불균형 및 기능 상실, 과도한 활성과 연관되어 있다고 판단하고 있기에 미래에도 매우 발전할 것으로 예측하고 있습니다. 최근 코로나19과 같은 감염병이 미래에도 4~5년 주기로 주기적으로 발생할 것이기 때문에 그러한 팬데믹 현상을 극복하기 위해서라도 새로운 바이러스에 대항하여 중화항체 개발과 같은 신속 대응 방법을 미리 강구해야 하며, 실질적으로 전 세계에서 가장 발 빠르게 신종바이러스에 대

한 중화항체 개발과 같은 상용화 원천기술을 확보해야 합니다. 인류의 안전과 생명 연장을 위해 연구자로서 사회와 국가에 공헌해야 한다는 사명감이 있습니다.

Q 어떤 관심과 능력을 가진 학생이 교수님의 전문 분야에 적절한지요?

A 교과서에 나오는 기존 지식의 습득은 기본이지만, 이를 뛰어넘어 다른 사람과 다르게 생각할 수 있는 창의적 인재로 기존 틀을 벗어나거나 심지어 아주 엉뚱한 생각을 하는 학생이 꼭 필요하다고 할 수 있습니다. 매우 빠르게 발전하는 학문인 면역시스템의 이해와 새로운 바이오마커 발굴과 이를 타깃하는 신약 개발을 이루기 위해서는 남다르게 생각할 줄 알아야 합니다. 융합 학문에 호기심을 가지고 하나의 목표에 도전하며 개척하는 과감한 인재들이 협업을 통해 신약 개발과 같은 꿈을 이룰 수 있다고 판단하고 있습니다.

Q 교수님의 전문 분야를 하려면 어떤 과정을 거쳐야 하는지요?

A 생명과학 학부를 졸업한 후 석박사 과정에서 세분화된 분야(분자세포학·세균학, 바이러스학, 유전체학, 단백체학, 생리학, 병리학, 해부학, 인공지능, 뇌과학 등)를 연구하게 됩니다. 이후 박사후연수과정을 통하여 좀 더 심화된 국내외 전공 지식을 습득하여, 각 대학의 생명과학 계열 및 의과대학의 교수로 임용되게 됩니다.

Q 교수님의 전문 분야를 수련하고 나면 이후 진로는 어떻게 되나요?

A 대학교의 교원으로서 학생 교육과 연구 활동으로 그 분야의 전문가가 되거나, 제약회사의 연구원 또는 바이오메디컬회사의 대표나 연

구책임자가 됩니다. 최근에는 바이오벤처회사의 투자자문이나 컨설팅 종사자, 변리사와 같이 지적재산권의 관리 및 출원 업무자, 또한 공무원과 정부 출연 연구소 연구원 등 매우 다양합니다.

Q 교수님이 연구하시는 동안 가장 보람찬 경우(또는 연구 주제)는 무엇이었는지요?

A 교수로서 가장 큰 보람은 학문 후속 세대의 양성(석박사 학생 배출)이며, 전문 연구자로서는 논문을 발표할 때가 가장 보람 있다고 할 수 있겠습니다. 3년간 연구한 주제 중 「신장암에서의 STAT3 단백질의 새로운 기능 규명」이란 연구는 유명한 저널에 실려, 현재 전 세계적으로 500번 이상 인용이 되고 있습니다.

Q 교수님의 전문 분야에서 꼭 해결했으면 하지만, 아직 해결하지 못한 난제는 어떤 것이 있나요?

A 암미세환경 내 면역세포를 재활성화(리모델링)하여 보다 효과적으로 항암효과를 극대화하는 연구를 진행하고 있습니다만, 현재까지는 STAT3 단백질을 표적하는 항암제가 존재하지 않습니다. 세계 최초로 독성이 없으며 항암 능력이 탁월하며 내성이 없는 STAT3 표적항암제 개발하여 기존 항암제, 면역항암제 및 세포치료제의 한계를 극복하려 합니다.

Q 교수님은 어떤 사람이 의과대학에 지원하는 것이 적절하다고 생각하시나요?

A 근본적으로 모든 살아 있는 생명체(자연)와 사람에 대한 이해를

바탕으로 '공감 능력' 있어야 하며, 종합적 사고를 할 수 있는 '문제 해결 능력'과 타인과 환자에 대한 '배려와 리더십'을 가져야 하고, 성장 가능성이 있는 학생이어야 합니다.

Q 의과대학 진학을 고민하는 학생에게 조언 부탁드립니다.

A 근본적인 생명 현상에 관심을 가지며 하찮은 식물과 동물에조차도 생명 존중을 할 줄 알며, 지적 호기심을 가지되 교과서에 매달리기보다 남들이 하지 않는 경험을 추구하며, 용기를 가지고 독창적이며 창의적 사고를 할 수 있는 자연체험이나 스포츠 활동, 여행 및 독서 활동 등을 하시길 바랍니다.

Q 의대를 오지 않았으면 하는 학생은 없었나요?

A 의과대학 학생 대부분은 착하고 순수한 편입니다. 그러나 공감 능력이 부족하고, 타인의 아픔을 이해하지 못하는 사람은 의과대학에 적합하지 않습니다. 또한 커뮤니케이션에 문제가 있거나, 자기만의 세계에 빠져 있는 학생들은 의과대학에 적합하지 않습니다. 컴퓨터나 전자·전기·기계 등 다른 분야에 더 적합한 학생들은 의과대학에서 배우는 것보다는 공대에서 배우는 것이 더 나을 수 있습니다. 의과대학은 인성과 품성, 협력하는 마음을 가진 학생들이 적합합니다. 협동심과 경쟁력을 동시에 키울 수 있는 스포츠나 음악 같은 활동을 경험한 학생들이 더 나은 성과를 보일 수 있습니다.

미생물학교실

미생물학교실은 1946년 10월 15일에 국립 서울대학교 의과대학이 발족되면서 함께 창설됐다. 초대 주임교수 허규 등 교수 4명으로 시작되어 지속적으로 발전해 왔다.

미생물학은 세균, 진균 및 바이러스를 포함하는 다양한 병원성 미생물의 분류 및 동정을 비롯하여 병인 기전에 대해 연구하는 학문으로, 이러한 미생물학 연구 이외에 감염 및 이식 과정 중에 일어나는 면역반응에 대한 연구 또한 심도 있게 이루어지고 있다. 병원성이 높은 미생물의 안전한 연구를 위하여 2009년 국가 인증 '인체 위해 3등급 생물 안전 시설(Biological safety level 3)'을 구축했으며, 각종 최신 기기를 도입하는 등 첨단 연구 시설을 갖추어 연구에 매진하고 있다.

미생물학교실의 학생 교육은 의학과 1학년의 미생물학과 기초면역학을 비롯하여 세균의 병원성 총론, 바이러스 병인론 개요, 감염면역학 특론, 분자 및 세포미생물 병인론 등 20여 개 이상의 다양한 대학원 강의가 이루어지고 있다. 특히, 학부 과정의 미생물학과 기초면역학은 강의와 실습을 병행하여 학생들이 보다 효율적으로 지식을 습득할 수 있도록 지도하고 있다.

Q&A

미생물학교실 × 이원우 교수

Q 교수님의 전문 분야는 무엇이고 어떤 일을 하는지요? 또 어떤 계기로 선택하게 되셨는지요?

A 저는 미생물학교실에 있으며, 전문 연구 분야는 면역학입니다. 전통적으로 미생물학교실의 연구 분야는 병원미생물학과 면역학으로 크게 나뉩니다. 과거에는 고전적 미생물학 연구가 주를 이루었지만, 최근 면역학의 중요성이 커지면서 이 분야에 대한 연구와 교육도 활발해졌습니다. 현재 저희 교실에는 세균학, 바이러스학, 면역학을 각각 연구하는 교수님들이 계시는데, 면역학 분야 교수님들이 최근 증가하고 있습니다.

제가 면역학에 관심을 갖게 된 이유는, 최근에 많은 발전이 이루어지는 분야이기 때문입니다. 수의과대학 시절, 처음 면역학의 특성을 접하고 흥미를 느끼게 됐습니다. 면역학은 최근까지도 끊임없이 새로운 정보가 업데이트되며, 여전히 밝혀져야 할 많은 미지의 영역이 존재합니다.

Q 교수님의 전문 분야에서 관심을 가지는 가장 흔한 대표적인 질환(또는 연구 주제)은 어떤 것이 있나요?

A 자가면역 질환을 포함한 다양한 만성염증 질환의 근본적 이해 및

치료법 개발, 그리고 항암면역치료 개발 분야라 생각합니다. 이는 인류가 극복하지 못한 대표적 난치성 질환으로 많은 사람의 고통이 이어지고 있고, 그만큼 보건의료 측면에서 사회적 부담을 가중시키는 질병이기 때문입니다. 하지만 최근 면역학에 대한 깊은 이해를 바탕으로 치료법이 크게 개선되고 있습니다. 또한 미생물 분야에서는 메르스, 코로나19 같은 신종감염병에 대한 예방과 더불어 치료법 및 백신 개발 등이 큰 주목을 받고 있습니다.

Q 교수님의 전문 분야는 과거에는 어떠했고 미래에는 어떻게 변할 것으로 생각하시나요?

A 다른 기초의학 분야에 비해 시작은 늦었지만, 최신 생명공학 기술 및 지식 등을 접목하여 빠르게 발전하고 있습니다. 인간을 괴롭히는 많은 만성질병(예를 들어 심혈관질환, 치매 등)에도 비정상 면역반응이 관여함이 보고되고 있어서, 앞으로 면역학은 다양한 학문 분야의 신기술과 융합되어 이러한 질병을 치료하는 기술개발에 응용될 것으로 생각합니다.

Q 어떤 관심과 능력을 가진 학생이 교수님의 전문 분야에 적절한지요?

A 어느 분야나 마찬가지지만, 의생명과학 연구 분야에서 꾸준함과 성실함은 기본입니다. 관심 있는 분야 및 주제에 왕성한 호기심을 가지고, 끈질기게 매달려서 문제를 해결하려는 노력이 필요합니다. 창의적인 아이디어를 접목하고 얻어진 결과에 대해서는 자신감을 가지고 해석해 나가는 능력이 있다면 금상첨화겠지요.

Q 교수님의 전문 분야를 하려면 어떤 과정을 거쳐야 하는지요?

A 생물학이나 의학 관련 학사 과정을 마친 후, 석사·박사학위 과정을 이수하면서 연구자가 가져야 할 기본 지식 및 능력, 그리고 실험기법 및 접근법을 배워야 합니다. 학위 취득 후에도 대개는 박사후연구 과정을 거치면서 독립된 연구자로서의 경험을 축적하며 연구 성과를 쌓게 됩니다.

Q 교수님의 전문 분야를 수련하고 나면 이후 진로는 어떻게 되나요?

A 과거에는 대학교수가 되거나 국가연구소 등에서 연구자가 되는 경우가 많았으나, 최근에는 제약회사 및 바이오기업에서도 면역학 전공자의 수요가 크게 늘어나고 있습니다.

Q 교수님이 연구하시는 동안 가장 보람찬 경우(또는 연구 주제)는 무엇이었는지요?

A 대규모 코호트를 바탕으로 한 연구에서, 노화에 따른 면역 변화가 일정 나이(70~75세)에 급격히 나타난다는 것을 발견한 논문을 발표한 것이 기억에 남습니다. 저는 이 연구를 통해 일반적인 기초연구뿐만 아니라 코호트 연구의 중요성을 깨달았습니다. 당시 연구책임자가 독일 분이었는데, 현재는 전 세계적으로 면역노화 연구에서 가장 많이 인용되는 논문입니다. 이 연구를 통해 면역노화는 나이가 들어감에 따라 점진적으로 일어나는 현상이 아니라, 특정 나이대에서 급격한 변화를 보이는 복잡한 과정임을 알게 됐습니다. 저는 이 연구 과정에서 많은 영감을 받았으며, 관련 연구를 지속하고 있습니다.

Q 교수님의 전문 분야에서 아직 해결하지 못한 난제는 어떤 것이 있나요?

A 면역학에서 해결하지 못하는 난제가 아직 많이 있지만, 제가 관심 있는 분야로만 한정해 본다면, 나이가 들어감에 따라 나타나는 면역계의 변화(면역노화)를 이해하고 이를 늦추거나, 회복시킬 수 있는 방법을 찾는 것이 제가 꼭 해결했으면 하는 난제입니다. 면역노화는 여전히 많은 부분이 미지의 영역이며, 특히 인간 면역노화는 실험용 쥐의 실험 결과를 그대로 적용할 수 없는 면이 많아 연구가 어렵습니다. 최근의 코로나19 팬데믹 과정에서 노인의 면역반응에 대한 이해가 부족하다는 점을 많이 알게 되었으며, 이를 해결하기 위한 연구가 활발히 진행 중입니다. 노인의 면역반응을 더 잘 이해하고, 이를 통해 새로운 치료법을 개발하는 것이 중요합니다. 최근에는 분당서울대학교병원 노인내과와 협력하여 노인의 면역반응을 연구하고 있습니다.

Q 교수님은 어떤 사람이 의과대학에 지원하는 것이 적절하다고 생각하시나요?

A 우리나라와 같은 교육 시스템에서는 어려운 일이라 생각되지만, 임상의가 되건, 의사과학자가 되건 적어도 인류의 건강 증진에 기여할 수 있는 작은 일이라도 해보고자 하는 마음을 가진 사람이 필요하다고 생각합니다.

Q 의과대학 진학을 고민하는 학생에게 조언 부탁드립니다.

A 의과대학에서 배우는 분야는 매우 넓고 다양하기 때문에 무한한 가능성이 열려 있는 곳입니다. 환자를 직접 치료하는 능력 있는 의사가 될 수도 있지만, 치료에 도움을 줄 수 있는 지식과 방법을 만들어

가는 연구자가 될 수도 있습니다. 미래의 가능성에 도전해 보세요.

Q 의대에 안 왔으면 하는 학생은?

A 의과대학에서는 다양한 기초의학 실습을 하게 됩니다. 그러나 자신이 임상의사가 될 것이라고 생각하는 일부 학생들은 이러한 과정을 단순히 시간 낭비로 여기고, 불만을 표하기도 합니다. 이러한 태도는 의학을 학문으로서 깊이 이해하고, 과학적 접근 방식을 습득하는 데 방해가 됩니다. 또한, 의과대학에서의 학습은 단순히 결과를 얻기 위한 과정이 아닙니다. 실험과 실습을 통해 얻는 경험은 과학적 사고방식을 형성하고, 문제를 해결하는 능력을 키우는 데 중요한 역할을 합니다. 그러나 일부 학생들은 이러한 과정을 단순히 학원에서 배우는 것처럼 결과만을 알려고 하며, 중간 과정을 무시하려는 경향이 있습니다. 이런 태도의 학생들은 의과대학 생활 과정에서 많은 어려움을 겪을 수 있습니다. 의학과 생명과학은 모두 직접 경험하는 과정을 통해 좀 더 깊이 있는 이해를 얻을 수 있습니다. 따라서 의과대학에 진학하려는 학생들은 이러한 기초연구 과정에 기꺼이 참여할 준비가 되어 있어야 합니다.

예방의학교실

예방의학교실은 역학과 환경 및 산업 의학에 대한 교육과 연구를 하고 있다. 역학(epidemiology)은, 첫째 인구 집단이 직접적인 연구 대상이며, 둘째 인구 집단에서 발생하는 모든 건강-질병 현상의 빈도, 분포 및 이와 원인적으로 관련되는 결정 요인을 파악하기 위한 연구를 수행하며, 셋째 궁극적으로는 질병 예방과 건강 증진을 위한 실제적인 수단을 개발하는 학문이다. 즉, 역학은 공중보건학뿐 아니라 임상의학의 기초학문으로서 핵심적인 위치를 차지하는 학문 분야이다. 환경 및 산업 의학(Occupational & Environmental Medicine)은 직업병과 직업 관련성 질환을 진단하고 발생 원인을 구명하여 일하는 사람들의 건강을 지키며, 이와 더불어 환경이 건강에 미치는 영향을 밝히고 환경과 관련된 질환의 원인을 파악하여 예방대책을 수립함으로써 인간이 건강한 환경에서 생활을 영위할 수 있도록 연구하는 의학의 한 분야다.

예방의학교실에서 주력하고 있는 연구 분야는 암역학, 약물역학 및 임상역학, 환경역학, 분자역학 및 유전역학 등을 들 수 있고, 예방의학전공의 수련 과정과 산업의학전공의 수련 과정 및 전일제 대학원생과 연구원들을 확보하여 충실한 교육 및 수련 과정을 운영함으로써 학문 후속 세대를 양성하고 있다. 또한 최근 우리나라도 인구의 노령화와 더불어 만성질환 시대로 접어들면서, 교실에서는 만성질환의 예방을 위하여 고위험군을 대상으로 위험 요인을 근거를 기반으로 효과적으로 관리하고자 하는 임상예방의학 분야를 주도적으로 발전시키고 있다.

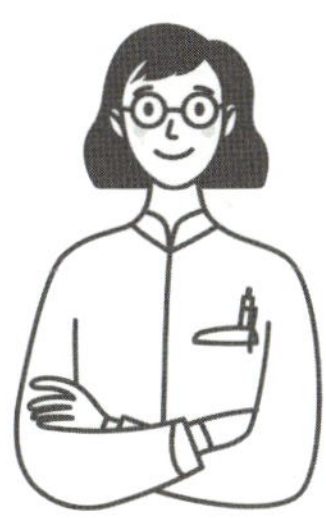

Q&A

예방의학교실 × 신애선 교수

Q 교수님의 전문 분야는 무엇이고 어떤 일을 하는지요? 또 어떤 계기로 선택하게 되셨는지요?

A 저는 예방의학을 전공하며, 세부적으로는 역학을 연구하고 있습니다. 역학은 환자들뿐만 아니라 건강한 일반인들을 대상으로 의학 연구를 수행하여 질병과 건강에 관련된 요인들을 파악하고, 이를 통해 건강을 증진시킬 수 있는 방법을 찾는 학문입니다. 예방의학은 크게 질병역학, 의료관리학, 환경의학으로 나뉩니다. 저는 꼭 임상의사가 되어야겠다는 생각으로 의대에 진학한 것은 아니었는데 예방의학 수업을 들으면서 사회 제도와 구조가 건강에 미치는 영향에 대한 내용에 큰 관심을 가지게 되었습니다. 인턴 시절에 의약분업 사태를 겪으면서 연구방법론을 주로 다루는 역학으로 진로를 정했습니다.

역학에서는 통계 분석 방법을 많이 사용하지만, 통계학과는 다릅니다. 역학은 건강한 사람들의 질병 발생 및 과정에 대한 결정 요인에 관심을 갖습니다. 의과대학의 다른 전공보다 통계를 잘 활용하지만, 연구방법론이 주된 연구 영역입니다. 환자의 진단과 치료가 아닌, 병에 걸리지 않은 사람들의 건강 유지와 질병 예방에 관심을 둡니다.

Q 교수님의 전문 분야에서 관심을 갖는 가장 흔한 대표적인 질환(또는 연구 주제)은 어떤 것이 있나요?

A 저는 암역학, 그중에서도 대장암 연구를 주로 하고 있습니다. 어떠한 유전적 감수성 혹은 생활 습관을 가진 사람들이 대장암에 잘 걸리는지, 대장암 환자의 치료 이후에 어떠한 생활 습관을 가지는 경우 더 오래 건강히 살 수 있는지에 대한 연구를 하고 있습니다. 최근에는 50세 이하에서 발병하는 '젊은 대장암' 환자의 관련된 위험 요인이 50세 이상의 대장암 환자와 차이가 있는지에 대한 연구를 진행하고 있습니다.

Q 교수님의 전문 분야는 과거에는 어떠하였고 미래에는 어떻게 변할 것으로 생각하시나요?

A 인간의 수명이 획기적으로 연장되었던 시기에 공중위생의 향상, 예방접종 도입과 같은 예방의학적 접근이 있었습니다. 이는 단순히 오래 사는 것뿐만 아니라 건강하게 오래 사는 것을 목표로 합니다. 미래의 의학은 예방의학이 중심이 될 수밖에 없습니다. 개인의 존엄성과 자율성을 유지하며 건강하게 사는 것이 예방의학의 목표입니다. 과거 의학은 권위에 의존했지만, 이제는 근거 중심 의료로 발전하고 있습니다. 예방의학은 이런 근거 중심 의료에 큰 기여를 하고 있습니다. 역학 연구는 지속적으로 발전할 것입니다. 특히 노화 문제를 해결하고, 생애 마지막까지 건강하게 사는 방법을 찾는 연구가 중요해질 것입니다. 또한, 빅데이터와 인공지능을 활용한 연구가 활발해질 것으로 예상됩니다. 이러한 기술을 통해 더 정확하고 효과적인 연구 결과를 얻을 수 있으며, 개인 맞춤형 의료와 예방의학의 발전에도 기여할 것입니다.

Q 어떤 관심과 능력을 가진 학생이 교수님의 전문 분야에 적절한지요?

A 예방의학에서 진행하는 과제들은 당면하고 있는 어떠한 문제를 해결하는 내용들입니다. 사회문제에 관심을 가지고 새로운 과제를 접하면서 스스로 해결 방법을 찾아가는 과정을 즐거워하는 학생들에게 적합한 분야입니다.

Q 교수님의 전문 분야를 하려면 어떤 과정을 거쳐야 하는지요?

A 예방의학도 전공의 과정이 있습니다. 의대 졸업 후 인턴 수련을 마치고 3년간의 전공의 수련을 거쳐 예방의학 전문의가 됩니다. 석사 박사학위 과정도 병행을 하게 됩니다.

Q 교수님의 전문 분야를 수련하고 나면 이후 진로는 어떻게 되나요?

A 상당수는 대학 교원이 됩니다. 국립대 병원의 공공의료 사업단이나 국립암센터, 질병관리청과 같은 국공립 기관에서 근무하는 경우도 많습니다.

Q 교수님이 연구하시는 동안 가장 보람찬 경우(또는 연구 주제)는 무엇이었는지요?

A 현재는 대장암 환자의 생활 습관과 관련된 연구를 주로 하고 있습니다. 또, 국가암검진사업 등 공공 보건 정책에도 관여하고 있으며, 빅데이터와 인공지능을 활용해 개인정보를 보호하면서도 데이터를 활용할 수 있는 방법을 연구하고 있습니다. 우리나라 국가암검진사업 중 대장암 검진의 수검률이 가장 낮다는 문제를 해결하기 위해 대장내시경 검진의 안전성과 유효성을 평가하기 위한 시범 사업을 설계하

고 진행한 것이 최근 가장 보람 있었던 연구 중 하나입니다.

Q 교수님의 전문 분야에서 아직 해결하지 못한 난제는 어떤 것이 있나요?

A 우리나라의 역학 연구 인프라는 선진국에 못지않습니다. 여러 국가기관에서 국민들의 진료 정보, 유전체 정보 등을 보유하고 있지만, 이러한 자료들이 개인정보 유출 없이 연계되어 공공의 이익을 위해 활용되는 데는 아직 어려움이 있습니다. 빅데이터와 인공지능의 시대에 건강 정보를 유용하게 사용하기 위해서는 개인정보를 철저히 보호하면서도 공익적 영역에서 데이터를 활용할 수 있는 제도적 장치가 필요합니다.

또 100세 시대에 맞춰 생애 마지막까지 존엄성을 유지하며 건강하게 살아가는 방법을 찾는 것이 중요합니다. 이는 단순히 오래 사는 것이 아니라, 마지막까지 건강하고 품위 있게 사는 것을 목표로 합니다. 현재는 많은 사람이 80~90세까지 살지만, 마지막 시기가 힘든 경우가 많습니다. 이러한 문제를 해결하기 위해 연구가 필요합니다.

Q 교수님은 어떤 사람이 의과대학에 지원하는 것이 적절하다고 생각하시나요?

A 새로운 사람과 만났을 때에도 대화하고 경청하고 공감할 수 있어야겠습니다. 아는 것과 모르는 것을 잘 구분하고 내가 부족할 때에는 언제든 주변에 도움을 요청할 수 있는 자세도 중요합니다.

Q 의과대학 진학을 고민하는 학생에게 조언 부탁드립니다.

A 의학은 인간에 대해 깊이 있게 공부하는 분야입니다. 생물학적인

인간뿐 아니라 사회적 인간에 대해서도 많은 고민을 하게 됩니다. 의학 공부를 통한 인간에 대한 지식은 환자를 진료하는 의사 말고도 다른 많은 영역에서 활약할 수 있는 기반이 될 수 있습니다. 새로운 것을 알아가는 데에 즐거움을 느끼는 학생이라면 도전해 볼 만한 영역입니다.

Q 의과대학에 오지 않았으면 하는 학생은 어떤 사람인가요?

A 이기적인 사람은 의과대학에 오지 않았으면 합니다. 자신의 안위만 생각해서는 좋은 의사가 될 수 없습니다. 양보할 줄 알고, 손해도 볼 줄 아는 사람이 필요합니다. 협업을 통해 더 나은 진료를 제공할 수 있는 사람이 적합합니다. 일부 학생 중 성적은 우수하지만, 자기만 아는 경우가 있어 걱정스러울 때가 있습니다.

열대의학교실

열대의학교실은 1954년 '기생충학교실'로 창설된 이후 우리나라의 기생충학 연구 및 기생충 질환 관리에 중추적 역할을 담당해 왔다. 특히 오랫동안 국민건강에 심각한 위협이 되어 왔던 회충, 편충, 구충 등 장내기생충 감염 퇴치 사업에 적극 참여하여 기생충 질환을 성공적으로 관리하는 데에 큰 기여를 하였다. 이외에도 사상충증의 역학과 치료법 개발, 회충증의 역학적 특성 규명, 요충증의 집단 구충법 개발, 간흡충증 및 장흡충증 연구 등 다양한 기생충 관련 연구를 실시해 왔으며, 현재는 기생충-숙주 상호관계를 이용하여 인체에 이롭게 적용할 수 있는 기생충의 생물학적 특성을 규명하는 연구를 중점적으로 수행하고 있다. 최근에는 중국을 비롯하여 미얀마, 라오스, 캄보디아, 우즈베키스탄, 수단, 탄자니아, 피지, 에콰도르, 페루 등 개발도상국에 우리나라의 성공적인 기생충 관리 경험을 전수하고, 해당 국가의 기생충 검사 및 관리 역량 강화를 위해 다각도로 지원하고 있다. 기생충 질환이 유행하고 있는 열대 지역 국가에서 국제보건공적개발원조(Official Development Assistance) 사업에 참여하는 활동 상황을 반영하여 2019년부터 열대의학교실로 교실명을 변경하였으며, 열대 지역의 기생충 감염 관리에 더 적극적으로 참여함으로써 국제 보건에 기여하고 있다.

Q&A

열대의학교실 × 최민호 교수

Q 교수님의 전문 분야는 무엇이고 어떤 일을 하는지요? 또 어떤 계기로 선택하게 되셨는지요?

A 저는 열대의학교실에서 기생충학을 전공하고 있습니다. 원래 기생충학교실이란 이름을 열대의학교실로 변경한 이유는 기생충 질환이 주로 열대 및 아열대 지역에서 많이 발생하기 때문입니다. 기생충학은 사람에게 감염을 일으키는 기생충의 생물학적 특성, 역학, 병태생리, 진단, 치료, 관리 등을 연구하는 학문입니다. 의대생 시절 방학 동안 기생충학 연구에 참여하면서 연구의 다양성과 해결해야 할 문제들이 많다는 것을 깨달아 흥미를 느끼고 이 분야를 선택하게 되었습니다.

최근 기후변화와 해외여행의 증가로 인해 우리나라에서도 기생충 질환의 위험이 높아지고 있습니다. 예를 들어, 뎅기열을 매개하는 이집트숲모기가 국내에 발견된 것은 이러한 변화의 한 예입니다. 현재 뎅기열 바이러스는 국내에 존재하지 않지만, 만약 감염된 사람이 국내에서 해당 모기에 물리게 되면 뎅기열이 유행할 가능성이 있습니다. 따라서 기후변화로 인한 새로운 감염성 질환의 발생 가능성에 대해 경각심을 가져야 합니다.

열대의학은 국제 보건에서도 중요한 역할을 합니다. 기생충 질환은 여전히 많은 국가에서 유행하고 있으며, 전문가들이 해당 국가에 가서 교육하고 자문하며 관리 방법을 가르치고 있습니다. 많은 세계보건기구(WHO) 전문가들이 열대의학을 전공했으며, 특히 런던위생열대의학대학원(London School of Hygiene and Tropical Medicine)은 이 분야의 선두 주자로 많은 졸업생이 WHO에서 활동하고 있습니다. 국제 보건에 관심이 있는 학생들에게 기생충학은 매우 좋은 진로가 될 수 있습니다.

Q 교수님의 전문 분야에서 관심을 가지는 가장 흔한 대표적인 질환(또는 연구 주제)은 어떤 것이 있나요?

A 가장 대표적인 질환은 말라리아입니다. 그동안 전 세계적으로 많은 연구비를 투입하여 말라리아 퇴치를 위한 노력을 해오고 있지만 아직도 해결되지 못하고 있는 기생충 질환입니다. 말라리아 외에도 국제적으로 중요한 기생충 질환은 주혈흡충증, 리슈만편모충증, 샤가스병, 아프리카수면병, 사상충증 등이 있습니다. 말라리아를 제외한 대부분의 기생충 질환은 전 세계 인구의 6분의 1이 감염되어 있을 정도로 감염자가 많은데도 불구하고 선진국, 제약회사, 국제 후원단체, 연구자들의 관심을 받지 못하고 있어 여전히 소외계층에 심각한 건강 위협이 되고 있습니다. WHO는 2012년 이 질환들을 소외열대질환(Neglected Tropical Diseases, NTDs)으로 명명하여 국제사회의 관심을 적극 유도하고 소외열대질환의 관리를 위해 노력하고 있습니다.

Q 교수님의 전문 분야는 과거에는 어떠하였고 미래에는 어떻게 변할 것으로 생각하시나요?

A 20여 년 전까지만 해도 회충, 편충과 같은 장내기생충에 역점을 둔 연구나 기생충 관리 사업이 수행되어 왔습니다. 현재 우리나라는 장내기생충은 더 이상 걱정하지 않아도 될 정도로 잘 관리되고 있지만 북한은 여전히 우리나라의 1970년, 1980년대 수준으로 기생충이 유행하고 있는 것으로 추정됩니다. 통일이 된다면 남북한 주민들의 이동이 급증하고, 농산물 교류 등으로 인해 북한의 기생충 유행 상황이 남한에 영향을 줄 가능성이 있습니다. 따라서 통일을 대비하여 기생충 감염을 신속하고 효과적으로 진단하고 관리할 수 있는 방법을 개발할 필요가 있습니다. 또 국제 보건에서 중요한 소외열대질환의 관리를 위해서 국제 보건에 더 적극적으로 참여하게 될 것으로 예상됩니다. 특히 기후변화로 인해 질병의 패턴이 바뀌어 가고 기생충을 전파하는 모기, 진드기와 같은 매개체의 서식 환경이 변화하면서 소외열대질환이 우리나라에서도 문제가 될 수 있는 가능성이 있어 이에 대한 연구가 집중적으로 수행될 것으로 예상됩니다.

Q 어떤 관심과 능력을 가진 학생이 교수님의 전문 분야에 적절한지요?

A 연구에 흥미가 있고 국제 보건에 관심 있는 학생이 기생충학(열대의학)을 전공하면 많은 역할을 할 수 있고, 보람을 얻을 수 있으리라 생각합니다.

Q 교수님의 전문 분야를 하려면 어떤 과정을 거쳐야 하는지요?

A 일반적으로 의대를 졸업한 후 대학원에 입학하여 열대의학 연구

경험을 쌓으면서 석박사를 받은 후 박사후연구원을 거쳐 대학이나 연구소에 근무하게 됩니다. 또 임상의사 중에서도 여전히 연구에 대한 열의가 있는 사람의 경우 대학원 과정에 들어와 관련 연구를 하고 열대의학 교수로 임용되기도 합니다. 임상 경험이 있는 의사가 연구하면 환자 진료에 도움이 되는 연구 주제를 찾아서 연구하거나 연구 성과를 환자 진료에 적용하는 데에 효율적일 수 있습니다. 국가에서도 의사과학자 양성의 중요성을 인식하고 육성하기 위한 다양한 정책을 실시하고 있습니다.

Q 교수님의 전문 분야를 수련하고 나면 이후 진로는 어떻게 되나요?

A 대학의 교수 또는 전문연구기관의 연구원이 되어 교육과 연구를 하게 됩니다. 또 국제 보건 전문가로서 해외의 기생충 관리 사업에 기여하는 기회도 가질 수 있습니다.

Q 교수님이 연구하시는 동안 가장 보람찬 경우(또는 연구 주제)는 무엇이었는지요?

A 자신이 세운 가설이 연구를 통해서 증명되면 재미도 느끼게 되고, 그 결과가 환자 진료나 치료에 도움이 되면 큰 보람을 느낍니다. 또 해외의 기생충 관리 사업에 참여해서 현지의 인력을 교육시키거나 자문을 통해서 기생충 감염자들의 건강 증진에 기여함으로써 보람을 느끼는 경우가 많습니다.

Q 교수님의 전문 분야에서 꼭 해결했으면 하지만, 아직 해결하지 못한 난제는 어떤 것이 있나요?

A 말라리아는 약제 내성 때문에 치료에 어려움이 있으며, 예방을 위한 백신 개발 역시 난항을 겪고 있어 말라리아의 치료제와 예방법 개발이 여전히 많은 연구자들이 도전하고 있는 연구 주제입니다. 지금까지 기생충학 분야에서 네 차례나 노벨 생리의학상 수상자가 배출되었습니다. 먼저 모기가 말라리아를 전파한다는 사실을 밝힌 영국의 군의관 로널드 로스(Ronald Ross) 경이 1902년 첫 번째 노벨 의학상을 받았고, 1907년에는 말라리아를 일으키는 열원충(Plasmodium sp.)을 밝힌 프랑스 과학자 라브랑(Laveran)이, 또한 1927년에는 말라리아를 이용하여 뇌매독의 치료 방법을 제안한 독일의 정신과 의사 야우레크(Jauregg)가 수상했으며, 2015년 세 명의 공동수상자 중 투유유 박사가 쑥에서 말라리아 치료 성분이 있음을 밝힌 공로를 인정받아 수상하였습니다. 아마도 앞으로 말라리아의 예방백신 개발에 성공하게 되면 다시 한번 노벨 생리의학상을 받을 수 있을 것으로 기대합니다. 말라리아에서 네 차례나 노벨상이 나왔다는 것은, 전세계적으로 볼 때 정말 중요한 질환이라는 뜻입니다. 하지만 말라리아 기생충은 우리 몸에 들어와 여러 단계를 거치는 복잡한 생활사를 가지고 있어, 모든 단계를 효과적으로 억제할 백신이 아직 개발되지 않았습니다. 도둑과 경찰의 싸움에 비유하자면, 도둑이 여러 명이고 여러 지역에서 출몰하기 때문에 이를 모두 막기 어려운 상황입니다. 이러한 특성 때문에 말라리아 예방백신은 개발이 어렵고, 만약 이를 개발하는 연구자가 있다면 노벨 의학상을 받을 가능성이 큽니다.

또 다른 난제는 뎅기열입니다. 뎅기열 바이러스는 네 종류의 바이러스성 질환으로 치료제가 없습니다. 한 종류의 뎅기열 바이러스에 감염되면 감기처럼 앓고 낫게 되지만, 이후 다른 종류의 뎅기열 바이러스에 감염되면 면역반응이 과하게 일어나 심각한 문제가 발생할 수 있습니다. 모기나 진드기 같은 병원체를 전파하는 매개체의 서식 환경이 변화하면서, 우리나라에도 발생할 가능성이 높아지고 있습니다.

Q 교수님은 어떤 사람이 의과대학에 지원하는 것이 적절하다고 생각하시나요?

A 흔히들 공부를 잘하면 어려운 의학 공부도 잘할 수 있으리라 생각하고, 의대에 지원하는 것이 당연하다고 생각합니다. 그러나 학업 능력이 뛰어난 사람보다는 자신의 능력을 타인을 위해 기꺼이 사용하고 보람을 느끼고자 하는 사람이 지원하는 것이 좋을 듯합니다.

Q 의과대학 진학을 고민하는 학생에게 조언 부탁드립니다.

A 의사는 소중한 사람의 목숨을 다루는 직업이므로 단순히 공부를 잘하는 능력만 요구되는 것은 아닙니다. 최신 의학 지식 습득을 위해 꾸준히 공부해야 하는 성실성이 필요하고, 촌각을 다투는 생사의 갈림길에서도 냉정하고 정확한 판단을 할 수 있어야 하며, 환자를 위해 자신의 여가 시간을 희생해야 할 때도 있습니다. 또 동료 및 후배 의사, 간호사, 의료기사 등 다른 인력들과 팀을 이뤄 진료하므로 리더로서의 자질과 원활한 소통력도 필요합니다. 즉, 의사는 학업 능력 외에도 인류애, 리더십, 소통 능력 등 다양한 능력을 필요로 하는 직업이므로 자신이 이런 전문가로서 적합한 사람인지 고민해 보고 지원하면 좋겠습니다.

Q 의과대학에 적합하지 않은 학생은 어떤 사람인가요?

A 이기적이고 자신의 이익만을 추구하는 사람입니다. 의사라는 직업은 환자와의 협업과 양보, 그리고 희생이 필요합니다. 팀워크를 해치고 자신만을 생각하는 사람은 의사로서 적합하지 않습니다. 반면, 양보하고 희생하며 다른 사람과 화합할 수 있는 성품을 가진 사람이 의사가 된다면 환자 진료에 더 효율적으로 임할 수 있습니다. 의사는 환자 진료를 하는 팀의 리더로서의 역할을 해야 합니다. 현재 너무 많은 학생이 의과대학에 몰리는 현상도 문제라고 생각합니다. 의과대학을 선택하기 전에 의사라는 직업이 요구하는 헌신과 책임을 충분히 이해하고, 자신이 그러한 역할을 감당할 준비가 되어 있는지 고민해야 합니다. 그래야만 의사로서의 삶을 행복하게 살 수 있으며, 환자에게도 좋은 의사가 될 수 있습니다.

인문의학교실

인문의학교실은 1946년 현대 의학 및 전통 의학의 발전 과정에 대한 연구와 교육을 목적으로 설립되었다. 김두종 초대 주임교수, 최한인 교수와 민남식 교수 등을 교실원으로 하여 시작되었다. 인문의학은 의학 및 의술의 발전 과정, 질병의 변천과 그에 대한 대응, 환자와 의사의 관계 등을 연구하는 학문이다. 인문의학교실은 이밖에 생명의료윤리에 관한 연구와 교육을 수행하고, 서울대학교 의과대학 역사에 관한 연구와 교육도 담당하고 있다.

인문의학교실 김옥주 교수님의 글을 참조하자.

> 의학은 인간을 탐구하는 인문학과 본질적으로 연결됩니다. 인문학은 인간됨과 인간다움을 연구하는 학문으로, 문학, 철학, 역사, 예술, 종교 등을 포함합니다. 현대 의학은 출생부터 질병, 노화, 죽음까지 깊이 관여하며, 이러한 생로병사의 문제는 인문학의 주요 주제이기도 합니다. 인문의학은 인간의 조건, 고통, 인격, 상호책임에 대한 통찰을 제공하고, 의학과 의사의 역사적 관점을 통해 자기반성과 공감을 이끌어 냅니다. 이를 통해 의사들은 의료 전문 직업성을 확립하고, 환자를 공감하는 전인적 치유자가 될 수 있습니다.

Q&A

인문의학교실 × 박영수 교수

Q 교수님의 전문 분야는 무엇이고 어떤 일을 하는지요? 또 어떤 계기로 선택하게 되셨는지요?

A 저의 전문 분야는 의료 인문학 중에서도 특히 의료인류학입니다. 의료인류학은 사회문화적 맥락에서 건강과 질병, 의료 현상 등을 연구하는 학문입니다. 예를 들어, 특정 질병이 왜 특정 사회나 문화권에서 더 자주 발생하는지, 또는 특정 집단이 의료서비스에 접근하는 데서 어떻게 차별을 겪는지 등을 탐구합니다. 의료인류학은 다양한 사회적, 문화적 요인들이 건강과 질병에 어떤 영향을 미치는지 이해하는 데 중점을 둡니다. 저는 2008년에 의대를 졸업했지만, 졸업 전부터 이미 NGO를 통해 독거노인을 대상으로 의료봉사를 해왔습니다. 이를 통해 사회적 소외와 건강 문제의 밀접한 연관성을 깊이 깨닫게 되었습니다. 졸업 후 공중보건의사로서 교도소와 보건복지부에서 근무하며, 외국인 노동자 등 소외계층의 의료서비스 지원 사업을 연구했습니다. 이러한 경험들은 저에게 사회적으로 소외된 환자들의 삶과 건강 문제에 대한 관심을 더욱 심화시켰습니다.

학생 시절에는 국제 보건에 관심이 많아 라오스나 캄보디아 등지에서 단기 국제 보건 활동을 했습니다. 이러한 활동을 통해 저와 다른 사회문화적 배경을 가진 환자들을 만나게 되었고, 그들의 건강 문제와 사회적 배경이 어떻게 연결되는지를 직접 목격했습니다. 이 과정에서 저는 폴 파머와 짐 킴 같은 의사-인류학자들이 사회구조적 문제를 연구하며 국제 보건의 새로운 통찰을 제공하는 모습에 깊은 인상을 받았습니다.

결국 저도 의사로서 문화인류학자가 되어 저개발국가에서 국제 보건 활동을 하고 연구를 통해 사회적 소외를 겪는 집단의 건강 문제를 해결하는 데 기여하고자 결심하게 되었습니다.

Q 교수님의 전문 분야에서 관심을 가지는 가장 흔한 대표적인 질환(또는 연구 주제)은 어떤 것이 있나요?

A 의료인류학은 몸과 관련된 모든 사회문화적 현상을 다루기 때문에 연구 주제가 매우 다양합니다. 특히 이주민의 건강 문제, 국제 보건 사업, 정신질환, 에이즈 환자에 대한 사회적 낙인 등에 관심을 가지고 연구하고 있습니다. 이주민들이 겪는 건강 문제는 그들이 원래 살던 지역의 문화적, 사회적 배경과 깊은 관련이 있습니다. 예를 들어, 이주민들이 새로운 환경에 적응하면서 겪는 스트레스와 건강 문제를 연구합니다. 또한, 이주민들이 의료서비스에 접근하는 데서 어떤 어려움을 겪는지, 그리고 이러한 문제를 해결하기 위해 어떤 정책적 접근이 필요한지를 탐구합니다. 정신질환 환자들이 사회에서 어떤 낙인을 경험하는지, 그리고 이러한 낙인이 그들의 치료와 회복에 어떤 영향을 미치는지를 연구합니다. 예를 들어, 한국 사회에서 정신질환에 대한 인식과 그로 인한 낙인이 어떻게 변화하고 있는지를 분석하고, 이를 바탕으로 정신 건강 정책을 제안합니다. 국제 보건 사업의 효과와 한계를 분석하고, 특히 저개발국가에서의 보건 정책이 현지 주민들에게 어

떻게 영향을 미치는지를 연구합니다. 이를 통해 보다 효과적이고 지속 가능한 보건 정책을 제안하는 데 중점을 둡니다. 의료인류학 연구는 참여 관찰과 현장 조사를 주된 방법으로 사용합니다. 연구자는 연구 대상이 되는 지역 사회에서 장기간 거주하며 그들의 일상을 관찰하고, 깊이 있는 인터뷰를 통해 그들의 생각과 행동을 이해하려고 노력합니다. 이를 통해 얻어진 데이터는 질적 연구 방법을 통해 분석되며, 이러한 분석을 바탕으로 사회문화적 맥락에서 건강 문제를 이해하고 해결하는 데 기여합니다. 이와 같이, 의료인류학은 다양한 사회문화적 배경에서 건강과 질병을 연구하며, 이를 통해 보다 포괄적이고 효과적인 의료서비스를 제공하는 데 기여하고자 합니다.

Q 교수님의 전문 분야는 과거에는 어떠하였고 미래에는 어떻게 변할 것으로 생각하시나요?

A 회원 수가 1만 명이 넘는 미국 인류학회의 3분의 1이 의료인류학을 연구하고, 미국에서 인문사회과학을 연구하는 의사-학자학회(Physician-Scholars in the Social Sciences and Humanities) 회원의 3분의 2 이상이 인류학자입니다. 이처럼 북미와 유럽 학계에서는 이미 수많은 의료인류학자가 배출되어, 다양한 국가와 문화적 맥락에서 연구를 해오며, 의료와 관련된 인문학과 사회과학 연구를 주도하고 있습니다. 특히 하버드 의대의 감염내과 의사이자 인류학자로서 남미와 아프리카에서 결핵과 에이즈 환자를 돌보며 연구했던 폴 파머와 짐 킴의 이야기는, 사회적으로 배제된 이들의 건강 문제에 관심이 있는 많은 이들에게 영감을 불어넣었습니다. 앞으로도 신종전염병, 이주, 기후변화 등 전 지구적 노력을 필요로 하는 건강 문제들이 심화되고 있기 때문

에, 더 많은 의료인류학자가 배출되어 다양한 사회문화적 소외를 겪고 있는 집단들을 위한 활발한 연구와 사회적 실천 활동을 하게 되리라 전망합니다.

Q 어떤 관심과 능력을 가진 학생이 교수님의 전문 분야에 적절한지요?

A 의료인문학의 목표는 의료의 본질적인 성격을 회복하고, 환자와 사회로부터의 신뢰를 회복하는 것입니다. 따라서 다양한 분야의 다른 배경을 가진 사람들을 만나 열린 마음으로 듣고 이해하고자 하는 호기심이 필요합니다. 다양한 분야의 책을 읽고 생각하며 글쓰는 것을 즐기는 학생들, 나와 다른 배경에서 자라고 다른 생각과 행동을 가진 사람들을 만나 열린 마음으로 귀 기울여 듣고 이해하고자 하는 학생들에게 적절하다고 생각합니다.

Q 교수님의 전문 분야를 하려면 어떤 과정을 거쳐야 하는지요?

A 인류학자가 되기 위해서는 인류학(혹은 의료인문학) 박사 과정을 통해 훈련을 받는 게 좋습니다. 처음에 2~3년 동안 문화인류학의 역사와 이론, 연구방법론, 의료인류학에 대한 수업을 듣고, 연구하고자 하는 지역의 언어와 문화, 역사에 대해 공부합니다. 그리고 직접 현장에서 1년 이상 살면서 지역 주민들과 관계를 형성하고, 참여 관찰하며 심층 면담하는 현장 연구를 수행합니다. 현장에서 돌아온 뒤 연구한 내용을 바탕으로 책과 유사한 형태의 연구결과를 박사논문으로 쓰게 됩니다.

Q 교수님의 전문 분야를 수련하고 나면 이후 진로는 어떻게 되나요?

A 의료인류학자들은 의과대학의 인문의학교실이나 보건대학원, 사회과학대학, 국제대학원, 지역학 연구소 등에서 연구와 교육을 하는 학자의 진로를 택할 수 있습니다. 학계 외에도 세계보건기구나 국제적인 보건의료 NGO, 질병관리청, 해외원조기구, 이주민을 위한 병원 등에서 현장에서 발생하는 문제를 해결하는 실천적인 의료인류학자로서 살아갈 수도 있습니다.

Q 교수님이 연구하시는 동안 가장 보람찬 경우(또는 연구 주제)는 무엇이었는지요?

A 가장 보람을 느꼈던 순간은 아프리카의 국제 보건 현장에서 사회적으로 소외된 환자들이 겪는 어려움을 이해하고, 그들의 더 나은 삶을 위한 방향으로 국제 보건 사업의 디자인이 개선되는 데 기여했을 때였습니다.

저는 초기에는 한국 내 이주민들, 특히 조선족 이주노동자와 새터민을 대상으로 연구를 시작했습니다. 그 이후 국제 보건 현장에서 에티오피아 사람들을 만나 이들의 이야기를 듣고 연구를 진행하게 되었습니다. 박사 과정 이후에도 기회가 이어져 코트디부아르, 우간다, 나미비아 등 여러 아프리카 국가를 단기로 방문하여 에볼라 환자, 누공(fistula) 환자 등 다양한 환자들을 대상으로 연구를 수행했습니다. 이러한 경험들을 통해 국제 보건 연구의 중요성과 가치를 깊이 깨닫게 되었습니다. 특히 에티오피아에서의 연구는 제게 매우 소중한 경험이었습니다. 에티오피아에서 18개월간 현지 주민들과 함께 생활하면서 그들의 건강 문제와 사회적, 문화적 배경을 이해하고자 노력했습니다.

계엄령 상황, 자주 끊기는 물과 전기, 열악한 인터넷 등 어려운 환경 속에서 연구를 진행해야 했지만, 이러한 어려움 속에서도 현지 주민들과 신뢰 관계를 형성하고, 그들의 삶을 가까이에서 관찰할 수 있었습니다. 이 과정에서 얻은 현지 주민들의 이야기와 경험은 다른 곳에서는 들을 수 없는 가치 있는 정보들이었고, 이를 통해 국제 보건 사업의 디자인을 개선하는 데 기여할 수 있었습니다. 이 연구는 미국 스탠퍼드대학의 지원을 받아 이루어졌는데, 스탠퍼드 아프리카 연구소에서 비용 3만 달러를 지원받아 현지에서 1년 넘게 직접 생활하며 연구를 진행했습니다. 이 연구비로 현지에서 집세를 내고 차를 빌리며, 통역과 연구 보조원을 고용했고, 현지 생활비, 교통료, 항공료도 해결했습니다. 인건비까지 받을 수는 없었지만, 물가가 저렴하여 다행히 연구비가 부족하지 않았습니다. 에티오피아에서의 연구를 통해 사회적으로 소외된 환자들의 건강 문제를 이해하고, 이들에게 맞춘 보건의료 서비스를 제공하는 데 기여할 수 있었습니다. 이러한 연구 성과는 제가 연구자로서 느끼는 가장 큰 보람 중 하나였습니다. 또한, 이러한 연구가 국제 보건 사업의 방향을 개선하고, 더 많은 환자에게 도움이 될 수 있다는 점에서 큰 자부심을 느꼈습니다. 앞으로도 이러한 연구를 계속 진행하여, 전 세계적으로 소외된 환자들의 건강 문제를 해결하는 데 기여하고자 합니다.

Q 교수님의 전문 분야에서 아직 해결하지 못한 난제는 어떤 것이 있나요?

A 우리나라는 이제 OECD 회원국이 되었고, 이에 따라 GDP의 상당 부분을 해외 원조에 사용하는데, 이 중에서 가장 큰 분야는 보건의료 분야입니다. 앞으로도 국제 보건 전문가들이 많이 필요하고, 저개

발국가의 실정에 맞는 보건의료를 제공하기 위해 더 많은 노력이 필요합니다. 기후변화나 항생제 내성, 신종전염병 같은 전 인류가 맞닥뜨리고 있는 복잡한 과제들이 있습니다. 이러한 문제들은 한 나라의 노력만으로는 해결하기 힘든데, 특히 저개발국가에 사는 사람들이 가장 취약한 상황에 놓여 있습니다. 코로나19 팬데믹이나 에이즈 팬데믹을 통해 우리는 취약한 사람들에게 도움을 주는 것이 결국 전 인류를 돕는 길이라는 것을 알게 되었습니다. 항생제 내성이나 기후변화가 가져올 건강 문제처럼, 인류가 함께 풀어나가야 할 복잡한 전 지구적 과제에 대해 어떻게 새로운 기여할 수 있을지 고민하고 있습니다.

Q 교수님은 어떤 사람이 의과대학에 지원하는 것이 적절하다고 생각하시나요?

A 우리 사회에서 가장 가난하고 소외된 이들의 이웃이 되어 주고 친구가 되어 주고 싶은 사람, 그들의 고통을 이해하고 목소리를 대변해 줄 사회정의에 대한 감수성이 있는 사람들이 더 많이 의과대학에 지원했으면 좋겠습니다.

Q 의과대학 진학을 고민하는 학생에게 조언 부탁드립니다.

A 다양한 분야의 책을 읽으며 자신의 진료와 일상에 대해 반성하고 성찰하는 의사, 의료 현장에서 환자를 만나며 고민한 의학적·윤리적·제도적 문제를 글과 말로 소통하는 의사들이 필요하다고 생각합니다. 그리고 그 훈련이 일찍부터 시작되었으면 좋겠습니다.

Q 의과대학을 안 왔으면 하는 사람은?

A 실은 의사를 하겠다는데 왜 막아야 되나 이런 생각이 들긴 하는데, 돈이나 지위만을 목표로 의사가 되려는 사람은 다른 직업에서도 충분히 그러한 목표를 달성할 수 있기 때문에, 의과대학에 오는 것은 적절하지 않습니다. 특히, 의사가 되어야 할 사람들은 더 많은 사람의 고통을 이해하고, 가난하고 소외된 사람들을 돕고자 하는 사람들입니다. 의료는 본질적으로 공공성을 띠고 있으며, 사회정의와 밀접한 연관이 있습니다. 따라서 사회정의에 대한 감수성이 있고, 공공의 이익을 위해 일할 준비가 된 사람들이 의과대학에 지원해야 한다고 생각합니다. 반대로, 의사가 되어 기득권을 유지하고자 하거나, 개인의 이익만을 추구하는 사람들은 의과대학에 오지 않는 것이 바람직합니다. 의사는 환자의 고통을 이해하고, 책임감을 가지고 그들을 도와야 하는 직업이기 때문입니다. 또한, 최근 의과대학에 너무 많은 인재들이 몰리는 현상은 바람직하지 않습니다. 사회적 가치를 창출하고, 혁신을 이끌어 내는 다양한 분야에 더 많은 우수한 인재들이 진출할 필요가 있습니다. 의료는 사회를 유지하고 재생산하는 데 필요한 직업이지만, 모든 우수한 인재들이 의사로 몰리는 것은 사회적 낭비일 수 있습니다. 의과대학에 지원하기 전에 자신의 진정한 관심사와 사회적 책임을 충분히 고려하는 것이 중요합니다.

법의학교실

1984년 개설된 서울대 법의학교실은 인간의 죽음과 관련되어 발생하는 다양한 문제를 과학적으로 분석하여 그들의 인과관계를 밝혀내 사회정의에 이바지하는 법의학의 교육, 감정, 연구를 담당하고 있다. 서울대 법의학교실은 서울대학교를 포함하여 전국 10여 개 학교 및 국가기관에서 법의학 강의를 실시하며, 국립과학수사연구원과 연계를 통해 연 300건 이상의 부검을 맡고, 경찰과 검찰 및 법원에서 의뢰하는 연 100건 이상의 법의학 자문을 제공하는 등 사회적 책무를 하고 있다.

법의학교실에서는 법의유전학 과학수사의 실제적 적용에 대한 연구, 지적재산권을 포함하는 생명과학 정책에 관한 연구, 부검 감정을 통해 약물 남용에 따른 사망에 대한 연구, 법의유전학 분야에서 개인의 특성, 연령 등을 식별하는 연구 등이 진행되고 있다.

또 2007년 창설한 법의학연구소는 이제까지 독자적으로 발전하던 법의학 내의 여러 분야에 대한 연구 통합 기구로서 법의학 연구의 심화 집중 기능을 담당하고 있으며, 국내 법의학연구의 중심지로서 역할을 다하려고 노력하고 있다.

Q&A

법의학교실 × 유성호 교수

Q 교수님의 전문 분야는 무엇이고 어떤 일을 하는지요? 또 어떤 계기로 선택하게 되셨는지요?

A 법의학은 법률의 시행과 관련된 의학적 문제를 실무적으로 다루고 연구하는 학문으로, '포렌식'이라는 용어로도 불립니다. 포렌식은 라틴어 'forensis'에서 유래하여 '광장에서 하는 의학'을 뜻합니다. 법의학의 주요 목적은 사망 원인 규명과 신원 확인입니다. 이는 주로 법적 문제 해결과 관련된 다양한 상황에 사용되며, 사망 원인을 분석하고 신원을 확인하는 과정에서 DNA 분석, 치아 검사, 지문 검사 등을 활용합니다. 법의학은 매우 응용적인 학문으로, 시대와 상황에 따라 다양한 법률적 요구를 충족시키기 위해 발전해 왔습니다.

제가 법의학에 관심을 가지게 된 계기는 본과 시절 이윤성 교수님의 강의였습니다. 대부분의 의학 분야는 살아 있는 사람을 대상으로 하는 반면, 법의학은 죽은 사람에 대한 이야기라는 점에서 매우 흥미로웠습니다. 당시 이윤성 교수님께서 서울의대 졸업생 중 10년 동안 법의학 제자가 없었다고 말씀하셨는데, 이 말씀이 저의 도전 의식을 불러일으켰습니다.

법의학은 사망 원인 규명뿐만 아니라, 다양한 상황에서 신원 확인, 사건 해결 등을 위한 중요한 역할을 합니다. 과거 이정빈 교수님과 이윤성 교수님이 법대와 사법연수원에서 강의를 하셨던 것처럼, 향후 로스쿨에서도 법의학 과목을 개설하여 더 많은 학생에게 법의학을 가르치고자 합니다.

Q 교수님의 전문 분야에서 관심을 갖는 가장 흔한 대표적인 질환(또는 연구 주제)은 어떤 것이 있나요?

A 죽음, 그리고 사망 원인에 대한 확인입니다. 무엇이 죽음인지를 이야기하는 것은 매우 어렵습니다. 과거에도 현재에도 심정지가 가장 중요한데, 최근 혈액 공급을 중단했던 돼지의 뇌에 혈액을 공급하니 4시간 뒤에도 일부 뇌세포가 기능을 했다는 보고가 있습니다. 사실 이러면 무엇이 죽음인지 의문을 가질 수 있습니다. 1998년 우리나라에서 뇌사 장기 등 이식에 관한 법률이 시행되었지만, 죽음에 대한 정의는 여전히 논쟁 중입니다. 만약 죽음의 정의가 향후 바뀐다면 법의학의 역할도 함께 변할 것입니다. 그리고 사망자의 신원 확인도 법의학 영역에서 꼭 필요합니다. 치아, DNA, 지문 등을 활용합니다.

Q 교수님의 전문 분야는 과거에는 어떠하였고 미래에는 어떻게 변할 것으로 생각하시나요?

A 법의학은 법률 시행에 관련된 의학을 연구하는 학문으로, 사회 변화에 따라 다양한 죽음과 관련된 의학에 발맞추어 갈 것으로 예상합니다. 미래에는 현재 환자에게 많이 쓰이는 영상의학이 좀 더 넓게 활용되어, 사망자에 대한 영상의학이 발달할 것으로 봅니다.

Q 어떤 관심과 능력을 가진 학생이 교수님의 전문 분야에 적절한지요?

A 남들과 비교하는 습성을 가진 학생은 의대 졸업 후 법의학을 하기는 어려울 것 같습니다. 자신만의 길을 조용히 갈 수 있는 품성과 사람에 대한 연민과 공감이 필요한 학문입니다.

Q 교수님의 전문 분야를 하려면 어떤 과정을 거쳐야 하는지요?

A 의과대학 졸업 후 수련의와 병리 전문의를 취득 후 법의학 전문 트레이닝을 1년 받아야 합니다.

Q 교수님의 전문 분야를 수련하고 나면 이후 진로는 어떻게 되나요?

A 법의학을 수련한 후의 진로는 주로 국립과학수사연구원의 법의관으로 일하는 것입니다. 일부는 교수로서 학문 연구를 진행하며 법의학의 발전에 기여할 수 있습니다.

Q 교수님이 연구하시는 동안 가장 보람찬 경우(또는 연구 주제)는 무엇이었는지요?

A 저는 욕탕 내 익사와 알코올에 대한 연구를 수행하여, 현재 법적으로 폭넓게 인용되고 있는 결과를 발표하였습니다. 이 연구 결과는 실제 법의학 실무에서 중요한 참고 자료로 활용되고 있다는 점에서 큰 보람을 느낍니다.

Q 교수님의 전문 분야에서 꼭 해결했으면 하지만, 아직 해결하지 못한 난제는 어떤 것이 있나요?

A 사망 시각 추정은 법의학의 영원한 테마입니다. 현재는 체온, 시

반 등의 방법으로 추정하지만, 더 정확한 방법이 있다면 좋을 것입니다. 사망 시각을 정확히 알 수 있는 객관적인 지표를 개발하면 아마도 노벨상을 받을 수 있을 것입니다. 최근에는 마이크로 RNA를 이용한 연구가 진행 중인데, 이 방법이 유망하다고 생각합니다.

Q 교수님은 어떤 사람이 의과대학에 지원하는 것이 적절하다고 생각하시나요?

A 기본적으로 사람의 질병과 죽음에 대한 연민과 공감, 그리고 평생을 공부할 수 있는 끈기가 중요합니다.

Q 의과대학 진학을 고민하는 학생에게 조언 부탁드립니다.

A 요즘 의과대학 진학이 많이 어렵습니다만 자신만의 뚝심을 가지고 최선을 다할 수 있는 학생이라면 반드시 길이 열릴 것이라고 생각합니다. 학생 여러분 파이팅!

Q 의과대학에 적합하지 않은 학생은 어떤 사람인가요?

A 남들이 생각하는 성공, 특히 금전적인 성공을 바라고 온다면 실패할 가능성이 높습니다. 따라서 의과대학에 적합하지 않은 학생은 지나치게 이기적이거나 금전적인 이득만을 추구하는 사람입니다. 의사라는 직업은 환자를 위한 협업과 희생이 필요합니다. 또, 의과대학에만 너무 공부 잘하는 학생들이 몰리는 현상도 문제입니다. 남과 비교하기보다는 자신만의 길을 가는 것이 중요합니다.

의료관리학교실

의료관리학교실은 1987년 설치되어 보건의료 분야의 연구와 교육 활동을 담당하고 있다. 의학과 사회과학 분야의 지식과 방법론을 활용하여, 보건의료와 관련된 제반 현상을 분석하여 기전을 밝히고 관련 필요에 대응하기 위한 구체적인 정책 대안을 개발하고 있다. 보건의료 분야 정부기관과 국가연구비지원기관의 연구비 지원으로 연구를 수행하고 있다. 한국의 다양한 보건의료 문제를 진단하고, 대안을 제시하는 연구 결과는 실제 정책으로 이어지고 있다. 학생들을 대상으로 하는 인문사회의학 분야 강좌와 지역사회의학 실습을 통해 사회 속의 의학과 지역사회의 보건의료에 대한 이해를 높이고 있다. 의과대학생을 대상으로 한 의학 연구 과목을 통해 학생들의 연구 역량 향상에도 기여하고 있다. 현재 의료관리학에 대한 대학원 강좌를 개설하여 의료관리학의 제반 분야를 다루고, 의료관리(보건관리)에 특화된 예방의학 전공의 수련 과정도 운영하고 있다.

Q&A

의료관리학교실 × 이진석 교수

Q 교수님의 전문 분야는 무엇이고 어떤 일을 하는지요? 또 어떤 계기로 선택하게 되셨는지요?

A 저는 보건의료 제도와 정책을 다루는 의료관리학을 전공하고 있습니다. 환자 한 명 한 명을 치료하는 임상의사의 역할도 매우 중요하지만, 의료관리학은 제도와 정책을 통해 다수의 국민이 질병을 치료하고 건강을 유지할 수 있도록 돕는 역할을 합니다. 저는 학생 시절 임상 진료에도 관심이 많았습니다. 임상과를 전공할까 고민도 많이 했고, 구체적으로 몇몇 임상과를 생각하기도 했습니다. 그러나 당시는 대학생들이 사회 문제와 제도에 관심이 많던 시절이어서, 저 역시 사회 제도와 정책에 큰 관심을 가지고 있었습니다. 전공을 선택할 시기가 되어서, 우연히 의료관리학교실을 지원해 보라는 권유를 받았습니다. 선택이 우연한 계기로 이루어졌지만, 지금은 의료관리학을 전공한 것에 대해 매우 만족하고 있습니다. 의료관리학은 다루는 주제들이 다양하고, 매번 다른 문제를 연구하며 해법을 찾는 과정이 매우 매력적입니다. 임상 진료는 개별 환자를 치료하고 건강을 되찾게 하는 중요한 역할을 하지만, 의료관리학은 제도와 정책을 수립하고 개선함으로써 다수의 국민이 혜택을 받을 수 있게 합니다. 저는 직접 환자 한 명 한 명을 치료하지는 않지만 다수의 국민이 좋은 치료와 긍정적인 혜택을

받을 수 있도록 하는 것은 매우 의미 있다고 생각합니다.

Q 교수님의 전문 분야에서 관심을 갖는 가장 흔한 대표적인 질환(또는 연구 주제)은 어떤 것이 있나요?

A 의사의 진료와 국민의 의료 이용에 관련된 모든 제도와 정책이 의료관리학의 연구 주제입니다. 대표적인 연구 주제는 건강보험제도입니다. 국민이 어떤 의료기관에서 어떤 의료서비스를 이용할지, 얼마의 비용을 부담할지, 그리고 의사가 환자에게 어떤 의료서비스를 제공할지에 가장 큰 영향을 미치는 것이 건강보험제도이기 때문입니다.

Q 교수님의 전문 분야는 과거에는 어떠하였고 미래에는 어떻게 변할 것으로 생각하시나요?

A 과거에는 의료에 대한 국민의 기본적 욕구가 충족되지 못했기 때문에 건강보험제도의 도입, 보장성 강화, 공공병원 확충 등이 주요 연구 및 정책 활동의 대상이었습니다. 당시에는 국민들이 기본적인 의료서비스를 받을 수 있도록 하는 것이 최우선 과제였습니다. 그러나 현재는 국민의 요구가 '양'에서 '질'로 변화하고 있습니다. 국민의 욕구도 다양화되고, 맞춤형 서비스에 대한 요구가 커지고 있습니다. 이러한 변화된 요구에 맞춰 의료 제도와 정책을 업그레이드하는 것이 향후 의료관리학의 중요한 과제가 될 것입니다. 앞으로 보다 세밀하고 개인화된 의료서비스를 제공하기 위한 연구와 정책이 필요할 것입니다.

Q 어떤 관심과 능력을 가진 학생이 교수님의 전문 분야에 적절한지요?

A 의사는 의료제도의 형식과 내용에 따라서 환자를 접하고 치료하

게 됩니다. 의료관리학은 의사가 사회와 만나는 형식과 내용을 연구하고, 이에 관련된 정책을 수립하고 집행하는 데 참여하는 의학 분야입니다. 따라서 의학뿐만이 아니라 사회시스템, 정부 행정 등에 대한 지식과 관심이 필요합니다. 여러 사회현상, 정부 정책에 관심이 있는 의대생이라면, 의료관리학 전공을 생각해 보길 추천합니다.

Q 교수님의 전문 분야를 하려면 어떤 과정을 거쳐야 하는지요?

A 의료관리학은 예방의학의 세부 분야 중 하나입니다. 의과대학에 따라, 의료관리학이 별도의 교실로 있는 곳도 있고, 예방의학교실에 포함되어 있는 곳도 있습니다. 의과대학 졸업 후 인턴을 마치고, 의료관리학(혹은 예방의학) 교실에서 3년의 전공의 수련을 하게 됩니다. 전공의 수련 기간 중에 석박사학위 과정을 같이 하는 경우가 일반적입니다.

Q 교수님의 전문 분야를 수련하고 나면 이후 진로는 어떻게 되나요?

A 가장 일반적인 진로는 의과대학 교수로 일하는 것입니다. 교수로 일하면서도 각종 정부위원회에 참여해서, 의료 제도와 정책의 수립과 실행에 직접 참여하는 경우가 흔합니다. 일부는 보건복지부와 질병관리청의 공무원이 되어서 일하기도 하고, 세계보건기구와 같은 국제기구 직원으로 일하기도 합니다. 연구기관의 연구원이 되어서 의료 제도와 정책을 전문적으로 연구하는 사람들도 있습니다.

Q 교수님이 연구하시는 동안 가장 보람찬 경우(또는 연구 주제)는 무엇이었는지요?

A OECD 국가들과 비교할 때, 우리나라 건강보험은 아직 혜택 범위와 수준이 부족한 실정입니다. 제가 건강보험의 혜택을 넓히는 정책 실행에 직접 참여했었는데, 그 이후에 국민의 병원비 부담이 줄어들었다는 이야기를 들었을 때 보람을 느꼈습니다. 특히 예전에는 병원비 부담 때문에 제대로 된 치료를 받기 어려웠던 저소득층의 의료접근성이 개선된 것이 가장 큰 보람이었습니다.

Q 교수님의 전문 분야에서 꼭 해결했으면 하지만, 아직 해결하지 못한 난제는 어떤 것이 있나요?

A 아직도 우리 사회에는 의료 사각지대가 많습니다. 저소득층은 돈이 없어서, 저학력층은 몰라서, 농어촌 주민은 믿고 갈 만한 의료기관이 없어서 필요한 의료서비스를 이용하지 못하고, 병을 키워서 더 큰 부담을 지게 되고, 가계 파산을 하는 경우가 여전합니다. 이런 의료 사각지대를 해소하고, 모든 국민이 좋은 질의 의료서비스를 이용할 수 있는 권리를 보장하는 것이 앞으로의 중요한 과제입니다.

Q 우리나라 의료에서 꼭 개선했으면 하는 점은?

A 현재 우리나라의 의료는 양적인 측면에서 많은 개선을 이루었지만, 여전히 해결되지 않은 문제들이 존재합니다. 과거에 비해 국민의 기본적 의료 욕구는 대부분 충족되었지만, 이제 국민의 요구는 양에서 질로 변화하고 있습니다. 국민은 단순히 의료서비스의 접근성뿐만 아니라, 질 높은 의료서비스와 맞춤형 의료를 원하고 있습니다. 이러한

변화된 요구에 맞춰 의료 제도와 정책을 업그레이드하는 것이 필요합니다. 현재 국민은 질 높은 최신 의료를 이용하고자 하는 욕구가 크며, 이에 대한 정보도 풍부하게 유통되고 있습니다. 국민은 자신의 건강 문제에 대해 의사에게 충분한 설명을 듣고, 충분한 시간을 할애해 진료받기를 원합니다. 그러나 현재의 1분 진료, 2분 진료 환경에서는 이러한 요구를 충족시키기 어렵습니다. 현재의 진료 수가 체제에서는 환자가 궁금한 점을 충분히 물어볼 수 없고, 의사도 환자에게 충분히 설명하면 의료기관을 경영할 수 없는 상황이 발생합니다. 이러한 문제를 해결하기 위해서는 국가적인 제도와 정책의 개선이 필요합니다. 예를 들어, 외국의 경우 충분한 시간을 할애해 진료해야 하는 환자에 대해 제도적으로 경제적 보상을 하는 프로그램들이 있습니다. 우리나라도 이러한 프로그램을 도입하여 의사가 충분한 시간을 갖고 성실한 진료를 할 수 있도록 해야 합니다. 이를 통해 의사와 환자 간의 신뢰 관계를 회복하고, 의료제도에 대한 국민의 만족도를 높일 수 있습니다.

또한, 의사와 환자 간의 신뢰가 부족한 문제도 해결해야 합니다. 현재 많은 환자가 병원을 여러 곳 돌아다니며 의료서비스를 이용하는 '의료 쇼핑' 현상이 발생하고 있는데, 이는 의사와 환자 간의 불신에서 비롯된 사회적 비용입니다. 의사와 환자 간의 신뢰 관계를 강화함으로써 이러한 문제를 해결할 수 있습니다.

결국 의사와 환자가 충분한 시간을 할애해 소통하고, 개별화된 진료를 받을 수 있도록 하는 제도적 지원이 필요합니다. 이를 통해 의사는 환자에게 최선의 진료를 제공할 수 있고, 환자는 만족스러운 의료서비스를 받을 수 있습니다. 이러한 환경을 조성하기 위해 의료관리학의 연구와 정책 개선이 필수적입니다.

Q 교수님은 어떤 사람이 의과대학에 지원하는 것이 적절하다고 생각하시나요?

A 안정된 직업으로 의사를 생각하는 것이 아니라, 병들고 고통받는 이들을 도와준다는 소명 의식으로 의사를 생각하는 사람이 의과대학에 지원했으면 좋겠습니다. 높은 소득과 지위는 이런 소명 의식의 결과로 따라오는 것이지, 그것 자체가 목적이 되어서는 곤란하다고 생각합니다.

Q 의과대학 진학을 고민하는 학생에게 조언 부탁드립니다.

A 의사는 경제적 수준과 사회적 지위 측면에서 상류층에 해당합니다. 한 사회의 품격은 상류층의 도덕성과 이타심에 의해 좌우됩니다. 높은 자리는 남들을 내려다보기 위한 자리가 아니라, 더 멀리 보고 더 넓게 보기 위한 자리입니다. 나뿐만이 아니라 남도 함께 잘 살도록 하기 위해 일하는 직업은 별로 없습니다. 그러나 의사는 의지만 가진다면, 그렇게 할 수 있는 몇 안 되는 직업 중의 하나입니다. 의사가 가질 수 있는 선한 특권이기도 합니다.

Q 의과대학을 제발 안 왔으면 하는 학생은?

A 사람 사는 세상은 어디든 비슷합니다. 어떤 집단이든 극히 일부의 문제아들은 항상 존재하고, 의사 집단도 예외는 아닙니다. 그러나 의사 집단에서 문제아의 비율이 유달리 높은 것은 아니라고 생각하며, 의과대학을 선택하는 과정에서 문제가 될 수 있는 사람을 사전에 선별하는 것도 사실 매우 어렵습니다. 그러므로 의사 집단은 사회적 책무성을 인식하고, 스스로 자정 노력을 통해 문제를 해결해야 합니다.

사회가 존경하는 전문가 집단이 되기 위해 노력해야 합니다. 의사로서 소명 의식을 가지지 않고 단순히 높은 소득과 지위를 목적으로 의과대학에 진학하는 학생은 바람직하지 않습니다. 또한 환자와의 소통이 부족하고 공감 능력이 떨어지는 학생도 의과대학에 적합하지 않습니다. 의사는 사람의 생명과 건강을 책임지는 직업으로, 환자와의 신뢰 관계가 중요합니다. 우수한 인재들이 다양한 분야에서 자신의 역량을 발휘할 수 있도록 의과대학뿐만 아니라 다른 분야에도 진출하는 것이 좋습니다. 특히, 연구나 새로운 지식과 기술을 창출하는 분야에서 활동할 인재들이 필요합니다. 의사라는 직업은 환자의 건강과 생명을 다루는 중요한 역할이지만, 모든 우수한 인재들이 의과대학에 몰리는 것은 바람직하지 않습니다. 의과대학 진학을 고려하는 학생들은 자신의 소명의식을 잘 생각하고, 사람과 사회에 대한 관심과 애정을 가지고 진로를 결정해야 합니다. 10년 후에 자신이 의사로서 어떤 역할을 할 것인지, 그 역할이 자신의 목표와 일치하는지 신중하게 고민해봐야 합니다.

의공학교실

서울대학교 의과대학에 의공학교실이 생기게 된 것은 서울대학교병원에 의공학과가 개설된 지 6년 후인 1986년이다. 그동안 의과대학에서 의공학에 관련된 교육을 부분적으로 담당하기는 했지만 교실로 독립되어 체계적인 교육과 연구를 시작한 것은 이때부터다. 그전까지 서울대학교병원의 의공학과를 책임지고 있던 민병구 교수는, 당시 의과대학 생리학교실에 소속되어 있었다. 1985년 11월 두 명의 전임교원(민병구-인공장기, 박광석-생체신호처리)이 확보되고, 다음 해 국내 최초로 정식 교실로 독립하여 우리나라 의공학의 체계적인 기틀 확립에 중추적인 역할을 하였다.

의공학교실은 공과대학과의 연계를 통한 의공학 교육 및 협동연구를 실시함으로써 단과대학의 벽을 넘어선 새로운 융합 학문으로서 자리매김하였다. 이 과정에서 의용생체공학전공 협동과정을 만들고, 그 운영에서 중추적 역할을 수행함으로써 공과대학 내 학제간(interdisciplinary) 교육 프로그램의 성공적 확립에도 기여했다. 현재 의용생체공학전공 협동과정은 바이오엔지니어링 협동과정으로 통합되어 공과대학과의 융합 연구를 더욱 활발하게 촉진하고 있으며, 2013년 바이오엔지니어링 협동과정에 참여하는 의공학교실 교수진으

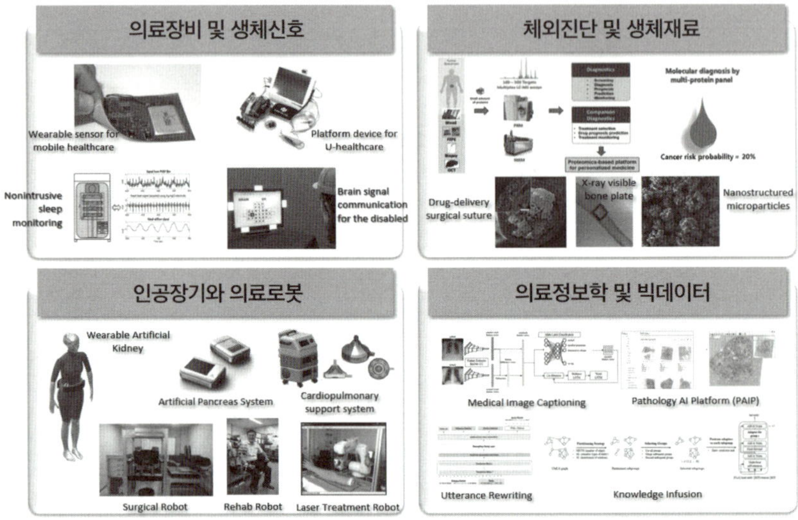

서울대학교 의과대학 의공학교실 연구 분야

의공학교실의 전문 분야로는 의료장비 및 생체신호, 체외진단 및 생체재료, 인공장기와 의료로봇, 의료정보학 및 빅데이터 등이 있다.

로 이루어진 'ICT 기반 융복합 의료기기 창의인재 양성사업팀'이 교육부에서 지원하는 BK21 Plus 사업에 선정되어 향후 7년간 대학원생들을 위한 장학금과 해외 연수 기회를 안정적으로 제공하여 의공학 분야의 미래를 책임질 신진 연구 인력을 체계적으로 양성할 수 있게 되었다. 의공학교실은 의과대 학부 및 대학원 과정에서 의학 분야에 적용되는 공학적 원리와 기술을 소개하는 다양한 과목의 교육을 담당하고 있다. 또한 의과대학 졸업자 중 의공학을 전공하고자 하는 학생들에 대한 학위 과정을 운영함으로써 기초의학 분야의 새로운 전공 과정으로 자리 잡게 되었다.

Q&A

의공학교실 × 김성완 교수

Q 교수님의 전문 분야는 무엇이고 어떤 일을 하는지요? 또 어떤 계기로 선택하게 되셨는지요?

A 저는 의공학교실에 있습니다. 의공학교실의 전문 분야는 의료장비 및 생체신호, 체외진단 및 생체재료, 인공장기와 의료로봇, 의료정보학 및 빅데이터 등이 있습니다. 저는 로봇 팔다리 연구 개발을 통해 인간의 신체적 능력을 극대화하고, 인공장기 연구 개발을 통해 인류의 삶의 질을 향상시키고자 이 전공을 선택하게 되었습니다.

Q 교수님의 전문 분야에서 관심을 가지는 가장 흔한 대표적인 질환(또는 연구 주제)은 어떤 것이 있나요?

A 암 치료를 위한 수술로봇이 가장 관심을 기울이는 연구 분야입니다.

Q 교수님의 전문 분야는 과거에는 어떠하였고 미래에는 어떻게 변할 것으로 생각하시나요?

A 1990년까지만 해도 설마 로봇이 수술을 할 수 있을까? 말도 안 된다고 하였는데 현재에는 많이 보편화가 되었습니다. 미래에 로봇수술의 자동화까지 이루어진다면 의료진은 수술 과정을 감독만 하면 되는 시대가 올 수도 있습니다. 의공학의 미래는 무궁무진합니다.

Q 어떤 관심과 능력을 가진 학생이 교수님의 전문 분야에 적절한지요?

A 수학과 과학에 큰 관심이 있어야 하고, 특히 많은 호기심, 도전적 정신이 필요합니다.

Q 교수님의 전문 분야를 하려면 어떤 과정을 거쳐야 하는지요?

A 의학이나 공학을 학부에서 전공을 한 다음, 석사과정으로 의공학을 전공하는 경우가 많습니다. 사실 전자, 기계, 공학 등에 관심이 있고 그것을 인체에 적용하고자 하는 의지가 있다면, 학부의 전공은 그리 중요하지 않습니다.

Q 교수님의 전문 분야를 수련하고 나면 이후 진로는 어떻게 되나요?

A 대학에서 일을 하기도 하고 기업으로 가기도 합니다. 의공학자, 융합의학자, 로봇공학자 등 진로는 무궁무진합니다.

Q 교수님이 연구하시는 동안 가장 보람찬 경우(또는 연구 주제)는 무엇이었는지요?

A 연구 업적을 인정받아, 아시아 최초로 2014년에 다빈치(da Vinci) 수술로봇을 무상으로 기증받은 경험이 있습니다. 다빈치 로봇은 현재까지 전 세계 35개 대학에 기증되었으며, 저희 대학은 아시아 최초, 전 세계적으로 12번째로 기증받았습니다. 근데 로봇을 기증받고 보니 완제품이 아닌 모듈 형태로 와서, 이를 연결하고 작동시키는 데 6개월에서 1년이 소요되었습니다. 기본적인 실력과 기술이 없으면 기증을 받아 봐야 작동도 시키지 못하는 것이지요. 저는 10년 동안 수술로봇 분야를 연구해 왔으며, 아직 할 일이 많다고 생각합니다. 로봇 수술을 비

행기 조종간처럼 다양한 기능을 가진 손잡이로 제어하는 기술을 발표하였고, 현재는 입체 시야를 이용해 허공에서 손을 움직이며 수술하는 기술을 개발 중인데, 이 기술이 완성되면 수술 스테이션을 줄이고 의사의 피로도를 감소시킬 수 있을 것입니다.

Q 교수님의 전문 분야에서 꼭 해결했으면 하지만, 아직 해결하지 못한 난제는 어떤 것이 있나요?

A 인체공학을 충분히 고려한, 어느 정도 자동화가 된 수술로봇입니다. 비행기가 실제로는 자동으로 조종되지만, 조종사가 앉아서 제어를 하듯, 앞으로는 수술을 로봇이 진행하고, 의사가 옆에서 감독하는 형태가 될 수도 있습니다.

Q 교수님은 어떤 사람이 의과대학에 지원하는 것이 적절하다고 생각하시나요?

A 〈낭만닥터〉라는 드라마에 나오는 대사인데, 의사 사장님보다는 의사 선생님이 되려는 학생들이 지원해 주면 좋겠습니다.

Q 의과대학 진학을 고민하는 학생에게 조언 부탁드립니다.

A 앞으로 의사 사장님보다는 의사 선생님이 되어 주시면 좋겠습니다.

Q 의과대학을 제발 안 왔으면 하는 학생은?

A 처음부터 개업하고 돈 벌러 오지는 않았으면 좋겠습니다. 현재 체제로는 의대 정원을 늘려 봤자 강남에 미용 관련 개업의만 늘어날 거라고 생각합니다. 사실 우리나라에 흉부외과 의사가 적지 않거든요.

그 사람들이 전문의를 따고도 흉부외과를 안 하는 게 문제인 겁니다. 하지만 과거 엑스레이가 발견되면서 의학의 큰 변화가 오고, CT가 개발되면서 또 큰 변화가 온 것처럼 현재 상황으로 미래를 판단하는 것은 무리일 것이라 생각합니다. 인공지능이 많은 일을 하게 되고, 의료진은 관리를 주로하게 된다면 의료진의 숫자가 그렇게 많이 필요하지는 않게 될 것입니다. 고령화 시대를 고려하면 재활의학 의사가 많이 필요할 것으로 생각됩니다만, 인구 감소를 생각하면 또 그렇지만은 않은 것 같습니다. 상황은 변하게 되므로 적응력이 있는 학생이 의과대학을 지원하면 좋겠습니다.

의학교육학교실

의학교육학교실은 사회의 요구에 부응하는 좋은 의사를 양성하기 위한 의사 양성 제도, 학생 선발 정책, 의과대학 교육과정 개발과 평가, 학생 지도 체제, 졸업 후 교육, 평생교육, 교수 개발, 의과대학 및 병원의 조직 변화 등 의학 교육의 제반 영역을 연구 대상으로 하며, 우리나라 의학 교육 발전을 선도할 의학교육학 전공자를 육성하는 것을 사명으로 한다.

더불어 한국을 대표하는 의학 교육 단체인 한국의과대학의학전문대학원장협회, 의학교육학회 등을 활성화하는 일, 아시아 태평양 지역 개발도상국가의 보건의료 역량 강화를 기술적·제도적으로 지원하는 일에도 역점을 두고 있다.

의학교육학교실은 이승희, 윤현배 두 명의 교수진으로 구성되어 있으며, 의학 또는 교육학을 학부 전공으로 한 석박사 과정의 대학원생들이 연구와 정책 관련 과제를 수행하고 있다.

Q&A

의학교육학교실 × 윤현배 교수

Q 교수님의 전문 분야는 무엇이고 어떤 일을 하는지요?

A 저는 내과학을 전공한 후 의학교육학을 공부하여 현재는 의학교육자로 활동하고 있습니다. 의학교육학을 선택하게 된 계기는 개인적인 이유가 컸습니다. 고등학교 시절 문과와 이과를 일찍 결정했는데, 이과가 적성에 맞다고 생각했지만, 공부를 해보면서 문과에 더 큰 흥미를 느끼게 됐습니다. 고등학교 3학년 때 문과로 전과하고 싶었지만, 담임 선생님과 부모님의 반대로 이과를 계속하게 됐습니다. 부모님은 영문학을 전공한 아버지의 경험을 바탕으로 실용적인 학문을 권장하셨고, 이과와 문과의 경계에 있는 의대를 추천하셨습니다.

학생 시절에는 의대 공부가 힘들었지만, 임상 실습을 시작하면서 내과학에 흥미를 느꼈습니다. 그러나 자연과학이나 실험 연구에는 큰 흥미가 없었기 때문에 대학원 진학을 고민하던 중, 은사님께서 의학교육학을 추천해 주셨습니다. 전공의 시절 후배 전공의와 학생들을 가르치는 것을 좋아했기 때문에 의학교육학이 저에게 잘 맞는다는 것을 알게 되었고, 대학원에서 의학교육을 공부하게 되었습니다.

Q 교수님의 전문 분야에서 관심을 가지는 가장 흔한 대표적인 질환은 어떤 것이 있나요?

A 저는 질환을 직접 치료하거나 연구하지 않습니다. 대신 임상의사나 의학연구자로서 활약할 다음 세대를 양성하는 역할을 맡고 있습니다. 따라서 현재의 흔한 질환도 중요하지만, 앞으로 우리 사회에서 중요해질 질환이나 의료 문제에 관심을 가집니다. 대표적으로 고령화와 AI의 활용 등이 있습니다. 고령화로 인한 만성질환의 증가와 AI를 활용한 의료기술 발전은 앞으로 의학 분야에서 큰 영향을 미칠 것입니다.

Q 교수님의 전문 분야는 과거에는 어떠했고 미래에는 어떻게 변할 것으로 생각하시나요?

A 서구에서는 근대의학의 시작 시기부터 의학교육이 함께 발전했지만, 우리의 경우에는 근대 의학의 도입과 발전이 늦어 의학교육의 역사도 짧습니다. 하지만 전 세계적으로 의학이 급속도로 발전하고 있고, 사회도 그만큼 빠르게 변하고 있기 때문에 이에 대응하기 위한 의학교육의 역할도 점점 더 중요해질 것입니다. 미래에는 더욱 체계적이고 전문적인 교육 시스템이 필요할 것이며, 디지털 기술과 AI의 발전에 따라 교육 방법도 변화할 것입니다.

Q 어떤 관심과 능력을 가진 학생이 교수님의 전문 분야에 적절한지요?

A 의학에 대한 관심과 능력뿐만 아니라 사람과 사회에 대한 관심과 애정을 가진 학생에게 적합한 분야라고 생각합니다. 의학교육은 사회가 기대하는 의사를 양성하기 위해 사람을 키우는 일이기 때문입니다. 사람을 이해하고, 사회적인 문제에 관심을 가지며, 환자의 입장에서

생각할 수 있는 능력이 중요한 요소입니다. 또한, 교육에 대한 열정과 가르치는 능력도 필요합니다.

Q 교수님의 전문 분야를 하려면 어떤 과정을 거쳐야 하는지요?

A 반드시 의대를 졸업하고 의사가 되어야만 의학교육을 할 수 있는 것은 아니지만, 의학교육을 직접 경험한 의사는 의학교육을 이해하기 쉽습니다. 의대 졸업 후 바로 의학교육을 전공할 수도 있지만, 기초의학과 임상의학에서 경험을 쌓은 후에, 혹은 동시에 의학교육을 공부하는 것도 도움이 됩니다. 과거에는 교육자로서 가르치는 경험과 독학을 통해 의학교육을 터득했지만, 최근에는 석박사학위 과정을 통해 전공하는 경우가 많습니다. 또한 교육학 외에도 보건학, 의료관리학 등 다양한 관련 학문을 함께 공부하는 것도 도움이 됩니다.

Q 교수님의 전문 분야를 수련하고 나면 이후 진로는 어떻게 되나요?

A 대부분 대학교수가 됩니다. 다행히 아직까지 의학교육 분야의 기회가 많이 있습니다. 대학병원이나 의과대학에서 교육자로 활동하는 것은 물론, 의료 관련 연구소나 정부 기관에서도 중요한 역할을 할 수 있다고 생각합니다.

Q 연구 중 가장 보람찬 순간은 무엇이었나요?

A 주변에서 잘 안 될 것이라 지레 포기한 교육 프로젝트들을 성공적으로 실현했을 때 가장 큰 보람을 느낍니다. 예를 들어 새로운 교육 프로그램을 도입하여 학생들의 학습 성과가 향상되었거나, 학생들이 더 자신감 있게 임상 실습을 수행하게 되었을 때 큰 만족감을 느낍니

다. 즉, 교육을 개선하고 나아지는 방향으로 기여했다고 느낄 때가 가장 보람찹니다.

Q 교수님의 전문 분야에서 아직 해결하지 못한 난제는 어떤 것이 있나요?

A 의학교육에서 사회와 사람을 온전히 이해하고 올바른 방향에 대해 식견을 가지는 것은 매우 어렵습니다. 의학교육은 사회와 밀접하게 연관되어 있기 때문에 항상 고민이 많습니다. 예를 들어, 사람(학생)은 어떻게 변하는가? 사람(학생)은 교육으로 어디까지 달라질 수 있는가? 사람(학생)은 어떻게 평가해야 하는가? 이러한 근본적인 질문들에 대한 확신이 부족합니다. 따라서 학생들의 변화와 성장을 지속적으로 연구하고, 효과적인 교육 방법을 찾아내는 것이 중요한 과제입니다.

Q 의과대학에 적합한 학생은 어떤 사람인가요?

A 의학 분야는 매우 다양합니다. 진료, 연구, 교육, 보건행정 등 다양한 역할이 존재하며, 다양한 적성을 가진 학생들이 자신에게 맞는 진로를 찾을 수 있습니다. 그러나 이러한 역할들은 모두 사람의 건강을 향상하고 삶의 질을 개선하기 위한 목적을 가지고 있습니다. 이러한 목적에 대한 관심과 열정, 헌신이 가장 중요합니다. 또한, 끊임없이 배우고자 하는 자세와 도전 정신도 중요합니다. 의학은 빠르게 발전하는 분야이기 때문에, 지속적으로 새로운 지식을 습득하고 자신의 역량을 개발하려는 노력이 필요합니다.

Q 의과대학 진학을 고민하는 학생에게 주는 조언은 무엇인가요?

A 근대 의학은 과학을 기반으로 하지만, 근본적으로 사람의 치유를

지향하는 분야입니다. 의학은 생물학, 화학, 물리학, 면역학과 깊게 연관되어 있지만 서로 다른 분야입니다. 의학과 의료는 점점 더 사회적인 분야가 되고 있습니다. 의학의 과학적인 면만 바라보고(거기에다가 직업의 안정성과 부모님의 희망 사항만 더해진다면) 의과대학에 진학하면 나중에 혼란스러울 수 있고, 의사라는 직업에 회의가 생길 수 있습니다. 일찍부터 사람과 사회에 관심과 애정을 가지고 이를 놓치지 않기를 바랍니다. 아무리 노력해도 정말 사람이나 사회에는 도무지 관심과 애정이 생기지 않는다면, 진지하게 다른 분야를 고려해 보기 바랍니다. 의학은 과학적인 탐구와 더불어 인간의 삶과 건강에 대한 깊은 이해와 관심이 필요합니다.

Q 인문 분야에 관심이 큰 청소년에게 의과대학 지원을 권장하나요?

A 저는 인문 분야에 관심이 큰 청소년에게 의과대학 지원을 권장합니다. 의학은 사람과 사회에 밀접한 관련이 있는 학문이기 때문에 인문 분야에 관심이 있는 학생들에게도 매우 적합한 분야입니다. 지나치게 자연과학에만 관심이 있는 학생들은 오히려 조심할 필요가 있습니다. 의학은 자연과학에 뿌리를 두고 있지만, 사람 중심적인 학문입니다. 사람과 사회에 대한 관심을 가진 학생들이 더 많이 의대에 진학해야 합니다. 자연과학에 관심과 능력이 있는 학생들도 사람과 사회에 대한 관심을 잃지 않아야 합니다. 의학은 매우 다양하고 매력적인 분야로서 다양한 배경과 관심을 가진 학생들이 각자 할 역할이 있는 분야입니다.

성소수자 의학

윤현배 교수

Q 성소수자 의학이란 무엇인가요?

A 성소수자 의학은 성소수자들이 사회의 다수자와 마찬가지로 필요한 의료를 불편하지 않게 충분히 받을 수 있도록 지향하는 의학입니다. 성소수자는 성적인 특성에서 다수자가 아닌 소수자들을 의미합니다. 다수의 사람들은 타고난 성별에 불편함을 느끼지 않고 이성에 관심과 애정을 가지지만, 소수의 사람들은 타고난 성별에 불편함을 느끼거나 이성이 아닌 동성 혹은 양성에 이끌리기도 합니다. 성소수자는 우리 사회에 많이 존재하지만, 우리 사회나 의학은 그동안 성소수자에 대한 관심이 부족하거나 심지어 배척해 왔습니다. 성소수자 의학은 이러한 소수자들이 필요한 의료서비스를 받는 데 어려움이 없도록 하는 데 중점을 둡니다.

Q 성소수자 의학에 관심을 갖게 된 계기는 무엇인가요?

A 내과 전문의가 되고 전문적인 의학교육자가 된 지 한참 지나서야 성소수자들의 의료 이용이 눈에 들어오기 시작했습니다. 성소수자들은 성소수자 친화적인 병원과 의료진을 찾아 먼 거리를 이동하는 경우가 많았습니다. 제가 내과 전문의로서도 이 분야에 대한 준비가 전혀 되어 있지 않았다는 것을 깨달았고, 과거에 의대나 대학병원에서 관련 교육이나 수련을 받지 않았기 때문이라는 것을 알게 되었습니다. 20년 가까이 지난 지금도 관련 교육이 전혀 이루어지고 있지 않다는 사실에 충격을 받았고, 지금이라도 교육을 시작해야겠다고 결심하게 되었습니다.

Q 성소수자들의 의료 이용에 대해 말씀해 주세요.

A 우리나라에는 성소수자들이 갈 만한 병원이 많지 않습니다. 성소수자들도 일반인과 마찬가지로 감기, 당뇨, 고혈압, 암 등 다양한 질환에 걸릴 수 있습니다. 그러나 성소수자들은 진료 과정에서 자신의 정체성이 드러날 때 이를 편안하게 받아들이는 의료인을 찾기 어렵습니다. 진료와 관련이 있든 없든 성소수자라는 이유로 불편함을 느끼거나 모욕을 당하는 경우가 있기 때문에 일반적인 의료 이용에서도 불편감을 느낍니다. 특히 트랜스젠더는 호르몬 치료나 성전환 수술 등 특화된 의료서비스를 필요로 합니다. 그러나 이러한 서비스를 제공하는 의료기관이 매우 적습니다. 따라서 성소수자들은 일반적인 진료와 특화된 진료 모두에서 불편을 겪고 있습니다. 이는 단순히 의학적 문제라기보다는 사회적 문제가 더 큽

니다. 의료인도 사회 구성원의 일부이기 때문에 사회적인 변화가 필요합니다. 의료인은 환자와 더 밀접한 관계를 맺기 때문에 더욱 포용적인 자세가 필요합니다.

Q 가장 인상에 남은 성소수자 사례는 무엇이었나요?

A 잊히지 않는 일은, 우리나라에서 처음으로 성소수자 의료를 주제로 과목을 개설하고 첫 번째 수업을 시작하기 하루 전에 변희수 하사의 사망 소식을 들은 것입니다. 수업을 앞두고 들떠 있을 때였습니다. 그의 사망 소식을 듣고 나서 큰 충격을 받았습니다. 이러한 수업이 이미 늦었다는 것을 뼈아프게 깨닫게 되었고, 앞으로 성소수자의 희생과 고통을 줄이기 위해 더 열심히 노력해야겠다고 다짐하게 되었습니다. 제 신문 칼럼을 읽고 고맙다는 메일을 보내온 성소수자 의대생, 전공의들이 기억에 남습니다.

Q 청소년이 성소수자에 대해 어떤 태도를 가지는 것이 바람직하다고 생각하시는지요?

A 성소수자 당사자 혹은 정체성으로 고민하는 청소년들에게 먼저 말하고 싶습니다. 우리 사회가 변화가 더디기 때문에 상처를 받거나 혼란스러울 수 있습니다. 그러나 현대 의학에서는 성소수자를 더 이상 비정상이나 질병으로 보지 않습니다. 성소수자도 건강과 질 높은 삶을 누릴 수 있는 방향으로 의학이 발전하고 있습니다. 현재 어려움에 처해 있거나 도움이 필요하면 주저하지 말고 손을 내밀기 바랍니다. 모든 청소년에게 성소수자는 우리 사회 어디에나 존재한다고 말하고 싶습니다. 지금의 나일 수도 있고, 미래의 나일 수도 있습니다. 내 가족일 수도 있고 친구일 수도 있습니다. 우리는 모두 함께 어울려 살아갈 수 있습니다. 더불어 살아가기 위해 다 같이 노력하는 것이 중요합니다.

임상약리학교실

서울대학교 의과대학 임상약리학교실은 1946년 설립된 약리학교실에서 1980년대 말부터 분화된 임상약리 연구실을 중심으로 발전하여 2012년 독립적인 교실로 신설되었다.

임상약리학교실에서는 약물 반응 다양성의 원인에 대한 탐구에서 출발하여, 개인별 맞춤약물요법(personalized optimal pharmacotherapy)을 실현하고 약물요법의 효용을 극대화하기 위한 다양한 교육, 연구, 진료 활동을 수행하고 있다. 임상약리학 연구는 약동학, 약역학적 작용의 임상적 평가 및 유전적 다양성에 따른 약물 반응 차이에 대한 연구에 초점을 맞추고 있고, 임상시험 및 약물요법자문을 통한 실제 환자에의 적용에 이르는 폭넓은 약물 임상개발 및 적용 과정을 포함하고 있다. 또한 의약품 임상개발 및 약물요법 분야에서 전문적인 인력을 교육하고 리더로서 양성함으로써, 맞춤약물요법 실현에 한발 더 다가설 수 있는 토대를 마련하고 있다.

병원 측면에서는 1988년 서울대학교병원 약사위원회 산하 '임상약리학 전담반'으로 발족된 이래, 1994년 병원 정식 기구인 '임상약리실'로 조직화되었으며, TDM(Therapeutic Drug Monitoring) 등 맞춤약물요법 자문 업무 이외에도 1996년 설립된 임상시험센터의 주요 구성원으로서 초기 임상시험을 담당하는 등 그 역할이 점차 확대되었다. 이후 임상약리 전공자의 의약품 임상시험 및 맞춤약물요법 관련 전문가로서의 병원 내 역할 및 중요성이 점차 증가하면서, 2007년 진료부 '임상약리학과'로 승격되었다.

매년 20건 이상의 신규 신약임상개발 관련 프로젝트 및 10건 이상의 원내외 공동임상약물 연구를 수행하고 있으며, 연간 8,000여 건의 TDM 자문 및 5,000건 이상의 맞춤약물요법 자문 업무를 수행하고 있다.

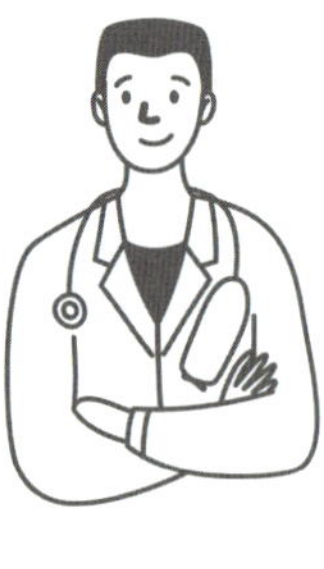

Q&A

임상약리학교실 × 유경상 교수

Q 교수님의 전문 분야는 무엇이고 어떤 일을 하시는지, 또 어떤 계기로 선택하게 되셨는지요?

A 저의 전문 분야는 임상약리학입니다. 약리학은 약물의 작용 원리를 연구하는 분야입니다. 전통적인 약리학은 주로 동물실험이나 분자생물학적 실험을 기반으로 연구를 진행합니다. 하지만 20세기 후반부터 이를 사람에게 적용할 수 있는 방법론이 발전하면서 '임상약리학'이라는 분야로 발전하게 되었습니다. 이는 환자에게 약물이 어떻게 잘 쓰일 수 있는지, 효과는 더 높이고 부작용은 줄이는 방법이 있는지 등을 사람을 대상으로 직접 연구하는 분야입니다.

저는 원래 연구에 관심이 많았습니다. 환자를 한 명씩 치료하는 것도 의미가 있지만, 환자 치료의 근거를 만드는 연구에 더 관심이 있었습니다. 그래서 학생 시절부터 기초의학에 관심을 가졌습니다. 하지만 동물실험이나 분자생물학 같은 기초연구보다는 환자에게 직접 도움이 되는 연구를 하고 싶었습니다. 그러던 중 임상약리학이라는 분야를 알게 되었고, 환자에게 직접 적용할 수 있는 연구를 할 수 있다는 점에서 매력을 느꼈습니다. 신상구 명예교수님께서 미국에서 돌아와 임상약리 연구실을 만드시고, 장인진 교수님과 일을 시작하셨던 초창기가 마침 제가 졸업반일 때였습니다. 따라서 저는 운 좋게 일반약리학이 아닌 임상약리학 단독 전공으로 시작한 국내 첫 세대가 되었습니다. 이후 임상약리학은 분야 확장에 따라 2007년 서울대학교병원에서 진료과로 승격되었고, 2012년 약리학교실에서 독립하게 되었습니다. 의과대학 임상약리학과 국내 약학대학에서 약을 바라보는 관점에는 약간 차이가 있다고 생각합니다. 약대에서는 일반적으로 약의 물질적 특성을 좀 더 중시하고, 의대에서는 좀 더 환자 입장에서 약을 바라봅니다. 임상시험의 연구책임자는 의사 면허가 있어야 하는데, 이는 환자를 대상으로 직접적인 치료 행위를 포함하기 때문입니다.

Q 교수님의 전문 분야에서 관심을 가지는 대표적인 질환이나 연구 주제는 무엇인가요?

A 신약후보물질이 식약처 승인을 받기 위해서는 임상적 근거가 필요하며, 이를 생성하는 대표적인 방법이 임상시험입니다. 여러 단계적 임상시험을 거쳐 새로운 약이 탄생하게 됩니다. 또 다른 주요 분야는 맞춤약물요법인데, 이는 이미 시판 허가된 의약품을 대상으로 환자별 특성을 고려하여 독성 대비 효과를 극대화할 수 있도록 새로운 근거를 만들고 이를 임상적으로 적용하는 연구입니다.

Q 교수님의 전문 분야는 과거에는 어떠하였고 미래에는 어떻게 변할 것으로 생각하시나요?

A 인간 수명이 늘어나면서 '질병 없는 건강한 삶'을 추구하게 되었고, 이를 구현하는 대표적인 방법이 의약품으로 질환을 치료하는 것입니다. 선진국일수록 바이오제약 산업이 활성화되고 있습니다. 최근 코로나19 팬데믹과 같은 상황에서 백신과 치료제가 중요한 무기였으며,

이런 약물에 대한 빠르고 정확한 임상적 평가는 국내외적으로 더욱 중요해질 것입니다.

Q 어떤 관심과 능력을 가진 학생이 교수님의 전문 분야에 적절한가요?

A 의약품의 임상적 평가 분야는 여러 전문가가 협력하여 연구 결과를 만들어 내야 합니다. 예를 들어, 임상시험은 연구자, 연구간호사, 연구코디네이터, 임상시험 관리약사, 의료기사, 연구행정 담당자, 자료관리 담당자, 통계 담당자 등이 함께 프로젝트를 진행하고, 제약기업 연구팀, 윤리위원회, 식약처와도 교신해야 합니다. 무엇보다도 연구대상자와의 소통이 중요합니다. 따라서 전문성은 기본이고, 사람들과 소통하여 협력할 수 있는 능력과 리더십이 필요합니다.

Q 교수님의 전문 분야를 하려면 어떤 과정을 거쳐야 하나요?

A 의과대학생이라면 의대 졸업, 인턴 과정 1년 수료 후 3년 레지던트 과정을 거쳐 인증의 자격시험을 보고 임상약리학 인증의를 취득합니다. 과거에는 거의 병행하여 대부분 박사학위를 취득하였지만, 최근에는 특히 제약회사나 바이오벤처로 진출하는 경우 인증의만 취득하는 경우도 있습니다.

Q 전문 분야를 수련하고 나면 이후 진로는 어떻게 되나요?

A 학계, 산업계, 정부 기관으로 진출할 수 있습니다. 학계에서는 대학병원 임상약리학과, 임상시험센터의 교수 및 임상연구자로 활동하며, 산업계에서는 국내외 제약회사, 바이오벤처, 연구수탁전문기관(CRO) 등에 진출합니다. 또한 식약처 등 유관 정부 기관으로 진출하

기도 합니다. 전에는 교직으로 진출하는 경우가 많았으나, 최근에는 국내외 제약회사나 바이오벤처기업으로 진출하는 경우도 많아졌습니다.

Q 연구 중 가장 보람찬 경험은 무엇인가요?

A 제가 연구한 신약후보물질들이 여러 과정을 거쳐 최종적으로 시판 허가를 받아 환자의 삶의 질을 향상시키는 신약으로 탄생하는 경우가 매우 기쁩니다. 특히, 저희 기관은 국내 신약 개발에서 선도적인 역할을 하여, 대다수 국내 개발 신약의 임상 개발 과정에 직간접적으로 참여하였습니다. 이러한 역할을 통해 많은 환자에게 실질적인 도움을 줄 수 있었던 점이 가장 큰 보람으로 다가옵니다.

Q 해결하고 싶은 난제는 무엇인가요?

A 현재의 의약품은 주로 먹거나 주사를 통해 전신에 투여되기 때문에, 의도치 않게 부작용이나 독성을 일으키기도 합니다. 예를 들어, 뇌나 심장에 작용하기를 기대하는 약물이 대사 과정에서 간독성을 나타내는 경우가 있습니다. 이를 근본적으로 해결하기 위해서는 약물이 몸에 들어와서 흡수되고 분포, 대사, 배설되는 전 과정을 통제해야 합니다. 하지만 현재의 기술로는 이 문제를 해결하는 것이 쉽지 않습니다. 따라서 향후 여러 분야의 전문가들이 협력하여 이러한 어려움을 풀어갈 수 있기를 희망합니다. 이러한 난제를 해결하는 것은 의약품 개발과 활용에서 중요한 진전이 될 것입니다.

Q 어떤 학생이 의과대학에 지원하는 것이 적절하다고 생각하시나요?

A 다른 사람에 대한 관심과 사회에 기여하고자 하는 의지가 큰 학

생이 의과대학에 지원하는 것이 바람직하다고 생각합니다. 의사는 환자와의 소통이 매우 중요하며, 다른 사람을 돕고자 하는 마음이 바탕에 있어야 합니다. 따라서 환자의 건강과 행복을 최우선으로 생각하고, 사회에 긍정적인 영향을 미치고자 하는 학생들이 의과대학에 진학하는 것이 좋습니다. 이러한 학생들이 의사로서 더 많은 환자들에게 진정한 도움을 줄 수 있을 것입니다.

Q 의과대학 진학을 고민하는 학생에게 주실 조언은 무엇인가요?

A '무엇이 되고자 하는가?'보다는 '무엇을 하고자 하는가?'에 대한 고민을 더 많이 하도록 권장합니다. 예를 들어, 대통령이 되고 싶다는 목표는 구체적으로 들릴 수 있지만, 왜 대통령이 되고자 하는지, 만약 된다면 실제로 누구를 위하여 무엇을 하겠다는 것인지 알 수 없습니다. 반면, 국민과 국가를 위해 헌신하겠다는 목표는 다양한 방법으로 실현될 수 있습니다. 덧붙이자면, 모든 의료가 디지털화되고 있는 시대에 기술의 발전을 따라가는 것도 중요하지만 의사의 본질은 변하지 않습니다. 이미 다가온 디지털 의학 시대에서도 의사의 본질, 즉 환자의 건강을 생각하고 고민하는 것은 변하지 않을 것입니다. 따라서 의과대학 진학을 고민하는 학생들은 기술과 환경이 빠르게 변화하더라도, 의사의 본질은 변하지 않는다는 점을 항상 염두에 두길 바랍니다.

Q 의과대학에 오지 않았으면 하는 학생은 어떤 사람인가요?

A 의사는 환자의 건강과 생명을 다루는 직업이므로, 정직하지 못하고 윤리적으로 문제가 있는 사람은 의과대학에 오지 않는 것이 좋습니다. 또한, 어떤 공동의 문제에 대하여 혼자서만 깊게 파고드는 성향

이 강한 학생도 의과대학에 적합하지 않을 수 있습니다. 의과대학에서의 연구는 대부분 융합형 연구이며, 팀워크가 필요합니다. 따라서 혼자서 연구하는 것이 좋은 학생은 자연과학 분야가 더 적합할 수 있습니다. 의과대학의 기초의학 연구도 대부분 팀으로 진행됩니다. 그리고 의과대학 졸업 후 지나치게 금전적인 성공만을 목표로 한다면, 본인도 불행하고 환자들에게도 좋지 않은 영향을 미칠 수 있습니다. 의대 진학은 직업적인 안정성이나 금전적인 욕구보다는 타인의 건강과 행복을 우선으로 생각하는 학생들에게 적합하다고 봅니다.

V

너무나 많은 의학의 전문과목들

임상의학 편

내과학교실

서울대 의과대학 내과학교실은 세계 최고 수준의 교육, 연구, 진료를 통하여 21세기 선진 의료를 선도하기 위해 노력하고 있다. 또한 기초 및 임상 연구를 통해 새로운 의학 기술을 개발하고, 새로운 치료 표준을 제시하는 데에 이바지하고 있으며, 혁신적인 의학 교육을 통한 우수한 의료진의 양성을 바탕으로 수준 높은 진료를 지향해 나가고 있다.

내과학교실은 연구 분야에 따라 호흡기내과, 순환기내과, 소화기내과, 혈액종양내과, 내분비대사내과, 알레르기내과, 신장내과, 감염내과, 류마티스내과의 9개 분과로 구성되어 있다. 교육에서는 의과대학 3학년 내과학 강의 및 실습, 세부전공별 대학원 강의 등을 개설하고, 특히 내과학 실습에서는 학생들이 병실에서 실제 입원환자를 배정받아 병동 교수님의 지도하에 실습하며, 각종 시술 참관 및 외래 참관을 시행하고 표준화된 환자 실습을 통하여 실제 진료 과정을 경험한다. 또한 매주 분과 집담회를 비롯한 Medical Grand Round를 통해 내과학의 최신 지견을 접할 기회를 제공한다.

서울대 의과대학 내과학교실은 지금까지 우리나라의 내과학을 이끌어 온 선구자였으며, 내과학의 발전을 위한 창의적인 연구, 양질의 의학 교육을 통한 인재 양성에 최선을 다하고 있다.

Q&A

호흡기내과 × 임재준 교수

Q 교수님의 전문 분야는 무엇이고 어떤 일을 하는지요? 그리고 교수님은 어떤 계기로 전공을 선택하게 되셨는지요?

A 소위 생명을 다루는 메이저과를 해야 한다고 생각하고, 외과보다는 적성에 맞는 내과를 선택했습니다. 내과 중에서도 호흡기내과를 선택한 이유는 호흡이 인간의 삶과 죽음을 결정하는 중요한 요소라고 생각했기 때문입니다. 호흡기내과는 폐렴, 폐결핵, 비결핵항산균 폐질환, 폐암, 천식, 만성폐쇄성폐질환, 기관지확장증, 폐섬유화증, 폐색전증, 폐고혈압 등 다양한 질병을 다룹니다.

Q 교수님의 전문 분야에서 가장 흔한 질병은 어떤 것이 있나요?

A 호흡기내과는 여러 질병을 다루는데, 첫 번째는 감염성 폐질환, 폐렴, 폐결핵이 있고, 두 번째는 폐종양, 세 번째는 기관지질환, 네 번째는 폐섬유화증, 다섯 번째는 폐혈관질환, 그 외 흉막질환도 있습니다. 저는 감염성 폐질환 중에서도 특히 폐결핵과 비결핵항산균 폐질환을 전공하고 있습니다. 특이하게도 우리나라는 결핵 발생률과 사망률이 높은데, 이유는 전쟁 후유증 때문입니다. 1950년에 발발한 전쟁으로 인한 피난 생활과 영양 부족이 결핵을 확산시켰고, 그때 감염된 노령층이 현재 면역력이 약해져 재활성화되고 있습니다. 그러니 결핵 문

제를 해결하려면 시간이 걸리겠지만, 현재의 진단 및 치료법 개선을 위한 노력이 필요합니다.

Q 교수님의 전문 분야는 과거에는 어떠하였고 미래에는 어떻게 변할 것으로 생각하시나요?

A 세균성폐렴은 항생제가 개발되면서 많이 극복이 되었습니다. 하지만 나이가 들어서 사망을 하는 경우, 많은 사례가 폐렴을 포함한 호흡기감염이 원인이 됩니다. 최근 비결핵항산균에 의한 감염도 늘어나고 있습니다. 비결핵항산균은 주로 물에 사는데, 샤워기를 통해 뿌려지는 물에서도 발견됩니다. 일반인들에게는 감염을 거의 일으키지 않지만, 기저질환이 있는 경우 호흡기감염으로 진행하는 경우가 있습니다.

Q 어떤 관심과 능력을 가진 학생이 교수님의 전문 분야에 적절한지요?

A 호흡기질환은 만성질환이므로 환자와 평생 같이 가는 경우가 많습니다. 충분한 의학적 지식은 기본이고, 환자에 대한 애정과 관심이 필요합니다. 그리고 관찰력과 집중력이 있어야 진찰, 특히 청진을 통해 적절한 정보를 얻을 수 있습니다.

Q 교수님의 전문 분야를 하려면 어떤 수련 과정을 거쳐야 하는지요?

A 내과 레지던트 3년, 전임의 과정 1년을 거쳐야 하며, 중환자 분야를 전공하려면 추가로 중환자의학과에서 1년 더 전임의 수련이 필요합니다.

Q 교수님의 전문 분야를 수련하고 나면 이후 진로는 어떻게 되나요?

A 어느 병원이든 호흡기내과는 기본이기 때문에, 대학병원, 종합병원, 의원 등 많은 진로가 있습니다. 최근에는 중환자전문의로 중환자실을 담당하기도 합니다. 물론 입원 전담의로 일할 수도 있습니다.

Q 교수님이 진료하시는 동안 가장 인상에 남는 케이스는 어떤 경우였나요?

A 비결핵항상균 환자들은 완치가 어려워서 10년 이상 열심히 치료받아도 결국 사망하는 경우가 있습니다. 항상 안타까운 마음입니다.

Q 교수님의 전문 분야에서 아직 해결하지 못한 난제는 어떤 것이 있나요?

A 비결핵항상균 폐질환은 웬만한 암보다도 더 예후가 안 좋은데, 아직 관심과 연구 투자도 적고, 약도 활발히 개발되지 않고 있습니다. 시급히 해결해야 할 문제입니다.

Q 교수님은 어떤 사람이 의과대학에 지원하는 것이 적절하다고 생각하시나요?

A 역시 첫 번째는 학습 능력입니다. 공부할 수 있는 능력이 있어야, 현재의 많은 의학 지식을 소화해 낼 수 있습니다. 또한 통합적으로 사고할 수 있어야 합니다. 두 번째는 따뜻한 마음입니다. 세 번째는 봉사정신입니다. 멀리 아프리카까지 가지는 않더라도, 기본적으로 의사라는 직업은 봉사를 전제로 한다는 점을 이해해야 합니다.

Q 의과대학 진학을 고민하는 학생에게 조언 부탁드립니다.

A 공부를 잘하는 능력과 환경을 갖춘 것은 행운이므로, 이를 환자를

도울 의무와 특권으로 이해해야 합니다. 안정된 직업으로서 의대를 선택하는 것이 아니라, 환자를 돕기 위해 의대를 선택하면 좋겠습니다.

Q 의대에 안 왔으면 하는 학생은?

A 경제적인 이유로 의과대학에 오는 경우라면 말리고 싶습니다. 그런 학생들은 창업 등을 통해 자신의 꿈을 이룰 수 있을 것이라고 생각합니다.

Q&A

순환기내과 × 임우현 교수

Q 교수님의 전문 분야는 무엇이고 어떤 일을 하는지요? 그리고 교수님은 어떤 계기로 전공을 선택하게 되셨는지요?

A 저는 순환기내과 교수로 근무 중입니다. 순환기내과는 내과의 여러 분과 중 하나로 심장 및 주요 혈관과 관련된 질환을 다루는 학문입니다. 관상동맥질환, 심부전, 판막질환 및 부정맥 등 다양한 심장 질환은 물론 대동맥, 폐동맥 그리고 말초혈관질환들의 진단 및 치료를 담당하고 있습니다. 순환기내과 분야 중에서도 부정맥 분야를 세부 전공으로 삼고 있습니다. 제가 순환기내과를 선택하는 데 결정적인 계기가 있었던 것은 아닙니다. 학생 및 인턴 시절을 돌이켜 보면 임상과를 하고 싶었고 약물 치료뿐만 아니라 시술적 또는 수술적 치료도 하고 싶었습니다. 순환기내과에서는 여러 질환에 대해 중재적 시술을 시행하고 있고 계속해서 새로운 시술이 개발되고 있어 제가 원하는 바에 부합했습니다.

Q 교수님의 전문 분야에서 가장 흔한 질병은 어떤 것이 있나요?

A 가장 흔한 질환으로는 고혈압이 있습니다. 다만, 고혈압은 전신 질환이라고도 할 수 있고 여러 과에서 진료를 하니, 심장 질환으로만 국한한다면 관상동맥질환이 가장 흔하지 않을까 싶습니다. 관상동맥

질환은 관상동맥의 협착 또는 폐쇄로 협심증 또는 심근경색증이 발생하는 질환입니다.

Q 교수님의 전문 분야는 과거에는 어떠했고 미래에는 어떻게 변할 것으로 생각하시나요?

A 사람들의 수명이 증가하고 생활 습관이 서구화되면서 최근 10~20년 동안 관상동맥질환의 발생이 기하급수적으로 증가했습니다. 이에 따라 관상동맥질환의 치료법도 함께 발전했습니다. 특히 약물방출 스텐트의 도입으로 관상동맥질환의 치료 성적이 눈에 띄게 향상되었습니다. 이와 함께 다양한 약제들이 개발되면서 심장 질환 환자들이 이전보다 훨씬 오래 살게 되었습니다. 다만 인구의 고령화로 심부전 및 부정맥의 발생은 꾸준히 증가하고 있습니다.

Q 어떤 관심과 능력을 가진 학생이 교수님의 전문 분야에 적절한지요?

A 순환기내과 분야는 어렵고 힘들 것이라고 생각하는 학생들이 많습니다. 그러나 순환기내과는 정상적인 의대 과정을 거쳤다면 누구나 도전할 수 있고 잘할 수 있는 학문이라고 생각합니다. 다만, 수련 과정이 다른 분야에 비해 조금 더 길고, 응급 상황이 종종 발생하는 등 힘든 부분도 있음을 고려해야 합니다. 심장학 수업이 흥미롭고 시술적 치료에도 관심이 있는 학생이라면 순환기내과를 장래 전공으로 고려해 보시기 바랍니다. 특히 심장은 생명과 직결되는 장기이기 때문에 치료를 통해 환자의 생명을 구하거나 오래 살 수 있도록 도와줄 수 있어 큰 보람과 긍지를 느낄 수 있습니다. 이러한 점들을 고려하여 많은 학생이 순환기내과를 장래 전공으로 선택하면 좋겠습니다.

Q 교수님의 전문 분야를 하려면 어떤 수련 과정을 거쳐야 하는지요?

A 내과 전공의 3년 수련 후 내과 전문의 자격증을 취득해야 합니다. 이후 순환기내과 전임의 과정에 지원해야 하는데 보통 수련 기간은 2년 정도입니다. 전공에 따라 1~2년 정도의 추가 수련이 필요한 경우가 있는데 부정맥 분야가 특히 그렇습니다.

Q 교수님의 전문 분야를 수련하고 나면 이후 진로는 어떻게 되나요?

A 순환기내과 수련을 마친 전임의는 대부분 대학병원 또는 종합병원으로 취직을 하게 됩니다. 물론 개업을 하는 경우도 있겠으나 개인병원에서 순환기내과 전문 진료를 행하는 데에는 한계가 있습니다.

Q 교수님이 진료하시는 동안 가장 인상에 남는 케이스는 어떤 경우였나요?

A 기억에 남는 환자들이 정말 많이 있습니다만, 최근 인상적이었던 분에 대해 말씀드리겠습니다. 환자 분께서는 7년 전쯤 외래에 내원했고 당시 연세가 97세였습니다. 심방세동이라는 부정맥이 발견되어 심박수 조절 및 항응고 치료를 시작했습니다. 잘 지내시던 중 어느 날 정신을 잃고 쓰러져 응급실에 내원했습니다. 검사 결과 실신의 원인은 빈맥-서맥 증후군일 것으로 추정되었습니다. 이에 심박동기 삽입이 필요하였으나 환자 및 보호자 모두 수술적 치료를 원치 않아 심박동기 삽입은 하지 않았습니다. 환자 분은 수개월 후 다시 실신이 발생하여 응급실에 다시 내원했고 결국 심박동기 삽입을 했습니다. 이후 6년 정도 잘 지내시다가 얼마 전 폐렴에 걸리셔서 104세의 연세로 돌아가셨습니다. 초고령화 사회를 목전에 둔 우리나라에서 초고령의 환자들을 얼마나 적극적으로 치료해야 하는지에 대해 고민하게 했던 케이스였습니다.

Q 교수님의 전문 분야에서 아직 해결하지 못한 난제는 어떤 것이 있나요?

A 해결하지 못한 난제들은 다양합니다만 대표적인 난제로 급성심장사를 꼽고 싶습니다. 기저심질환이 있는 환자들은 물론 특별한 질환이 없던 건강했던 일반인들에게서도 급성심장사가 발생할 수 있는데 아직 밝혀진 바가 많지 않은 상태입니다.

Q 교수님은 어떤 사람이 의과대학에 지원하는 것이 적절하다고 생각하시나요?

A 다양한 배경을 가지고 있는 사람들이 의과대학에 들어와 의학을 공부하고 의료계에 종사한다면 의학의 발전에 큰 도움이 될 것으로 생각됩니다. 다만, 환자를 진료하는 의사의 미덕으로는 성실성, 공감능력 그리고 항상 공부하는 자세가 꼭 필요하다고 생각합니다.

Q 마지막으로 의과대학 진학을 고민하는 학생에게 조언 부탁드립니다.

A 우리나라에서 의사라는 직업은 존경받고 안정적이며 돈을 많이 벌 수 있다고 생각해 왔습니다. 어느 정도 맞는 부분은 있지만 이러한 점만 생각하고 의사라는 직업을 택한다면 실망스러운 부분이 많을 것입니다. 특히, 의사가 되기 위해서는 10년이 넘는 시간을 공부하고 수련받아야 해서 본인 진로에 대한 확신이 그만큼 더 중요합니다. 따라서 부모님 등 주변의 권유도 많겠지만 본인이 정말 원하는 바인지 고민할 필요가 있습니다.

심폐소생술에 대해 알아야 할 것

임우현 교수

Ⓠ 심폐소생술의 기본 원리는 무엇인가요?

Ⓐ 심장의 박동과 호흡이 갑자기 멈추었을 때 실시하는 응급처치가 심폐소생술입니다. 심정지가 발생했을 때 아무런 조치를 취하지 않으면 4~5분 내에 뇌 손상이 일어나기 때문에 심정지 발생 직후 5분 내에 응급조치가 취해져야 합니다. 심폐소생술은 인공호흡과 가슴압박으로 구성되는데 특히 가슴압박이 중요합니다. 명치 위 가슴뼈 부위를 5센티미터 정도 깊이로 분당 100~120회 정도의 속도로 압박하면 심장이 바깥에서 눌리면서 수동적으로 피가 순환하게 됩니다.

Ⓠ 심폐소생술을 일반인들이 습득하는 것이 도움이 되나요? 근거가 되는 자료가 있나요?

Ⓐ 심정지 발생 직후 4~5분 내에 뇌 손상이 일어나기 때문에 심정지가 발생한 사람을 발견한다면 주변에 있는 사람들이 바로 심폐소생술을 시행하는 게 중요합니다. 119 구급대가 도착할 때까지 그리고 주변 응급실로 이송되어 적절한 치료를 받기 전까지 그 주변 사람들의 심폐소생술이 가장 중요합니다. 일반인을 대상으로 이를 교육하고 홍보한 결과 일반인 심폐소생술 시행률은 점차 증가하고 있고, 이에 따라 병원 밖 심정지 환자의 생존율도 지속적으로 증가하고 있습니다.

Ⓠ 막상 심폐소생술을 해야 하는 상황이 나에게 왔는데 잘못하면 어떡하나 걱정이 됩니다. 자주 하는 실수는 어떤 것이 있으며, 어떻게 해야 막을 수 있을까요?

Ⓐ 심폐소생이 발생하는 상황은 응급상황이므로 심폐소생술 전문가라고 해도 긴장하고 실수할 수 있습니다. 그런 상황이 발생할 경우 실수가 있을지라도 심폐소생술을 하는 것이 환자에게 훨씬 도움이 된다는 사실을 알아야 합니다. 자주 하는 실수로는 가슴압박을 충분히 깊게 하지 못하는 경우, 흉부 압박 속도가 느린 경우, 흉부압박 시 환자 가슴에 기대어 흉벽이 충분히 재확장되지 못하는 경우 등이 있습니다. 그리고 인공호흡을 잘못하는 경우는 흔한데 심폐소생술 경험이 많지 않다면 인공호흡을 섣불리 시도하지 않는 것이 좋습니다.

Q 심폐소생술로 생존하게 된 극적인 경우도 많겠지요?

A 심정지 환자가 주변인의 성공적인 심폐소생술 덕분에 생존하게 된 경우는 드물지 않게 보게 됩니다. 개인적으로 기억에 남는 경우는 초고령 환자 분이 심근경색증으로 심정지가 발생하였는데 보호자가 심폐소생술을 잘 시행해 주셨습니다. 심폐소생술 중 119에 인계되었고 응급실 내원 후 응급 시술 및 중환자실 치료를 받은 후 특별한 합병증 없이 퇴원했던 증례가 있습니다.

Q&A

소화기내과 × 안동원 교수

Q 교수님의 전문 분야는 무엇이고 어떤 일을 하는지요? 어떤 계기로 전공을 선택하게 되셨는지요?

A 저는 내과, 특히 소화기내과를 전문으로 하고 있습니다. 그리고 소화기내과 중에서는 췌장, 담낭, 담도 관련 질환의 진단과 치료를 주로 담당합니다. 다양한 검사 결과와 증상, 징후를 종합해서 분석하고 추리하여 진단을 내리는 내과의 특성에 흥미를 느껴 이 분야를 선택했습니다. 소화기내과는 내과 중에서 소화기 관련 장기를 모두 다룹니다. 소화기 관련 장기는 식도, 위, 소장, 대장, 간, 담낭, 담도, 그리고 췌장이 있습니다. 소화기내과를 선택한 계기는 친한 분들이 소화기내과에 있어서 평소 관심이 많았고, 진료에서 술기가 좀 더 많이 필요한 분야여서 흥미가 있었습니다. 특히 소화기내시경 시술이 많아 이 분야를 선택하게 되었습니다.

Q 교수님의 전문 분야에서 가장 흔한 질병은 어떤 것이 있나요?

A 소화기내과에서는 다양한 질병이 있지만, 특히 흔한 질병으로는 담낭 담석, 담관 담석으로 인한 급성 담낭염, 급성 담관염이 있습니다. 또한 급성 췌장염과 만성 췌장염, 췌장암, 담관암, 담낭암 등이 자주 발생하는 질환입니다. 이러한 질병들은 주로 소화기계의 문제로 인해

발생하며, 적절한 진단과 치료가 필요합니다.

Q 교수님의 전문 분야는 과거에는 어떠했고 미래에는 어떻게 변할 것으로 생각하시나요?

A 소화기 분야에서의 치료는 주로 내시경 치료와 항암 치료로 구성됩니다. 과거에는 내시경 치료가 대부분 담관, 담석에 대한 내시경 치료에 한정되었고, 췌장암 등에 사용할 수 있는 항암제도 1~2개에 불과했습니다. 하지만 최근에는 내시경 치료가 다양해져서 내시경초음파를 통한 췌장 괴사 치료, 담낭 배액술, 담관 배액술, 췌장 종양 치료 등을 할 수 있습니다. 또 췌장암, 담관암, 담낭암에 사용할 수 있는 효과적인 항암제가 많이 개발되어 치료 성과가 크게 개선되었습니다. 췌장암은 다른 암보다 예후가 매우 나쁘다 알려져 있지만, 조금씩 생존율이 개선되고 있습니다.

Q 어떤 관심과 능력을 가진 학생이 교수님의 전문 분야에 적절한지요?

A 처음에는 막막하더라도 꾸준히 한 우물을 팔 수 있는 끈기만 있으면 이 분야에 충분히 도전할 수 있습니다. 특히 이 분야에서는 내시경 치료가 큰 역할을 하므로 내시경 시술을 원활히 잘하기 위한 미세한 손 기술이 좋으면 도움이 되겠습니다.

Q 교수님의 전문 분야를 하려면 어떤 수련 과정을 거쳐야 하는지요?

A 의사 면허 취득 후 1년간 인턴, 3년간 전공의 수련 과정을 거쳐야 합니다. 이후 1~2년간 전임의 과정을 거쳐서 췌담도질환 전문 소화기내과 전문의사가 됩니다.

Q 교수님의 전문 분야를 수련하고 나면 이후 진로는 어떻게 되나요?

A 인턴, 전공의, 전임의 수련을 마치게 되면 대학병원 또는 2차 병원 스태프로 활동하게 됩니다. 대학병원에 취직하게 되면 대학병원에서 진료 업무 외에도, 해당 의과대학 학생을 가르치는 교육 업무도 같이 해야 하고, 의학 발전을 위한 지속적인 연구 업무도 수행해야 합니다.

Q 교수님이 진료하시는 동안 가장 인상에 남는(또는 가장 보람찬) 케이스는 어떤 경우였나요?

A 60세 중반의 남자 환자로 처음에는 혈관 침범이 심해 완치가 불가능해 보인 췌장암 환자가 있었습니다. 처음에 내시경 담관 배액술 과정에서 합병증으로 발생한 급성 췌장염 때문에 2개월간 매우 고생했으나 이를 극복하고 항암화학요법을 약 10차례 시행받았습니다. 이후 췌장암 혈관 침범이 좋아져서 완치 목적으로 수술을 시행하였고, 이후 약 6차례의 항암화학요법 이후 4년간 재발이 없어 거의 완치를 앞두고 있는 상태입니다. 처음에 고생했을 때부터 보았던 환자 분이라 결과가 좋아 매우 보람되었습니다.

Q 교수님의 전문 분야에서 아직 해결하지 못한 난제는 어떤 것이 있나요?

A 새로운 항암제 조합, 면역치료제, 표적치료제 등과 같은 여러 항암제 치료가 개발되어 시행되고 있으나, 아직 적지 않은(80~90퍼센트) 췌장암은 완치가 불가능합니다. 췌장암은 아직 조기 진단이 불가능하고, 암의 생물학적 특성상 초기 단계부터 전이를 잘하는 것으로 알려져 있습니다. 이를 찾아내고 막기 위한 분자유전적인 연구가 진행 중입니다.

과거에는 췌장암 치료를 위한 항암제가 하나밖에 없어서 생존이 쉽지 않았는데, 요즘은 다양한 항암제 조합을 통해 생존 기간이 조금씩 개선되고 있습니다. 그래도 장기 생존율은 낮아서 개선이 되어야 할 부분이 많습니다.

Q 어떤 사람이 의과대학에 지원하는 것이 적절하다고 생각하시나요?

A 의과대학 졸업 후 기초의학에서 임상의학까지 선택할 수 있는 분야가 다양하고, 임상의학 내에서도 요구되는 적성이 과마다 크게 다르므로, 공부에 흥미가 있는 사람이라면 자신에게 맞는 의학 내 분야를 찾는 것은 어렵지 않습니다. 가장 중요한 것은 사람들에게 도움을 주고 싶은 선한 마음과 꾸준히 한 우물을 팔 수 있는 끈기라고 생각됩니다.

Q 의과대학 진학을 고민하는 학생에게 조언 부탁드립니다.

A 공부를 좋아하고, 끈기가 있으며, 분석하고 스스로 찾아보는 것을 좋아하는 학생이 적합합니다. 사람들을 돕고자 하는 마음도 중요합니다. 기본적인 끈기와 공부를 좋아하는 것만 갖추면, 의과대학 졸업 후 자기 적성에 맞는 분야를 찾을 수 있습니다.

Q 의대에 안 왔으면 하는 학생은?

A 끈기 있게 공부해야 합니다. 지능이 높은 것도 좋지만, 끈기 있게 공부를 좋아하는 사람이 더 좋습니다. 각 분야마다 요구되는 특성이 다르지만, 꾸준히 공부해야 하는 점은 같습니다. 사람을 돕고자 하는 마음이 아주 중요합니다. 이는 의학을 공부하는 데 가장 기본적이고 중요한 요소입니다.

Q&A

혈액종양내과 × 박진현 교수

Q 교수님의 전문 분야는 무엇이고 어떤 일을 하는지요? 그리고 교수님은 어떤 계기로 전공을 선택하게 되셨는지요?

A 저는 내과 의사이고, 세부 전공은 혈액종양내과를 전공하고 있습니다. 흔히 말하는 '바이탈과', 환자 생명을 살리는 일을 하고 싶어서 내과를 선택하였습니다. 그리고 내과 수련 중에 암 환자들을 치료하는 혈액종양내과에 매력을 느껴서 선택하게 되었습니다. 서울대학교병원에서 전공의를 시작하고 처음 근무했던 병동이 종양내과 환자들이 많은 곳이었고, 자연스럽게 많이 접하게 되면서 관심을 가지게 되었습니다. 또 환자들이 치료를 통해 좋아지는 것을 보며 보람을 느끼게 되어 혈액종양내과를 선택하게 되었습니다.

Q 교수님의 전문 분야에서 가장 흔한 질병은 어떤 것이 있나요?

A 저는 혈액종양내과에서 종양 분야를 담당하고 있고, 종양에는 여러 가지 암종이 포함되어 있습니다. 제가 담당하는 질환 중 가장 흔한 질환은 유방암이고, 그 외에 대장암, 췌담도암, 비뇨암 환자들을 진료하고 있습니다. 사실 암이 어느 정도 진행된 환자를 보는 건 힘든 일입니다. 환자 분들은 희망적인 이야기를 먼저 원하시는데, 환자 분의 상황상 그럴 수 없을 때가 많습니다. 평균적으로 몇 개월 정도 사시는 경

우가 많다고 이야기하면 처음에는 다들 납득을 못 하십니다. 언젠가는 나빠지는 상황을 설명하기가 쉽지 않습니다.

Q 교수님의 전문 분야는 과거에는 어떠하였고 미래에는 어떻게 변할 것으로 생각하시나요?

A 혈액종양내과의 처음 시작은 굉장히 미미했습니다. 처음에는 쓸 수 있는 항암제도 많지 않았고 치료 효과도 크지 않았습니다. 그러나 알다시피 사망 원인 1위가 암입니다. 그러다 보니 많은 약제가 계속 개발되어 환자들의 항암치료 후 생존 기간이 현저히 늘어났습니다. 앞으로도 약제들이 많이 개발되어 환자들의 삶의 질 향상과 생존 기간 연장에 이바지할 것으로 보입니다. 미래에 발전 가능성이 매우 큰 분야입니다.

Q 어떤 관심과 능력을 가진 학생이 교수님의 전문 분야에 적절한지요?

A 암이라는 질환에도 관심을 가지고, 환자를 열심히 보는 학생이 적합합니다. 환자의 마지막 순간까지 함께해야 하는 분야이기에 환자와 관계를 잘 쌓아야 합니다. 그리고 책임감을 가져야 합니다.

Q 교수님의 전문 분야를 하려면 어떤 수련 과정을 거쳐야 하는지요?

A 내과 전공의 과정은 요즘 3년으로 축소되었습니다. 그리고 전공의가 끝나면 전임의를 보통 2년 정도 하게 됩니다. 전임의 기간에 혈액종양내과 환자들만 보면서 좀 더 전문적인 지식을 쌓게 됩니다.

Q 교수님의 전문 분야를 수련하고 나면 이후 진로는 어떻게 되나요?

A 암환자들은 보통 대학병원급 큰 병원에서 항암치료를 받게 됩니다. 그래서 전문 분야를 살리기 위해서 주로 대학병원에서 교수로 근무하게 됩니다.

Q 교수님이 진료하시는 동안 가장 인상에 남는(또는 가장 보람찬) 케이스는 어떤 경우였나요?

A 힘들게 치료받으셔도 많은 암환자는 결국 돌아가십니다. 환자들이 사망하는 것은 보호자들이 원하는 결과가 아니지만, 때로 환자분이 돌아가시고 난 이후에 가족이 외래로 찾아오셔서 그동안 감사했다는 인사를 하시기도 합니다. 그때 정말 큰 보람을 느낍니다. 또는 환자분이 직접 살려줘서 고맙다는 얘기도 하시는데 그때도 너무나 보람찬 순간입니다.

Q 교수님의 전문 분야에서 아직 해결하지 못한 난제는 어떤 것이 있나요?

A 해결이 쉽지 않겠지만, 암 정복이라는 과제가 있습니다. 암이라는 질환이 노화와 연관이 있어서 정복이란 단어가 적절치 않을 수도 있습니다. 고혈압약을 계속 먹으면서 잘 살아가듯, 암에 걸려 완전히 제거하지 않아도 암과 함께 살아가는 방법이 있었으면 좋겠습니다. 현재 일부 관련 약물이 개발되어 있지만, 내성이 생겨서 안 듣게 되는 경우가 대부분입니다.

Q 교수님은 어떤 사람이 의과대학에 지원하는 것이 적절하다고 생각하시나요?

A 똑똑하고 훌륭한 학생들이 의과대학에 많이 지원한다고 알고 있습니다. 물론 감사하고 좋은 일입니다. 다만 의사라는 직업이 책임감과 사명감을 가져야 하는 일이라는 것을 잘 알고 있는 사람이면 좋겠습니다.

Q 의과대학 진학을 고민하는 학생에게 조언 부탁드립니다.

A 의사라는 직업은 본인이 열심히 하면 다른 이들을 이롭게 할 수 있는 보람찬 직업이라고 생각합니다. 수련 과정이 힘들지만 환자들을 책임지기 위해서는 일정 수준 이상의 지식과 능력이 필요합니다. 의과대학 진학을 희망한다면 열심히 노력하여 좋은 결과를 얻으시길 바랍니다.

Q 의대에 안 왔으면 하는 학생들은?

A 책임감이 없는 사람입니다. 환자를 보면서 자기 책임과는 관련이 없다고 생각하면서 수동적으로만 임하는 경우가 있습니다. 하지만 의사는 책임감이 있어야 하고 문제가 있을 때 해결하려고 노력해야 합니다. 의사라는 직업이 돈을 많이 벌고 안정적인 것만은 아닐 수 있습니다. 거기에 따르는 책임과 힘든 과정이 있음을 잘 알았으면 합니다.

Q&A

내분비대사내과 × 문민경 교수

Q 교수님의 전문 분야는 무엇이고 어떤 일을 하는지요?

A 내분비대사내과에서 호르몬의 이상으로 발생하는 질병을 진단하고 치료하며, 내분비대사질환의 발생 기전과 치료 방법을 연구합니다. 내과는 사람을 총체적으로 돌보며 생명을 구할 수 있는 분야라 매력을 느꼈고, 그중 내분비대사학은 논리적인 피드백 메커니즘이 있어 질병의 진단과 치료가 이해하기 쉬워 좋아하게 되었습니다. 특히 이 분야에서 좋은 교수님들과 동료들을 만나 많은 영향을 받았습니다.

Q 교수님의 전문 분야에서 가장 흔한 질병은 어떤 것이 있나요?

A 당뇨병, 비만, 이상지질혈증과 같은 대사질환, 갑상선질환, 골다공증 등이 있습니다.

Q 교수님의 전문 분야는 과거에는 어떠하였고 미래에는 어떻게 변할 것으로 생각하시나요?

A 내분비대사 질환은 노화와 함께 발생하고 진행하는 질환으로 인간의 평균 수명이 길어지면서 점점 더 흔한 질병이 될 것으로 생각합니다. 특히 풍족한 식량, 고열량 음식에 대한 손쉬운 접근, 서구화된 식습관, 운동량 감소 등에 의한 비만의 증가와 평균 수명의 연장이 당

뇨병의 발생을 증가시킵니다. 하지만 한편으로는 당뇨병 치료의 발전으로 당뇨병을 가지고도 대부분 오래 살기 때문에 오랜 유병 기간으로 인해 필연적으로 당뇨병의 합병증도 증가하고 있습니다. 당뇨병의 유병 기간이 길어지면 인슐린을 분비하는 췌장의 베타세포 기능이 점점 더 감소하여 인슐린 등 더욱 고도화된 치료가 필요하게 됩니다. 이런 인슐린 치료에 도움을 주는 최첨단 기기인 연속혈당측정장치, 자동화된 인슐린 주입 알고리즘이 내장된 인슐린 펌프, 이 둘이 결합된 소위 인공췌장 등이 점점 더 많이 사용되게 될 것이고, 당뇨병의 치료 약제에 대한 연구 개발이 더 활발히 이루어질 것으로 생각합니다. 당뇨병 진단은 고혈당을 기준으로 하지만, 환자마다 다양한 스펙트럼이 있습니다. 현재는 일률적인 치료 방식을 사용하지만, 인공지능과 데이터 사이언스의 발전으로 환자 맞춤형 치료가 가능해질 것입니다. 인공지능을 활용한 인슐린 펌프나 인공췌장 기술이 발전하면, 식사나 운동에 맞추어 인슐린 용량을 종합적으로 조절할 수 있는 시스템이 나올 것입니다.

Q 어떤 관심과 능력을 가진 학생이 교수님의 전문 분야에 적절한지요?

A 내분비대사학은 논리적 사고를 요하는 분야입니다. 호르몬의 피드백 메커니즘을 이해하고, 증상과 진단에서 논리적으로 접근하는 것이 중요합니다. 연구와 임상을 병행할 수 있는 통합적 사고와 환자의 말을 경청하는 능력, 세심하고 꼼꼼한 성격이 필요합니다. 만성질환을 가진 환자와 오랜 기간 소통하고 관리하는 과정에서 환자의 불편함을 잘 이해하고, 중요한 증상을 파악하여 정확한 진단과 적절한 치료를 제공하는 것이 중요합니다.

Q 교수님의 전문 분야를 하려면 어떤 수련 과정을 거쳐야 하는지요?

A 의과대학을 졸업하고, 인턴 수련 과정 1년 후, 내과 전공의 3년을 거쳐 내과 전문의 시험을 통과하면 내과 전문의가 됩니다. 이후 내분비대사 전임의 1년 정도의 과정을 거치면 내분비대사내과 분과전문의가 됩니다.

Q 교수님의 전문 분야를 수련하고 나면 이후 진로는 어떻게 되나요?

A 저처럼 대학병원에 남아 진료, 연구, 교육을 병행하는 교수가 될 수 있고, 종합병원에 봉직의로 근무하기도 합니다. 연구에 좀 더 관심이 있는 경우는 의사과학자로 환자를 진료하지 않고, 대학에서 관련 연구를 하는 교수가 되기도 합니다. 연구가 적성이 아니라면 개원을 할 수도 있습니다. 당뇨병은 우리나라 30세 이상 성인 인구의 14퍼센트, 65세 이상 노인의 25퍼센트 이상이 갖고 있는 매우 흔한 질환이고, 갑상선질환도 매우 흔한 병으로 대상 환자는 매우 많은 편입니다. 최근 발전하는 테크놀로지에 관심이 있는 사람은 인공지능을 이용한 의료정보 혹은 기술개발 회사에서 일하거나 창업하는 경우도 있습니다.

Q 교수님이 진료하시는 동안 가장 인상에 남는 케이스는 어떤 경우였나요?

A 전공의 시절, 응급실에서 심정지 환자를 살린 경험이 기억에 남습니다. 여러 번의 심폐소생술 끝에 환자의 심박동이 돌아왔고, 응급 심혈관조영술을 받기 위해 서울대병원으로 이송하는 과정에서 구급차 안에서 계속 환자를 돌보며 서울대병원까지 무사히 도착하게 했습니다. 그 환자가 이후 건강하게 회복되어 퇴원했을 때 큰 보람을 느꼈습니다.

교수가 된 후에는 당뇨로 인해 양다리를 절단하게 된 30대 남자 환자가 기억에 남습니다. 당뇨병을 알면서도 치료하지 않아 혈당이 매우 높았고, 심한 감염으로 결국 양다리를 절단하게 되었습니다. 이후 그 환자는 당뇨병 관리를 철저히 하여 혈당 조절이 잘 되었지만, 젊은 나이에 다리를 잃은 것은 안타까웠습니다. 또 다른 기억에 남는 환자는 2세 때 당뇨병이 발병하여 20년 동안 잘 관리한 젊은 여성입니다. 당뇨병을 잘 관리하여 합병증이 하나도 없는 성인이 된 것을 보며 감동한 기억이 있습니다.

Q 교수님의 전문 분야에서 아직 해결하지 못한 난제는 어떤 것이 있나요?

A 당뇨병은 관리만 가능할 뿐 아직 완치는 되지 않고 있습니다. 개인마다 당뇨병의 종류와 반응이 다르기 때문에, 개인 맞춤형 치료법을 찾는 것이 큰 과제입니다. 의료 빅데이터를 활용하여 이를 해결하려고 노력하고 있지만 아직 갈 길이 멉니다. 합병증 치료 방법도 매우 부족합니다. 당뇨병에 의한 신장이나 신경 손상은 발생하고 나면 회복이 되지 않기 때문에 현재로서는 진행 속도를 늦추는 것이 최선입니다.

Q 교수님은 어떤 사람이 의과대학에 지원하는 것이 적절하다고 생각하시나요?

A 첫째로 의학은 지속적으로 변화하고 발전하며, 매우 깊고 넓은 학문입니다. 공부할 게 너무 많습니다. 그러니까 공부를 좋아하고 끈기 있게 할 수 있는 사람이어야 할 것 같습니다. 두 번째로 사람을 대상으로 하는 학문인 만큼 인간에 대한 존중, 예의와 사랑이 있는 사람이어야 할 것 같습니다. 셋째로 의학의 의미를 이해하는 사람이어야

할 것 같습니다. 개인적으로는 의학은 인간을 인간답게, 사랑하는 사람들과 행복하게 더 오래 지낼 수 있게 도와주는 학문이라 생각합니다. 이 가치를 위해 무거운 책임감과 사명감을 감수할 의지가 있는 사람이 의과대학에 지원하는 것이 적절하다고 생각합니다.

Q 의과대학 진학을 고민하는 학생에게 조언 부탁드립니다.

A 요즘 의사라는 직업에 대한 선호도가 굉장히 높은데, 의사는 경제적 안정과 많은 부를 얻기 위한 직업이 아닙니다. 인간의 생명과 건강을 지향하는 고귀한 직업으로, 때로는 본인의 희생을 요구받기도 합니다. 끊임없는 인내심과 책임감이 요구되는 힘들지만 의미 있는 직업입니다. 생사의 기로에 있는 환자를 살릴 수 있는 의사, 의학의 역사에 한 획을 긋는 연구 업적을 남길 수 있는 의사, 환자에게 감사받는 의사를 꿈꾸며 의과대학에 들어오시길 바랍니다.

Q 의과대학에 오지 않았으면 하는 학생은 어떤 학생인가요?

A 불성실한 학생과 돈을 많이 벌고 싶은 학생은 의과대학에 오지 않았으면 합니다. 의사는 사람을 살리는 일을 해야 하는데, 돈이 목적이 되면 문제가 될 수 있습니다. 경제적으로 성공할 수도 있겠지만, 그것이 목적이라면 다른 길을 선택하는 것이 좋다고 생각합니다.

Q&A

알레르기내과 × 양민석 교수

Q 교수님의 전문 분야는 무엇이고 어떤 일을 하는지요? 그리고 교수님은 어떤 계기로 전공을 선택하게 되셨는지요?

A 제 전공 분야는 알레르기내과이고, 영문으로는 Division of Allergy and Clinical Immunology, 즉 '알레르기와 임상면역학'입니다. 알레르기는 외부 물질에 대한 과도한 면역반응을 말하고 이런 원리로 생기는 질병을 알레르기질환이라고 합니다. 천식, 알레르기비염 등이 대표적인 알레르기질환입니다. 저는 학부 때부터 면역학에 관심이 많아 알레르기내과를 선택하게 되었습니다. 지금도 마찬가지이지만 당시에도 면역학은 첨단의 학문이었고, 학부의 여러 교수님들께서 면역학에 관심을 갖고 공부하면 나중에 도움을 받을 것이라 조언해 주셔서 관심을 갖게 되었습니다.

Q 교수님의 전문 분야에서 가장 흔한 질병은 어떤 것이 있나요?

A 알레르기내과에서 주로 진료하는 질병은 천식, 알레르기비염, 아토피피부염 등입니다. 특히 천식을 가장 중요한 질환으로 생각하고 있으며, 알레르기질환은 함께 생기는 경우가 많아서 환자 한 명이 여러 알레르기질환을 동시에 가진 경우가 흔합니다.

Q 교수님의 전문 분야는 과거에는 어떠하였고 미래에는 어떻게 변할 것으로 생각하시나요?

A 우리나라에서 알레르기학은 1970년대 초반부터 본격적으로 연구를 시작했으며, 1980년을 전후하여 독립된 내과의 분과로 자리잡았습니다. 최근 알레르기질환 치료에 대한 요구가 많아지면서 인지도가 높아지고 있습니다. 앞으로는 알레르기질환의 원리와 새로운 치료법이 개발될 것으로 기대되며, 알레르기내과 전문의가 많이 필요할 것입니다. 또한 약물 알레르기와 같은 분야에서도 많은 역할이 요구될 것입니다.

Q 과거에 사람들이 더럽게 살 때보다 알레르기나 아토피질환이 더 많아졌다고 하는데 사실인가요?

A 과거보다 알레르기가 늘어난 것은 사실입니다. 그 이유를 설명하는 이론으로 위생가설이 있습니다. 과거에는 어릴 때부터 각종 균에 노출되어서 우리 몸의 면역계가 튼튼했는데 요즘은 너무 깨끗한 환경에 살다 보니 면역계가 충분히 훈련을 받지 못해서 알레르기가 많아졌다고 하는 이론을 위생가설이라고 합니다. 위생가설은 아주 오래전에 제기된 학설이지만 최근에는 유전인자, 마이크로바이옴 등을 이용하여 위생가설을 새롭게 해석하려는 시도도 있습니다.

Q 어떤 관심과 능력을 가진 학생이 교수님의 전문 분야에 적절한지요?

A 알레르기내과의 가장 큰 특징은 '구체적인 원인을 찾아서 질병 치료에 이용하려 노력하는' 것이라고 생각합니다. 천식 환자에게 피부반응검사를 해서 집먼지진드기가 원인일 가능성이 있음을 확인한 후

에 집먼지진드기에 대한 면역치료를 시행하는 것처럼 말입니다.

이전에 국제학회에 참석했을 때 우연히 천식의 세계적인 권위자인 영국의 스티븐 홀게이트(Stephen Holgate) 교수님과 개인적인 대화를 나눌 기회가 있었습니다. 그때 홀게이트 교수님이 제게 전공을 즐겁게 수련하라면서 "우리 알레르기 전공의사는 원인을 찾는 탐정이다. 얼마나 재미있는 일인가?"라는 격려 말씀을 해주셨습니다. 이 말씀에서 생각할 수 있듯이 알레르기내과는 환자를 진단하고 치료하면서 어떤 물질이 이 환자에게 그런 질병을 가져왔는지 호기심을 갖고 추리하는 것에 관심이 있고 그런 추리를 할 수 있는 능력이 있는 학생들이 선택하면 좋은 전문 분야라고 생각합니다.

Q 교수님의 전문 분야를 하려면 어떤 수련 과정을 거쳐야 하는지요?

A 먼저 인턴 과정을 마치고 내과 전공의 수련 3년을 마쳐야 합니다. 이후 알레르기내과에서 전임의 수련을 1~2년 받고, 알레르기내과 분과전문의 시험에 합격하면 알레르기내과 분과전문의로 진료와 연구를 할 수 있습니다.

Q 교수님의 전문 분야를 수련하고 나면 이후 진로는 어떻게 되나요?

A 많은 분이 대학병원에 남아 진료, 연구, 교육을 하고 있으며, 개업을 하거나 제약회사, 연구소, 국가기관에서 일하는 경우도 있습니다.

Q 교수님이 진료하시는 동안 가장 인상에 남는 케이스는 어떤 경우였나요?

A 천식 발작이 지속적으로 발생한 환자가 있었는데, 철저히 병력을 파악해 보니 알레르기비염 증상이 심해져 천식이 조절되지 않았음을

알게 되었습니다. 비염을 치료한 후 천식 증상이 완전히 조절된 사례가 인상 깊었습니다.

Q 교수님의 전문 분야에서 아직 해결하지 못한 난제는 어떤 것이 있나요?

A 알레르기 분야에는 아직 해결되지 않은 부분이 너무나 많습니다. 반드시 원인을 확인해야 하는 약물 알레르기나 식품 알레르기의 경우, 피검사 등으로 비교적 쉽게 원인을 확인할 수 있는 경우는 극히 드뭅니다. 대부분 정확한 진단을 위해서는 알레르기의 원인이 될 것으로 추정되는 물질에 다시 노출을 시킨 후 같은 증상이 발생하는지 확인하는 유발검사를 해야 하는데, 상당한 위험성이 따르는 방법이라 유발검사를 대체할 수 있는 안전하고 정확한 방법의 개발이 절실합니다. 또한 원인을 알 수 있는 천식, 알레르기비염, 아토피피부염 같은 경우 약물치료뿐만 아니라 원인물질을 이용한 면역치료를 통해 질병의 근본적인 치료를 시도해 볼 수도 있지만, 그 과정이 번거롭고 기전이 정확히 밝혀져 있지 않아서 더 효율적으로 면역치료를 하는 방법의 개발이 필요한 상황입니다. 이러한 대표적인 경우를 제외하고도 면역결핍증의 관리 등 해결해야 할 문제가 너무나 많은 상황입니다.

Q 교수님은 어떤 사람이 의과대학에 지원하는 것이 적절하다고 생각하시나요?

A 의과대학은 공부해야 할 양이 많고 스트레스가 많기 때문에 공부를 잘하고 스트레스를 건강하게 관리할 수 있는 사람에게 적합합니다. 또한 다른 사람의 건강을 책임져야 하므로 책임감이 중요합니다. 그뿐만 아니라 의사는 환자의 치료에서 간호사나 임상병리사 등 진료에 함

께 참여하는 분들을 하나의 팀으로 잘 이끌고 가야 하는 리더의 역할을 해야 하기 때문에 리더십도 반드시 필요한 덕목이라고 생각합니다.

Q 의과대학 진학을 고민하는 학생에게 조언 부탁드립니다.

A 의학은 분명히 인생을 걸어볼 수 있는 매우 중요하고 좋은 학문입니다. 하지만 내가 더 관심 있고 즐거운 일이 있는데 그것을 포기하고 선택할 정도로 절대적으로 좋은 부분만 있는 것은 아닙니다. 본인의 적성을 고려해서 적성에 맞는 진로를 선택하는 것을 우선적으로 고려하였으면 좋겠습니다.

Q 의과대학에 안 왔으면 하는 학생은?

A 책임감 없는 학생들은 오지 않았으면 좋겠습니다. 의사로서 다른 사람의 건강을 책임지는 것은 매우 중요한 일입니다. 물론 개인의 사생활을 모두 포기하라는 뜻은 아니지만 근무 시간이 일정하게 정해져 있는 다른 직종과 똑같이 생각하고 행동해서는 의사의 직무를 수행하기 매우 어렵습니다. 이런 각오가 되어 있지 않은 학생이 임상의사를 하게 된다면 진료받는 환자나 의사 본인에게도 불행한 일이 될 것입니다.

Q&A

신장내과 × 오윤규 교수

Q 교수님의 전문 분야는 무엇이고 어떤 일을 하는지요?

A 내과 중에서도 콩팥(신장)이 나쁜 환자들을 진료하고 있습니다. 환자를 진료하는 데 많은 시간을 쓰고 있지만 병원 내에서 전임의, 전공의를 지도하고 의과대학 학생들도 가르치고 있습니다. 의학 연구를 하고 논문을 쓰는 일에도 적지 않은 시간을 들이고 있습니다. 내과에는 다양한 분과가 있는데, 신장내과는 다른 분과들과 달리 환자를 전체적으로 볼 수 있는 과라서 선택하게 되었습니다. 예를 들어 심장내과는 심장 혈관을 뚫는 등의 특정한 일을 깊이 파고드는 반면, 신장내과는 환자를 좀 더 전체적으로 볼 수 있는 기회를 제공합니다.

Q 교수님의 전문 분야에서 가장 흔한 질병은 어떤 것이 있나요?

A 만성 신장병이 가장 많은데, 만성 신장병의 주요 원인이 당뇨병이어서 당뇨병에 의해 신장이 나빠진 환자가 가장 많습니다.

Q 교수님의 전문 분야는 과거에는 어떠하였고 미래에는 어떻게 변할 것으로 생각하시나요?

A 과거에는 당뇨병, 고혈압을 가진 환자들이 일찍 사망하는 경우가 많았기 때문에 신장이 나빠질 때까지 생존하는 경우가 지금처럼 많지

않았습니다. 의학이 발전하고 고령화가 진행되면서 신장질환을 가진 환자 수가 늘어나고 있기 때문에 앞으로 우리나라가 고령사회가 되면 환자 수는 더 늘어나 국가적으로 큰 부담이 될 것으로 생각됩니다. 신장이 나빠져서 생존할 수 없게 되면 신장이식을 받거나 혈액투석을 받는데, 특히 신장이식은 혈액형이 맞지 않아도 이식을 하게 되는 등 환자 치료에 획기적인 발전이 있고 앞으로도 더 좋은 치료제가 개발될 것으로 기대하고 있습니다.

Q 어떤 관심과 능력을 가진 학생이 교수님의 전문 분야에 적절한지요?

A 만성 신장병은 단기간의 수술이나 약물치료로 해결되지 않고 한 번 진단을 받으면 평생 병원을 다니면서 치료를 받아야 하는 경우가 많습니다. 내게 온 환자를 책임져야 한다는 책임감이 중요하고 신장질환 이외에도 다른 신체적인 이상까지 세심하게 살필 수 있는 능력이 필요합니다.

Q 교수님의 전문 분야를 하려면 어떤 수련 과정을 거쳐야 하는지요?

A 의과대학을 졸업하고, 수련의, 내과 전공의, 신장내과 전임의를 해야 합니다.

Q 교수님의 전문 분야를 수련하고 나면 이후 진로는 어떻게 되나요?

A 많은 분이 2~3차 병원에서 일하고 대학병원에서 학생을 가르치면서 진료를 같이 보시는 분들도 많습니다. 일부 혈액투석실을 운영하는 개인병원을 개원하신 분들도 있습니다.

Q 교수님이 진료하시는 동안 가장 인상에 남는 케이스는 어떤 경우였나요?

A 최근에 아프리카의 한 국가에서 종교적인 이유로 탈출해서 한국에 난민 신청을 한 환자가 있었습니다. 신장이 매우 나빠져서 혈액투석을 당장 해야 할 정도였습니다. 부모는 그 나라에서 종교적인 이유로 다 돌아가셨고 한국에서 일하고 있는 동생 덕에 한국에 올 수 있었지만 한국 내 의료보험이 없는 관계로 비싼 치료비를 동생이 전부 부담할 수밖에 없습니다. 더 걱정인 것은 배 속에 덩어리가 있는데 암으로 의심되고 있는 상황이었습니다. 다행히 적십자병원에서 도움을 줘서 혈액투석을 받을 수 있게 되어 적십자병원에서 치료를 받고 있는 중입니다. 난민으로 받아들여지고 한국에서 6개월 이상 거주해야 의료보험 적용을 받을 수 있게 되어, 혈액투석도 부담 없이 하고 배 속에 있는 덩어리도 검사할 수 있을 텐데 그때까지 큰일이 생기지 않을까 걱정입니다.

Q 교수님의 전문 분야에서 아직 해결하지 못한 난제는 어떤 것이 있나요?

A 신장병이 생겨서 만성화되면 신장 기능이 회복되지 않고 계속 악화하는 경우가 많다는 점이 앞으로 해결해야 하는 난제입니다. 초기 몇 가지 신장병은 여러 치료로 나아지는 경우도 있지만, 당뇨로 인한 신장병은 아직 방법이 없습니다. 진행 속도를 늦추는 정도입니다. 다행인 것은 심장, 간장, 폐 등이 나빠져서 말기가 되면 이식을 받는 것 외에는 환자가 살 수 있는 방법이 없는데, 신장은 혈액투석이라는 방법이 있어 신장이 나빠져서 생기는 요독증으로 사망하는 경우는 거의 없다는 점입니다. 또한 신장은 두 개여서 건강한 가족으로부터 이식을 받을 수 있는 기회가 다른 장기보다 많습니다.

Q 어떤 사람이 의과대학에 지원하는 것이 적절하다고 생각하시나요?

A 의과대학에는 다양한 사람들이 와야 한다고 생각합니다. 지금은 공부를 잘하는 사람들 위주로 뽑지만, 의학 분야는 남의 말을 잘 들어주는 사람, 손재주가 좋은 사람, 데이터 분석을 잘하는 사람 등 그 안에서 자신의 장기를 살려 전공을 정할 수 있기 때문에 꼭 어떤 사람이라고 지정하는 것은 적당하지 않다고 생각합니다. 꼭 환자를 보지 않더라도 컴퓨터를 다루거나, 실험을 하거나, 학생을 교육하거나, 의료 정책을 수립하는 등 다양한 진로를 모색할 수 있습니다.

Q 의과대학 진학을 고민하는 학생에게 조언 부탁드립니다.

A 자신이 의사를 할 수 있는 사람인지 신중하게 생각해서 결정하기를 바랍니다. 어렵게 의과대학에 들어와서 공부를 마치고 전공의가 되어 막상 환자를 보기 시작한 지 1~2주만에 병원을 그만두는 경우가 매년 몇 명씩 발생합니다. 주위에서 권해서, 부모님의 기대 때문에 선택하는 것이 아니라 내가 남의 생명까지도 책임지고 진료할 수 있는 사람인지 스스로 잘 생각해 봐야 합니다.

Q 의과대학에 오지 않았으면 좋겠다고 생각하는 학생 유형이 있나요?

A 의과대학에 오는 것이 학생들의 선택이 아닌 가족이나 학교의 선택에 의해 결정되는 경우가 있습니다. 아무래도 자신의 생각이 아니라 남이 시켜서 오는 학생들은 적응하지 못하고 탈락할 가능성이 높습니다. 따라서 스스로 의지가 없는 학생들은 오지 않는 것이 좋습니다. 자기가 정말 의대를 가고 싶은지에 대해 생각해 보아야 합니다. 적성이 맞지 않으면 결국 실패합니다.

신장이식

오윤규 교수

Ⓠ 신장이식의 역사는 얼마나 되었나요?

Ⓐ 신장이식은 1954년에 하버드에서 처음 시행된 이후, 본격적으로 시행된 것은 1990년대와 2000년대입니다. 처음에는 면역반응 때문에 혈액형이나 조직형이 잘 맞는 사람들만을 대상으로 했으나, 현재는 혈액형이 맞지 않아도 이식이 가능해졌습니다.

Ⓠ 신장이식 후 평생 약을 먹어야 하나요?

Ⓐ 신장이식 후에는 평생 면역 억제제를 복용해야 합니다. 혈압약 같은 경우는 가끔 빼먹어도 괜찮지만, 면역 억제제는 한 번이라도 빼먹으면 거부 반응이 올 수 있기 때문에 철저하게 복용해야 합니다.

Ⓠ 신장이식을 위해 신장을 제공한 사람은 괜찮나요?

Ⓐ 신장이식을 위해 신장을 제공한 사람은 건강 검사를 통과한 경우이므로 큰 문제는 없습니다. 보통 신장 기능이 기존에 비해 60~70퍼센트 정도로 떨어지지만, 이는 생활하는 데 큰 지장이 없습니다. 신장을 제공한 사람들은 대부분 건강하게 잘 지내고 있습니다.

Ⓠ 신장이식 수술 시 왼쪽과 오른쪽 중 어느 쪽이 더 좋나요?

Ⓐ 수술적인 편리성 때문에 보통 왼쪽 신장을 더 많이 이식합니다. 그러나 특정한 경우에 따라 오른쪽 신장을 이식하기도 합니다.

Ⓠ 신장이식의 미래는 어떠한가요?

Ⓐ 신장이식 분야는 앞으로도 계속 발전할 것이며, 고령화가 진행됨에 따라 신장병 환자들도 늘어날 것입니다. 기술의 발전으로 더 많은 환자가 혜택을 받을 수 있을 것입니다.

Q&A

감염내과 × 방지환 교수

Q 교수님의 전문 분야는 무엇이고 어떤 일을 하는지요? 그리고 교수님은 어떤 계기로 전공을 선택하게 되셨는지요?

A 감염내과 의사는 바이러스, 세균, 곰팡이 등 미생물로 인한 질병을 진단하고 치료합니다. 대학병원에서 환자를 진료하는 의사들이 자주 말하는 것이 "이 환자 감염내과에 의뢰해 보자"입니다. 대학병원에서 감염질환은 중요한 합병증이며, 장기이식이나 면역치료의 중요한 부작용도 감염질환입니다. 어려운 환자가 많은 병원일수록 감염내과 의사를 찾게 됩니다. 이러한 매력 때문에 감염내과를 선택했습니다.

Q 교수님의 전문 분야에서 가장 흔한 질병은 어떤 것이 있나요?

A 대부분의 감염내과 의사들은 동료 의사들이 보는 환자들의 수술 부위 감염, 면역 억제에 의한 감염 등을 많이 진료합니다. 개인적으로는 후천성면역결핍증이 주전공입니다. 그 외에도 코로나19, 인플루엔자, 살인진드기병 등도 감염내과에서 진료합니다.

Q 교수님의 전문 분야는 과거에는 어떠하였고 미래에는 어떻게 변할 것으로 생각하시나요?

A 과거에 감염질환은 결핵, 장티푸스, 콜레라, 이질, 홍역 등과 같은

감염병이 중요했습니다. 그런데 이들 감염병 중의 상당수는 위생과 영양상태 개선, 예방접종 등을 통해 이전에 비해 심각성이 많이 줄었습니다. 고령화가 진행하고, 첨단 치료법이 등장하면 할수록 면역 저하 환자가 늘어나기 마련입니다. 앞으로 감염내과는 면역 저하 환자를 더 많이 보게 될 것 같습니다. 또, 주기적으로 유행하는 신종감염병도 감염내과가 주로 진료하게 될 것입니다.

Q 어떤 관심과 능력을 가진 학생이 교수님의 전문 분야에 적절한지요?

A 위에서 언급했듯이 감염내과 의사는 다른 동료 의사들이 진료하는 환자를 의뢰받아서 보는 경우가 많습니다. 따라서 특정 문제뿐 아니라 다양한 문제를 가진 환자를 전체적으로 봐야 하고, 동료들의 의뢰를 많이 받는 것을 감안하면 대인관계도 무난해야 합니다.

Q 교수님의 전문 분야를 하려면 어떤 수련 과정을 거쳐야 하는지요?

A 의과대학을 졸업하고, 인턴, 내과 전공의 과정을 마친 후에 감염내과 전임의 수련을 1년 이상 추가로 받아야 합니다.

Q 교수님의 전문 분야를 수련하고 나면 이후 진로는 어떻게 되나요?

A 감염내과 의사들은 다른 진료과 환자들을 의뢰받아서 보는 경우가 많습니다. 그렇기 때문에 여러 진료과가 갖춰진 규모가 큰 병원에서 근무하는 경우가 대부분입니다.

Q 교수님이 진료하시는 동안 가장 인상에 남는 케이스는 어떤 경우였나요?

A HIV(에이즈바이러스) 감염 환자들은 독한 약을 먹어야 한다는 편

견이 있는데, HIV 치료제는 매우 빠르게 발전하고 있습니다. 한 예로, 진단받은 지 오래된 HIV 환자가 과거에 사용하던 부작용이 많은 약을 꾸역꾸역 참고 드시고 있었습니다. 그분한테 요즘 부작용 적은 좋은 약이 많이 나왔으니까 약을 바꾸자고 해도 불안해서 약을 바꾸려고 하지 않았습니다. 여러 번 설득한 뒤에야 겨우 최근에 나온 약으로 치료제를 변경했습니다. 그랬더니 나중에 그분이 제 앞에서 펑펑 울면서 하시는 말씀이 "나는 HIV라는 천형을 받아서 힘든 약을 평생 먹어야 하는 줄 알았는데, 이렇게 편하고 좋은 약이 있었는데 그걸 모르고 그동안 혼자 마음고생하면서 살아왔던 시간이 서러워서 자꾸 눈물이 나온다"라고 하셨습니다.

Q 교수님의 전문 분야에서 아직 해결하지 못한 난제는 어떤 것이 있나요?

A HIV 치료제가 많이 좋아졌지만 약을 중단하면 다시 질병이 진행합니다. 즉, 약으로 조절은 가능하지만 완치는 불가능합니다. HIV 완치제 개발, HIV 예방백신 개발 등이 가장 어려운 난제들입니다. 우리나라에서는 HIV 진단율이 낮습니다. 전 세계적으로는 진단율이 89~90퍼센트 정도인데, 우리나라는 60~70퍼센트 정도로 추정됩니다. 하지만 진단이 된 환자들은 치료를 잘 받고 있습니다.

Q 교수님은 어떤 사람이 의과대학에 지원하는 것이 적절하다고 생각하시나요?

A 임상의사는 환자, 동료 의사, 간호사를 포함한 다른 직역의 직원들과 같이 일을 할 수밖에 없습니다. 그렇기 때문에 다른 사람과 소통에 문제가 없어야겠죠. 만일 환자 진료보다는 기초연구에 관심이 많은

의과학자 의사가 되려는 사람이라면 리더십이 있어야 합니다. 의과학자는 해당 연구팀의 리더 역할을 해야 하기 때문입니다.

Q 의과대학 진학을 고민하는 학생에게 조언 부탁드립니다.

A 전공을 결정할 때 현실적으로 중요한 것이 학업 성적, 적성, 소질 등일 것입니다. 그런데 학교 공부만 하고 그 외의 경험이 적은 학생들이 본인의 적성과 소질을 파악한다는 것은 불가능한 경우가 대부분입니다. 꼭 의과대학뿐 아니라 본인이 선택했든 아니면 어쩔 수 없이 그렇게 됐든, 열심히 하는 것이 중요합니다. 열심히 하다 보면 해당 분야에 대한 깊이가 생기고, 그러다 보면 흥미도 생기기 마련입니다. 그렇게 흥미가 생기면 더 잘할 수 있게 될 것이고, 그렇게 되면 본인에게 더 많은 기회가 생기기 마련입니다.

Q 어떤 학생들이 의과대학에 오지 않았으면 좋겠습니까?

A 책임감이 없는 사람들입니다. 의사는 환자를 보는 직업이기 때문에 최소한의 책임감은 필수적입니다. 책임감이 없는 사람들은 의과대학에 오지 않는 것이 좋겠습니다.

코로나19 팬데믹과 감염병

방지환 교수

Ⓠ 코로나19 팬데믹을 지내면서 힘드신 점은 없으셨는지요?

Ⓐ 당연히 이전에 비해서 바쁘고 몸도 힘들었습니다. 하지만 감염내과 의사가 항상 힘들고 바쁜 것은 아닙니다. 그리고 이런 과정이 있었으니까 일반인들이 감염병 대응이 중요하다는 것을 알게 되었다고 생각합니다.

Ⓠ 코로나19 이외 우리를 위협할 수 있는 새로운 감염성 질환은 어떤 것이 예상되시는지요?

Ⓐ 어떤 감염병이 새로 나타날지는 아무도 모릅니다. 다만, 새로운 감염병 대부분은 동물에게 있던 미생물이 넘어오는 것입니다. 야생동물의 서식지가 줄어들고 있고 인간이 야생동물의 영역까지 침범하고 있습니다. 그리고 야생동물을 모아서 사육하거나 거래하는 일도 많습니다. 이런 이유로 야생동물에게 서식하던 미생물이 인간에게 넘어와서 새로운 감염병 유행을 일으킬 확률은 점점 늘어나고 있습니다. 에이즈, 사스, 신종플루, 메르스, 코로나19, 엠폭스 등 최근에 문제가 된 신종감염병 대부분이 야생동물에게서 넘어온 미생물이 원인이었습니다.

Ⓠ 어떻게 해야 이번과 같은 코로나 사태를 예방할 수 있을지요?

Ⓐ 위에서 언급한 것처럼 신종감염병 대부분이 야생동물에게서 넘어온 것입니다. 그렇기 때문에 가장 근본적인 방법은 인간과 야생동물의 영역에 대한 구분입니다. 그런데 이건 현실적으로 힘든 경우가 많겠죠. 존 스노우(John Snow)라는 의사는 오염된 물을 통해서 콜레라가 전파된다는 것을 밝혔고, 그의 주장에 따라 상하수도를 정비함으로써 콜레라 유행이 해결되었습니다. 그리고 이그나즈 제멜바이스(Ignaz Semmelweiss)는 오염된 손이 의료 관련 감염의 원인이 될 수 있다는 것을 밝혔고, 그의 주장에 따라서 손 위생을 통해 의료 관련 감염을 줄일 수 있었습니다. 이번 코로나19의 경우는 환기의 중요성을 깨닫게 했습니다. 코로나19와 같은 호흡기 바이러스 질환의 집단 발병을 줄이려면 앞으로 건물을 지을 때 환기에 더 신경 써야 합니다.

Q&A

류마티스내과 × 이은영 교수

Q 교수님의 전문 분야는 무엇이고 어떤 일을 하는지요? 그리고 교수님은 어떤 계기로 전공을 선택하게 되셨는지요?

A 류마티스내과는 주로 전신을 침범하는 자가면역질환을 다루는 진료과로 류마티스관절염, 척추관절염, 전신홍반루푸스, 쇼그렌증후군, 전신경화증, 염증성 근육염 등과 같이 다양한 관절, 근육, 장기 침범을 보이는 만성질환 환자들을 보게 됩니다. 류마티스내과에서 다루는 질환들은 특정 장기에 국한되어 있지 않고, 전신을 침범하는 경우가 대부분이고, 진단을 하는 방법도 까다롭고 다양합니다. 어찌 보면 우리가 아직 그 원인을 잘 알지 못하는 질환들을 분류해 놓은 것이라고 할 수도 있습니다. 이러한 질환들은 우리 몸의 면역계가 외부의 항원이 아닌 자가 항원에 대해 반응하고 이에 대한 자가 항체를 생성하거나, 면역세포가 자기 항원을 인지하여 공격하는 것으로부터 시작되는데, 그런 의미에서 인체의 면역반응을 조절하고 균형을 유지하는 것이 얼마나 중요한지를 보여 주기도 합니다. 사실 전공을 선택하게 된 계기는 어찌 보면 아직 우리가 잘 모르는 드문 질환들에 대한 진단, 치료적 접근이 궁금했고, 이에 대한 연구도 해보고 싶었기 때문이었던 것 같습니다. 자가면역질환은 면역계가 외부에서 들어온 물질을 방어하다가, 자기 자신의 세포와 유사한 단백질을 공격하면서 발생하는 질환입니

다. 몸에서 생성된 항체나 면역반응이 오히려 자기 자신을 공격하게 되는 상태입니다. 흡연은 자가면역질환의 발생에 영향을 줍니다. 단백질변형을 일으켜서 그런 것 같습니다.

Q 교수님의 전문 분야에서 가장 흔한 질병은 어떤 것이 있나요?

A 만성 염증성 관절염 중에서 가장 흔한 질환은 류마티스관절염입니다. 우리나라의 경우 전 인구의 0.2~0.5퍼센트 정도를 차지한다고 생각하고 있습니다. 여성에서 좀 더 흔하고 발병은 30~50대 정도에 시작하는 경우가 많고, 만성질환이다 보니 유병률은 연령이 증가할수록 높아집니다.

Q 교수님의 전문 분야는 과거에는 어떠하였고 미래에는 어떻게 변할 것으로 생각하시나요?

A 류마티스 질환으로 추정되는 근골격계 질환에 대한 기술은 기원전 기록에서도 찾아볼 수 있으나, 류마티스학이라는 학문이 어느 정도 시작된 것은 19세기 이후로 비교적 역사가 짧은 학문입니다. 비교적 최근까지도 경험적 접근에 의한 진단과 대증적 치료가 수행되었고, 이후 근거 중심의 의학으로 발전을 해왔습니다. 그러나 1980년대부터 질환의 원인과 병태생리에 대한 연구들이 매우 활발히 이루어지면서, 1990년대 후반부터 특정 염증 물질이나 세포를 표적으로 한 치료제들이 개발되게 되었고, 이러한 치료제들은 환자들의 삶의 질을 바꾸는데 매우 큰 역할을 하게 되었습니다.

현재도 많은 치료제가 다양한 류마티스 질환을 타깃으로 개발되고 있는데, 미래에는 좀 더 개인에 맞춘, 즉 개인의 유전적 부분, 환경적 부분, 질환 상태 등을 고려한 정밀치료가 개발되기를 기대하고, 나아가 질환의 발생을 예측하고 예방할 수 있는 시대가 오지 않을까 생각합니다.

Q 어떤 관심과 능력을 가진 학생이 교수님의 전문 분야에 적절한지요?

A 류마티스 질환들은 밖으로 보이는 여러 임상 증상들을 통해 몸 안에서 벌어지고 있는 문제들을 추론하고 상상해야 하는 경우들이 많습니다. 상상력과 응용력이 풍부한 학생이면 더욱 좋을 것으로 생각됩니다. 또한 대부분이 만성적으로 진행하는 질환들이어서 환자에 대한 이해와 배려, 인내심이 필요하겠습니다.

Q 교수님의 전문 분야를 하려면 어떤 수련 과정을 거쳐야 하는지요?

A 보통 내과 전공의를 거치고 난 후 류마티스내과 전임의를 하게 됩니다. 대부분 2년 정도의 전임의 기간을 거치고 3년째에 류마티스내과 분과전문의 시험을 치르게 되고, 이때 류마티스내과 분과전문의를 취득하게 됩니다.

Q 교수님의 전문 분야를 수련하고 나면 이후 진로는 어떻게 되나요?

A 아직 한국도 그렇고, 전 세계적으로도 류마티스내과 의사의 숫자는 많지 않습니다. 한국의 류마티스내과 전문의는 아직 500명이 안 되며, 상당히 많은 전문의는 2차 및 3차 병원, 상급 종합병원 등에서 근무하는 경우가 많습니다. 일부 교수들은 환자 진료보다 면역 연구 쪽에 더 많은 시간을 투자하는 경우들도 있습니다. 개원의들도 최근 좀 늘고 있는데, 대부분 본인의 전문 분야(류마티스 질환)에 대한 질환을 보

고 있습니다.

Q 교수님이 진료하시는 동안 가장 인상에 남는(또는 가장 보람찬) 케이스는 어떤 경우였나요?

A 사실 제가 보는 질환들이 비교적 희귀 난치 질환들이 많습니다만, 가장 기억에 남는 사례는 gain of function STAT1 mutation이라고 하는 전 세계적으로도 희귀한 질환을 가지고 있던 환자였습니다. 질환을 진단하기까지 정말 오랜 시간과 노력이 들기도 하였지만, 이 환자를 통해 서울대학교병원, 미국의 NIH, 보스턴 어린이 병원(Boston children's hospital) 등과 협력이 이루어졌고, 환자와 보호자의 의지, 의료진들의 포기하지 않는 노력이 얼마나 큰 의미를 지니는지를 깨닫게 해주었습니다.

Q 교수님의 전문 분야에서 아직 해결하지 못한 난제는 어떤 것이 있나요?

A 사실 해결하지 못한 부분들이 아직 많이 남아 있습니다. 예를 들면, 질환을 잘 조절할 수 있다고는 하지만 약제를 언제까지 사용해야 하는지, 어떻게 하면 완치를 할 수 있는지, 어떻게 하면 예방할 수 있는지 등 좀 더 근본적인 접근이 반드시 필요하다고 생각됩니다. 아마, 현재 하고 있는 여러 연구들을 통해 하나씩 하나씩 해결해 나갈 수 있을 것이라 생각됩니다. 인간의 면역계 변화를 종적으로 관찰하여 면역의 변화를 지도화하는 작업이 필요합니다. 이는 면역노화와 관련이 있으며, 태어나서 죽을 때까지의 변화를 추적하는 것이 중요합니다.

Q 교수님은 어떤 사람이 의과대학에 지원하는 것이 적절하다고 생각하시나요?

A 제가 늘 갖고 있는 의과대학에 적합한 학생은 '버틸 수 있는 사람', '포기하지 않는 사람'이라고 생각합니다. 특히, 응용력과 인문학적 소양이 필요합니다.

Q 의과대학 진학을 고민하는 학생에게 조언 부탁드립니다.

A 점점 많은 학생이 의과대학 진학을 원하고 있는 시대입니다. 아마도 비교적 안정적인 직업이기도 하고, 기본적으로 사람을 치료하는 '좋은 일'을 직업으로 할 수 있다는 점에서 저 역시도 이 직업을 선택한 것을 후회해 본 적이 없습니다. 하지만 그보다도 의과대학에 진학하려는 학생들에게 좀 더 큰 꿈을 가지라고 얘기하고 싶습니다. 연구하는 의사, 보건의료 정책을 시행하는 의사, 해외 및 지역 의료봉사를 주로 하는 의사 등 매우 다양한 선택을 할 수 있음을 염두에 두고 시야를 넓혀 고민하시기 바랍니다.

Q 의과대학에 안 왔으면 하는 학생은 어떤 학생인가요?

A 많은 것을 외워야 하는데 이를 어려워하는 학생들, 응용력이 부족한 학생들은 의과대학에서 힘들어할 수 있습니다. 인문학적 소양이 부족한 학생들도 어려움을 겪을 수 있습니다.

외과학교실

외과학교실은 해방 직후인 1946년 서울대학교가 설립되면서 현재의 모습을 갖추었다. 1960~1970년대에 흉부외과, 신경외과, 정형외과, 성형외과 등이 분리되면서 '일반외과'로 불렸으나 2002년부터 다시 원래 이름인 '외과학교실'을 공식 명칭으로 사용하고 있다. 간담췌외과, 위장관외과, 대장항문외과, 유방내분비외과, 이식혈관외과, 소아외과의 6개 분과로 구성되어 있다.

학생 교육을 위해 의과대학 2학년 통합 강의, 3학년 외과학 강의, 대학원 외과학 강의 등을 개설하고 있다. 의과대학 3학년의 외과학 실습에서는 학생들이 실제 환자를 배정받아 진단 및 치료에 참여케 하고, 최첨단 화상강의 시스템을 이용한 수술 장면 중계를 통하여 학생들에게 실제적인 외과적 치료 과정을 경험하도록 하고 있다. 또한 매주 Surgical Grand Round를 비롯한 다양한 집담회를 통해 외과학의 최신 지견을 나누고, 이를 통해 학생과 전공의 교육에도 힘쓰고 있다.

외과학교실은 각종 암 수술과 치료, 장기이식 등 여러 분야에서 세계적인 수준의 경험과 기술을 가지고 있다. 연구 면에서는 서울의대 암연구소 및 임상의학연구소에 다수의 연구실을 운영하면서 도전적이고 진취적으로 임상 및 기초연구에 심혈을 기울이고 있다.

Q&A

간담췌외과 × 임창섭 교수

Q 교수님의 전문 분야는 무엇이고 어떤 일을 하는지요? 그리고 교수님은 어떤 계기로 전공을 선택하게 되셨는지요?

A 제 전문 분야는 간담췌외과이고, 간, 담도, 췌장 부위에 발생한 양성, 악성 질환을 수술로 치료하는 일을 담당하고 있습니다. 이 전공을 선택한 계기는 외과의 여러 분야 중에서도 가장 폭넓은 질환을 치료할 수 있고, 아직까지 가장 치료가 어려운(완치율이 낮은) 질환들을 주로 치료하는 파트이며, 치료를 위해서 시행하는 수술이 가장 어렵고 난이도가 높은 수술 중 하나라는 점에서였습니다. 육체적으로 좀 힘들지만 보람이 있는 일입니다.

Q 교수님의 전문 분야에서 가장 흔한 질병은 어떤 것이 있나요?

A 담석증은 우리나라 전체 인구 중 약 2퍼센트 정도가 보유하고 있는 질환이고, 계속 증가 추세를 보이고 있는 질병입니다. 무증상도 80퍼센트 내외로 많지만 복통, 특히 식사 후에 소화불량, 우상 복부 통증을 호소하여 오시는 경우가 있습니다. 악성 질환 그러니까 암 중에서 흔히 다루는 질병은 췌장암, 담도암, 담낭암 등입니다. 우리나라에서 남녀를 통틀어 발생빈도가 8위, 9위를 차지하는 암들이라 빈도 자체가 높지는 않지만, 발생빈도가 지속적으로 증가하고 있는 암들이고,

생존율이 조금씩 증가하고는 있지만 현재까지는 완치율이 매우 낮은 암들입니다.

Q 교수님의 전문 분야는 과거에는 어떠하였고 미래에는 어떻게 변할 것으로 생각하시나요?

A 암과 관련해서는 진단 당시에 이미 많이 진행된 상태에서 발견되는 경우가 많고, 수술과 관련된 합병증도 매우 높고, 재발률도 매우 높아서 걸리면 다 죽는 질병으로 취급받았고, 치료를 포기하는 경우도 많았습니다. 최근에는 수술 기법과 수술 전후 관리 기법이 발달되고, 좋은 항암제가 개발되면서 과거에 비해서 생존율이 향상되고 있습니다. 미래에는 극복할 수 있는 질환이 될 것으로 예상합니다.

Q 어떤 관심과 능력을 가진 학생이 교수님의 전문 분야에 적절한지요?

A 제 전문 분야에서 시행하는 수술들이 굉장히 복잡하고, 시간도 오래 걸리고, 합병증 또한 잘 생기며, 생존율도 낮은 점을 생각하면, 체력과 인내심이 뛰어나고 꼼꼼한 성격을 가진 학생이 적절하지 않을까 싶습니다. 하지만 이 나쁜 질환의 생존율을 향상시키기 위해 항상 고민하고 연구하겠다 하는 마음가짐을 계속 가질 수 있는 열정이 무엇보다도 중요하다고 생각합니다.

Q 교수님의 전문 분야를 하려면 어떤 수련 과정을 거쳐야 하는지요?

A 우선 외과 전공의 과정(현재 3년)을 수료 후 간담췌외과 분과전임의로 추가 수련을 거쳐야 합니다. 전임의 수료 기간은 병원마다 차이가 있지만 일반적으로 2년 정도입니다.

Q 교수님의 전문 분야를 수련하고 나면 이후 진로는 어떻게 되나요?

A 대부분은 암 수술을 시행하는 대학병원 또는 종합병원에서 근무하는 것이 일반적입니다.

Q 교수님이 진료하시는 동안 가장 인상에 남는 케이스는 어떤 경우였나요?

A 아무래도 교수가 되고 나서 처음으로 암 수술을 해드린 분이 가장 기억에 남습니다. 87세로 연세도 매우 많았던 분이어서 수술 전에 많이 긴장했는데 다행히 아무 문제 없이 잘 회복되었습니다.

Q 교수님의 전문 분야에서 아직 해결하지 못한 난제는 어떤 것이 있나요?

A 췌장, 담도계 암은 아직까지도 완치율이 매우 낮은 암입니다. 그 이유로는 조기 진단이 매우 어렵고, 수술의 합병증도 높고, 효과적인 항암 치료가 없다는 것 등인데, 이 모두가 아직 해결되지 못한 난제입니다.

췌장은 척추 바로 앞에 있는 기관으로 복강에서 볼 때 가장 안쪽에 있어서 접근이 쉽지 않습니다. 또 십이지장을 감싸고 있으며, 담도라는 소화에 중요한 효소를 운반하는 관이 있습니다. 다른 어떤 암 수술보다 합병증이 많이 생기는 수술입니다.

Q 교수님은 어떤 사람이 의과대학에 지원하는 것이 적절하다고 생각하시나요?

A 의과대학을 졸업하고 나면 대부분 학생들은 의사를 직업으로 삼게 됩니다. 의사가 된 후 자기가 가진 지식과 능력으로 다른 사람들을 돕겠다는 마음가짐과, 아직 해결되지 못한 많은 의학적 난제를 해결하

는 데 조금이라도 자신의 능력을 보태겠다는 열정이 있는 학생이 지원하는 것이 가장 적절하다고 생각합니다.

Q 의과대학 진학을 고민하는 학생에게 조언 부탁드립니다.

A 다른 모든 직업과 마찬가지로 의사 역시 고되고 힘들고 많은 스트레스를 받는 직업입니다. 하지만 제가 치료해 드린 환자가 잘 회복되어 완치가 된 것을 볼 때에는 다른 어떤 직업에서도 얻을 수 없는 보람과 성취감을 느낄 수 있다는 것을 말씀드리고 싶습니다. 주위의 가족, 친척, 그리고 많은 이웃에게 내가 가진 재능과 노력으로 도움을 베풀면서 살겠다고 생각한다면 의사라는 직업은 아주 만족스러운 선택지가 될 것으로 생각합니다.

Q 의과대학에 오지 않았으면 좋겠다고 생각하는 학생은 어떤 학생인가요?

A 환자를 사람으로 보지 않고 대상으로만 여기는 학생들입니다. 환자에 대한 애정이나 따뜻한 마음이 없는 학생들은 의과대학과 맞지 않는다고 생각합니다.

Q&A

위장관외과 × 한동석 교수

Q 교수님의 전문 분야는 무엇이고 어떤 일을 하는지요? 그리고 어떤 계기로 전공을 선택하게 되셨는지요?

A 위장관외과가 전문 분야입니다. 주로 위암 환자의 수술 치료를 담당하고 있습니다. 인턴 때 외과와 흉부외과를 고민하다가 조금 더 다양한 질병군을 보고 다양한 진로를 택할 수 있는 외과를 전공하게 되었고, 전공의 때 지도교수님을 따라 위암학회에 참가하면서 우리나라에서 발생률 1~2위인 위암에 대해 좀 더 연구해 보고자 위장관외과를 선택하게 되었습니다.

Q 교수님의 전문 분야에서 가장 흔한 질병은 어떤 것이 있나요?

A 위암이 주요 진료 분야이고 그 외에 위장관 종양의 수술적 치료를 진행합니다. 그 외에 비만대사 수술 및 탈장 수술을 시행하고 있습니다. 그중에서 비만대사 수술은 체중 감량에 매우 효과적입니다. 대개는 남자는 130~140킬로그램, 여자는 100킬로그램 내외 정도가 많이 수술을 합니다. 체중 감량은 확실하게 되는데, 100킬로그램 여자가 수술하면 70킬로그램 정도로, 남자는 80킬로그램 정도로 유지하게 됩니다. 또한, 2형 당뇨병 환자의 경우 인슐린에서 경구 혈당 강하제로 전환될 정도로 당뇨병 관리에도 큰 도움이 됩니다. 최근에는 비만대사

수술을 우선적으로 고려하는 것이 트렌드입니다.

Q 교수님의 전문 분야는 과거에는 어떠하였고 미래에는 어떻게 변할 것으로 생각하시나요?

A 수년 전만 해도 위암은 우리나라에서 발생률 1~2위의 암이었으나, 최근에는 3~4위로 내려가고 있습니다. 하지만 이는 다른 암이 상대적으로 증가했기 때문이며 위암의 발생률은 약간 감소한 수준입니다. 암에 대한 근원적인 치료 방법이 발견되지 않는 한 고령화 사회에서 암 환자의 발생은 지속될 것입니다. 또한 아직까지 수술 분야는 인공지능으로 대치되기 어려운 부분이 있어 외과의사는 반드시 필요한 전문 분야라고 생각합니다.

Q 어떤 관심과 능력을 가진 학생이 교수님의 전문 분야에 적절한지요?

A 최근에 많이 개선되기는 했지만, 힘든 외과 전공의 과정을 잘 마칠 수 있는 책임감 및 성실함이 기본 요건이라고 생각합니다. 또한 공간지각력을 바탕으로 섬세한 손 기술이 있으면 좋겠지만, 이는 수련 및 경험으로 충분히 극복할 수 있으리라 생각합니다.

Q 교수님의 전문 분야를 하려면 어떤 수련 과정을 거쳐야 하는지요?

A 의대 졸업 후, 인턴 1년 및 외과 전공의 3년 수련 과정을 거치게 됩니다. 이후 전문의 시험 합격 후 2~3년의 전임의 과정을 거치게 됩니다.

Q 교수님의 전문 분야를 수련하고 나면 이후 진로는 어떻게 되나요?

A 위암 환자는 2~3차 병원에서 수술을 시행하게 되며, 수련병원의 교수로 일하게 됩니다. 물론 교수로 일하다가 적성에 맞지 않을 경우, 개원가로 나가기도 하는데 개원가에서 위암 환자의 수술을 시행하지는 않습니다.

Q 교수님이 진료하시는 동안 가장 인상에 남는 케이스는 어떤 경우였나요?

A 가장 기억에 남는 케이스는 피를 많이 토하고 침대에 누워 생활하던 위암 환자였습니다. 이 환자는 여러 병원에서 가망이 없다고 치료를 받지 못했지만, 효녀인 딸이 어머니를 계속 돌보고 있었습니다. 위암이 진행되면 식사를 못 하게 되므로, 어떻게든 위암을 제거하여 식사를 할 수 있게 해드리고자 수술을 진행했습니다. 현재도 그 환자는 잘 지내고 계십니다. 딸이 어머니를 휠체어에 모시고 정기적으로 병원에 오십니다.

Q 교수님의 전문 분야에서 아직 해결하지 못한 난제는 어떤 것이 있나요?

A 전신에 퍼진 4기 위암이 가장 큰 난제 중 하나입니다. 4기 위암의 경우 현재 항암 치료를 먼저 하는 경우가 대부분이지만, 조그마한 간 전이나 국소적인 복막 전이의 경우 수술 후 항암 치료를 병행하면 생존율이 개선될 수 있기도 합니다. 이 부분에 대해선 다기관 연구가 필요합니다. 일본, 한국, 중국 등 여러 나라가 협력하여 연구를 진행해야 합니다.

Q 교수님은 어떤 사람이 의과대학에 지원하는 것이 적절하다고 생각하시나요?

A 이러저러한 사람이 지원해야 한다고 한마디로 설명할 수 없을 만큼 의대 졸업 이후 진로는 다양합니다. 기초 분야도 있고 임상 분야라 하더라도 환자를 대면하지 않는 분야도 있습니다. 하지만 의과대학뿐 아니라 어느 분야라도 성공하려면 책임감 및 성실함이 기반이 되어야 한다고 생각합니다.

Q 의과대학 진학을 고민하는 학생에게 조언 부탁드립니다.

A 현재 우리나라의 입시가 의과대학 진학에 너무 편중되어 걱정입니다. 번뜩이는 두뇌와 창의력을 가진 학생이라면 오히려 자연과학이나 공대 쪽으로 진학하는 것이 국가 및 인류의 발전에 도움이 될 것이라고 생각합니다. 의과대학을 생각하는 학생들은 실제로 병원을 경험해 보는 것이 중요합니다. 병원에서 인턴 코스를 경험해 보는 것은 현실적으로 어려울 수 있지만, 간접적으로라도 자료를 찾아보고 유튜브 등을 통해 의사들이 어떤 일을 하고 어떻게 지내는지 경험해 보는 것이 좋습니다. 그냥 막연하게 의대를 가겠다는 생각보다는 실제로 어떤 일을 하는지 알아보고 결정하는 것이 중요합니다.

Q 의과대학에 안 왔으면 하는 학생은?

A 환자에 대한 애정이 없고, 책임감이 없는 학생은 의과대학에 오지 않았으면 좋겠습니다. 의사는 환자와의 소통이 중요하고, 환자에 대한 애정과 책임감이 필수적입니다. 이러한 자질이 부족한 학생은 본인도 즐겁지 않고, 환자에게도 해를 끼칠 수 있습니다.

Q&A

대장항문외과 × 신루미 교수

Q 교수님의 전문 분야는 무엇이고 어떤 일을 하는지요? 그리고 교수님은 어떤 계기로 전공을 선택하게 되셨는지요?

A 저의 전문 분야는 외과, 그중에서도 대장과 항문에 생기는 질환을 치료하는 대장항문외과입니다. 사경을 헤매는 환자가 수술이나 처치 후에 극적으로 살아나거나 호전되는 것이 좋았습니다. 조금이라도 늦게 발견했거나 적시에 수술을 하지 않았으면 죽었을 환자가 나의 빠른 판단으로 목숨을 건지게 되었을 때, 짜릿한 희열을 느낍니다.

Q 교수님의 전문 분야에서 가장 흔한 질병은 어떤 것이 있나요?

A 대장암, 충수돌기염(일반적으로 맹장염으로 알려져 있습니다), 치질, 항문 주위 농양, 염증성 대장염, 장천공 등이 있습니다.

Q 교수님의 전문 분야는 과거에는 어떠하였고 미래에는 어떻게 변할 것으로 생각하시나요?

A 과거에도 그랬지만, 제가 외과를 선택할 때만 해도 대부분 외과 의사들이 환자들의 생명을 극적으로 살리는 참된 의사라는 자부심이 있었습니다. 수술받은 대부분 환자들은 자신의 생명을 살리기 위해서 최선을 다하는 외과의사를 믿어 주었습니다. 외과의사들은 밤새워 수

술을 하면서도 보람을 느꼈고, 내 가족처럼 환자들을 돌봤습니다. 그러나 지금은 밤을 새워 응급환자들을 수술해야 하는 일이 고단한 직업군으로 분류되었고, 기피하는 세태가 반영되어 지원자가 점점 줄어들고 있습니다. 안타까운 일입니다. 환자를 진료할 때 문진만으로 처방만 하는 데 비해 수술은 몇 시간씩 계속되니 고단한 건 사실이고, 환자들도 외과의들의 헌신을 당연하게 생각하고 작은 합병증만 생겨도 민원을 넣거나 고소하는 일까지 비일비재하여 더욱 고단하게 하고 있습니다. 하지만 최근에 이러한 외과의 현실을 인지하고 개선해 가려는 노력들이 많이 있습니다. 또한 이러한 외과의사의 부족은 향후 외과의사의 가치를 높일 것으로 생각합니다. 최근에 인공지능을 포함한 여러 기술의 발전으로 일부 과에서는 필요한 전문의의 수가 감소할 것으로 생각되나, 외과의사의 역할은 당분간은 줄지 않을 것으로 생각합니다. 수술을 할 때 생길 수 있는 수많은 변수를 통제할 방법이 발전하기 위해서는 상당한 시간이 소요될 것이고, 이를 위해 여전히 실력 있는 외과의사의 양성이 필요한 시점입니다.

Q 어떤 관심과 능력을 가진 학생이 교수님의 전문 분야에 적절한지요?

A 외과의사는 특별한 능력이 요구되는 것은 아니지만 힘들다고 쉽게 포기하지 않겠다는 각오와 환자를 면밀하게 살피는 관찰 능력이 뛰어나면 명의가 될 소지가 다분합니다. 무엇보다 판단 능력이 뛰어나야 합니다.

Q 교수님의 전문 분야를 하려면 어떤 수련 과정을 거쳐야 하는지요?

A 의대 6년이 지나면, 인턴 수련 1년을 거쳐서 외과 전공의가 됩니

다. 외과 전공의 수련 기간은 3년입니다. 이 기간 동안, 수술 전후 환자의 관리 및 외과적인 질환에 대한 의학적인 지식과 경험을 충분히 축적한 후, 실제 수술실에서 외과의사로 수행해야 할 술기들을 배웁니다. 작은 절개(incision)에서부터 큰 수술에 이르기까지 각 분과 전문 교수님들의 지도하에 술기들을 배워서 외과 전문의가 됩니다. 이후에는 본인이 관심이 있는 세부 분과를 결정하게 되고, 1년에서 3년간의 전임의 과정을 거쳐서 비로소 한 사람의 어엿한 전문 분야를 가진 외과의사로서 활동하게 됩니다. 하지만 전임의를 하지 않고도 개원을 하는 경우도 있습니다.

Q 교수님의 전문 분야를 수련하고 나면 이후 진로는 어떻게 되나요?

A 대학병원에 교수가 되거나, 개원가로 나가서 봉직의가 되거나, 개업을 하여 작거나 큰 병원의 병원장이 될 수 있습니다. 가끔 외과의사로서 임상이 아닌 분야로 가는 경우도 있습니다. 수술 기구를 개발한다든지, 헬스케어산업에 합류하는 경우도 있습니다.

Q 교수님이 진료하시는 동안 가장 인상에 남는 환자는 어떤 경우였나요?

A 이미 너무 많은 수술을 해서, 수술로 인한 이득이 없을 것 같은 환자가 계속해서 수술해 달라고 한 경우가 있었습니다. 수술은 하면 할수록 수술 후 합병증이 많이 생깁니다. 특히 피부-장누공이 잘 생깁니다. 이미 다른 병원에서 두 번의 수술을 하고, 더 이상은 수술적인 치료가 불가능하다고 하여 저를 찾아온 환자였습니다. 배 안의 점액질로 인해 장이 막히고 눌려서 못 먹는 환자를 두 번의 수술을 더 했고, 3년째 살아 계십니다.

또 다른 사례는 배 안에 가득 차 있는 점액질로 먹지 못해서 죽어 가는 환자가 마지막으로 죽음을 각오하고 수술을 해달라고 사정을 했고, 외과의사로서 고민을 많이 했던 환자입니다. 수술을 안 하면 죽을 확률이 100퍼센트인데, 수술을 해도 살 확률이 1퍼센트도 되지 않을 것 같은 환자를 수술적 치료를 해야 할 것인지, 손 놓고 죽어 가는 것을 보고만 있어야 할지 고민이 되었지요. 수년 동안 저와 울고 웃던 환자는 결국 마지막 수술을 했고, 예상되었던 합병증 등으로 인해 퇴원하지 못하고 결국 사망을 했습니다. 수술도 많이 힘들었고, 힘들어하는 환자를 지켜보기도 많이 힘들었던 기억이 납니다.

Q 교수님의 전문 분야에서 아직 해결하지 못한 난제는 어떤 것이 있나요?

A 암 정복은 수십 년 동안 해결해야 할 난제였고, 아직도 해결하지 못하였습니다. 딥러닝 등 발달한 신 기술을 헬스케어에 적용하는 부분은 난제는 아니나 새로 대두되는 분야입니다. 이 외에도 생명에 직접적인 연관이 없는 많은 외과적인 질환에 대해서는 상대적으로 많은 연구가 행해지지 않았기에 외과의사로서 해결해야 하는 난제들이 많이 있습니다. 신경내분비종양, 충수점액낭종도 해결하지 못한 질환이며, 노인에게서 많은 변실금도 해결되지 않고 있습니다.

Q 교수님은 어떤 사람이 의과대학에 지원하는 것이 적절하다고 생각하시나요?

A 생명을 다루는 고충은 예상보다 훨씬 큽니다. 크고 작은 문제에 부딪칠 때마다 해결 능력을 발휘하기 위해서는 성실하고 침착한 성격을 지녀야 하고, 학구적이고 본인의 선택에 책임을 질 줄 아는 사람이

적합합니다.

Q 의과대학 진학을 고민하는 학생에게 조언 부탁드립니다.

A 고민의 이유를 안다면, 보다 구체적이고 현실적인 조언을 줄 수 있겠지만 제 이야기를 하도록 하겠습니다. 사실 저는 외과의사로서 수많은 응급수술과 수많은 중환자와 더불어 20여 년을 살아왔습니다. 지금 알고 있는 걸 그때 알았더라면 의과대학은 오지 않았을 듯합니다. 외과의사로서의 삶이 고되다는 걸 알았으면 좋겠습니다.

Q 어떤 학생들이 의과대학에 오지 않았으면 좋겠다고 생각하시나요?

A 자기중심적이고 생명의 소중함을 모르는 사람, 배려할 줄 모르거나 독선적인 사람은 의사가 되어서는 안 된다고 생각합니다.

여성 외과의사가 된다는 것 ①

신루미 교수

Q 외과 분야는 여자 선생님들이 많지 않은 것으로 알고 있습니다. 여성 외과의사로서 자부심과 장점은 어떤 것이라 생각하시는지요?

A '여성' 외과의사로서의 자부심이랄 건 없습니다. 그냥 외과의사로서 자부심이 있었습니다. 이전과는 달리 외과에서 여성과 남성의 차이를 크게 느끼지는 못합니다. 대우 역시 마찬가지로, 이전과는 달리 여자여서 교수가 못 되거나, 병원에 발령을 못 받는 문화는 없어졌습니다. 세부 분과 선택에서도 남녀의 차이는 없습니다. 이에 딱히 장점이랄 것도 없지만, 굳이 꼽자면 저는 대장항문외과의사로서 항문을 봐야 하는데, 남성 외과의사에게 보이기 부끄러워하는 여자 환자들이 저를 조금 더 편안하게 생각하는 정도입니다.

Q 외과를 전공하는 데 여성으로서 어려움은 없으셨는지요?

A 평소에는 크게 어려운 점이 없었는데, 임신 중에는 많이 힘들었습니다. 하지만 지금은 임신을 한 경우, 법적으로 근무 시간의 제한과 당직 금지 조항이 있어서 상대적으로 나은 듯합니다. 또한 자녀의 성장 과정을 지켜볼 수 없다는 점이 슬픕니다.

Q 외과의사가 되고 싶어 하는 여자 중고등학생에게 격려의 말씀 부탁드립니다.

A 본인이 하고 싶다면 여자라서 제한받는 것은 없습니다. 하고자 한다면 그 길을 가십시오. 다들 체력이 중요하다고 하지만, 정신력이 더 중요한 분야인 듯합니다. 강한 정신력으로 무장하고 하십시오. 파이팅.

Q&A

유방내분비외과 × 천종호 교수

Q 교수님의 전문 분야는 무엇이고 어떤 일을 하는지요? 그리고 교수님은 어떤 계기로 전공을 선택하게 되셨는지요?

A 저의 전문 분야는 유방내분비외과입니다. 외과는 배 안 모든 장기들을 포함하여 혈관, 갑상선, 유방의 질환에 대해 수술을 집도하며 더 나아가 수술 후 관리까지 모두 책임집니다. 저는 어릴 적부터 무언가를 손으로 만드는 것을 좋아했기 때문에 고등학교 졸업 후 공과대학과 의과대학 중 어디로 진학할지 고민했습니다. 하지만 조금 더 의미 있고 뜻깊은 일을 해보고자 의사가 되기로 했고, 특히 질병을 약이 아닌 내 손으로 직접 해결하는 외과를 하기로 결심했습니다.

Q 교수님의 전문 분야에서 가장 흔한 질병은 어떤 것이 있나요?

A 현재 대학병원에서 근무하고 있기 때문에 가장 많이 다루는 질병은 암입니다. 암은 여러 가지 치료를 병행하게 되는데, 그중 가장 기본은 수술을 통해 암을 제거하는 것입니다. 따라서 외과에서는 대장암, 간암, 위암, 유방암, 그리고 갑상선암 등 여러 가지 암에 대해 수술적 치료를 시행합니다.

Q 교수님의 전문 분야는 과거에는 어떠하였고 미래에는 어떻게 변할 것으로 생각하시나요?

A 예전에는 밤새 응급수술을 하는 경우도 많았고, 힘들게 몸을 쓰기 때문에 성적이 안 좋은 사람이 외과를 한다고도 말했습니다. 하지만 현재는 근무 환경에 대한 처우가 개선되고 있고, 외과 수술 관련 기술들과 수술 도구들이 과거에 비해 크게 발전하고 있어서 미래에는 외과의사로서 수술이 훨씬 수월해질 것입니다. 그리고 최근 ChatGPT에서 볼 수 있듯이 인공지능의 시대가 도래하고 있으며 미래에는 의학 분야의 상당 부분을 인공지능이 대체할 것입니다. 인공지능이 알아서 검사를 시행하고 약을 처방해 주는 등 의사들의 역할을 대신할지도 모르지만, 수술은 그렇지 않습니다. 외과의사들이 수술장에서 수술하면서 고려해야 할 사항은 아주 많으며 어떤 상황이 닥칠지 모르기 때문에 집도하는 의사가 반드시 필요합니다. 그만큼 갈수록 외과의사의 역할은 더욱 중요해질 것으로 생각합니다.

Q 어떤 관심과 능력을 가진 학생이 교수님의 전문 분야에 적절한지요?

A 자신의 손으로 환자를 직접 치료하고 싶은 사람에게 추천합니다. 수술 후 바로 결과를 확인할 수 있어 보람이 큽니다. 사람들과의 교감을 좋아하고, 소통에 능한 사람에게 적절합니다. 피가 나는 걸 좋아하는 외과의사는 없지만, 피에 대한 두려움은 수련 과정에서 다 극복할 수 있기 때문에 걱정하지 않아도 됩니다.

Q 교수님의 전문 분야를 하려면 어떤 수련 과정을 거쳐야 하는지요?

A 외과에서는 필수적으로 바늘과 실을 잘 다루어야 합니다. 수술

후 수술 부위를 봉합하는 것과 실을 사용하는 방법을 숙지하는 것은 외과의 기본이기 때문에 수술장 밖에서도 지속적으로 연습을 하게 됩니다. 동시에 수술방에 들어갈 수 있는 레벨이 되기 위하여 수술 동영상을 보면서 수술 방법을 숙지하고, 수술 모형을 이용해 수술 기술을 습득합니다. 또 수술 전의 환자들과 수술을 이미 시행한 환자들에게 여러 가지 설명을 하고 상태 관리를 하면서 전반적인 외과 질환 및 환자들을 관리하고 처치하는 방법을 배웁니다. 유방내분비외과 의사가 되려면, 3년간의 외과 수련 후 펠로우 1년을 하고 난 이후 세부 전문의 시험을 통과하여 자격을 따야 합니다.

Q 교수님의 전문 분야를 수련하고 나면 이후 진로는 어떻게 되나요?

A 수련을 했던 대학병원에 남아 교수가 되기 위해 노력하거나, 혹은 대학병원이 아닌 1차 병원에 취직을 하거나, 본인이 직접 개업을 하여 전문 분야를 살릴 수 있습니다.

Q 교수님이 진료하시는 동안 가장 인상에 남는 케이스는 어떤 경우였나요?

A 대부분은 좋은 인상으로 남은 환자들이지만, 가장 인상에 남는 케이스는 오히려 좋지 않았던 기억으로 남아 있는 환자입니다. 유방암 수술 후 재발하여 두 차례나 수술을 진행하고도 또 재발한 환자인데, 환자 분께 처음 수술 전 걱정하지 말라고 여러 번 말씀드렸지만 계속해서 재발을 했고, 환자는 오히려 괜찮다고 말씀하셨으나 혼자 속으로 앓았던 기억이 납니다. 그분의 암 자체가 워낙 재발을 잘하는 특이한 종류이기도 했지만, 더욱 의학을 연구하고 더 나은 치료법을 익혀서 반드시 암을 정복해야겠다고 다짐한 계기가 된 것 같습니다.

Q 교수님의 전문 분야에서 아직 해결하지 못한 난제는 어떤 것이 있나요?

A 암은 여전히 큰 난제입니다. 치료법은 발전했지만, 많은 환자들이 '시한부'라는 인식을 가지고 있습니다. 현재 혈액검사를 통한 암 진단 기술이 연구 중이며, 언젠가 암을 정복할 날이 올 것입니다.

Q 교수님은 어떤 사람이 의과대학에 지원하는 것이 적절하다고 생각하시나요?

A 책임 의식과 사명감을 가진 사람이 적절합니다. 사회성과 협업 능력도 중요합니다. 환자와 직원들과의 관계를 통해 팀을 이뤄 치료를 해야 하기 때문입니다.

Q 의과대학 진학을 고민하는 학생에게 조언 부탁드립니다.

A 의사가 되면 고수익은 아니더라도 다른 직종보다 안정된 삶을 가질 수 있는다는 것을 익히 들어 잘 아실 것입니다. 틀린 말은 아닙니다. 하지만 그만큼 뒤따르는 책임감이 필요하고, 고등학생 때보다 더 많은 양의 공부를 하게 될 것입니다. 고등학교를 마치면 이제 끝이라는 생각보다는 본인이 정말 참의사가 되기 위한 발판이자 인생의 시작 단계라고 생각하고 학창 시절을 보냈으면 좋겠습니다. 꼭 의사가 되셔서 병원에서 같이 진료하는 날이 왔으면 합니다.

Q 의과대학에 안 왔으면 하는 학생이 있었는지요?

A 환자에 대한 의욕이 없는 학생들이 있습니다. 시간이 지나면 나아질 거라고 쉽게 생각하는 경우가 있는데, 사회적으로 사람과 잘 어울리지 못하는 학생들은 힘들어할 수 있습니다.

Q&A

이식혈관외과 × 모혜진 교수

Q 교수님의 전문 분야는 무엇이고 어떤 일을 하는지요? 그리고 교수님은 어떤 계기로 전공을 선택하게 되셨는지요?

A 저는 외과의 세부 분과 중 혈관외과 분과전문의입니다. 외과를 선택하게 된 계기는 수술이라는 극적인 이벤트를 통해 환자의 삶의 질을 한순간에 개선시키고, 때로는 생명을 구할 수도 있다는 점에 큰 매력을 느꼈기 때문입니다.

Q 교수님의 전문 분야에서 가장 흔한 질병은 어떤 것이 있나요?

A 혈관이 늘어나 파열 등을 일으킬 수 있는 동맥류와, 혈관이 좁아져 문제를 일으키는 동맥경화증 등을 다룹니다. 이 중에서 복부의 동맥이 늘어난 복부대동맥류는 알베르트 아인슈타인이 사망한 이유이기도 합니다. 이 외에도 만성신부전 환자에게 투석을 위한 길을 만드는 수술이나 신장이식도 시행하고, 하지정맥류 수술 등을 담당하고 있습니다.

Q 교수님의 전문 분야는 과거에는 어떠하였고 미래에는 어떻게 변할 것으로 생각하시나요?

A 예전의 혈관외과는 피부를 가르고 혈관을 직접 눈으로 확인하고 하는 수술이 주였습니다. 하지만 현재는 혈관에 구멍을 뚫어 이를 통

해 각종 기구를 혈관 안으로 집어넣어 혈관의 넓이를 확장하거나, 터진 혈관을 막는 등의 방법으로 치료하는 시술이 주를 이루고 있습니다. 미래에는 혈관 내 기구가 훨씬 정교해져 더 복잡하고 어려운 질환도 치료할 수 있을 것으로 생각됩니다. 또한 많은 수술이나 시술이 로봇으로 이루어질 수 있을 것으로 생각됩니다. 그리고 외과의사의 워라밸은 나쁘지 않은 편입니다. 대형 병원이 아닌 일반 병원에서는 응급 상황이 거의 없기 때문에 외과의사의 워라밸이 좋습니다. 사람들이 생각하는 것만큼 외과의사의 워라밸이 나쁘지 않으니 학생들이 많이 지원하면 좋겠습니다.

Q 어떤 관심과 능력을 가진 학생이 교수님의 전문 분야에 적절한지요?

A 혈관은 막히거나 터지면 촌각을 다퉈 치료를 해야 하기 때문에, 예기치 않은 응급 상황에 의연하게 대처할 수 있는 냉철한 판단력과 과감한 결단력을 가진 사람이 혈관외과 전문의로서 적합할 것 같습니다. 긴박한 상황에서 평정심을 유지하는 것도 중요합니다.

Q 교수님의 전문 분야를 하려면 어떤 수련 과정을 거쳐야 하는지요?

A 의과대학 6년 과정을 졸업하고 인턴 1년 동안 수련병원 내에 여러 과를 돌며 병원의 일반적인 업무를 익히고 나면, 외과 레지던트 과정 3년 동안 간담췌, 위장관, 대장항문, 유방내분비, 이식혈관 등 외과 전반적인 과정을 실습한 뒤 전문의 시험을 통과하면 외과전문의 면허를 취득하게 됩니다. 이후에 평균적으로 2년간의 혈관외과 전임의 수련을 통하여 실질적인 혈관외과 분야 술기를 익히는 과정을 거침으로써 혈관외과 전문의로서 자격을 갖추게 됩니다.

Q 교수님의 전문 분야를 수련하고 나면 이후 진로는 어떻게 되나요?

A 혈관외과는 성형외과처럼 개원가에서 매우 활발히 활동하는 외과 분과 중 하나입니다. 앞서 말한 수술 중 투석을 위한 길을 만드는 수술이나 하지정맥류 수술은 간단한 마취하에 시행할 수 있고, 수요가 많은 수술입니다. 종합병원에 남는다면 팔, 다리의 혈관뿐 아니라 보다 복잡한 복부 내 혈관의 치료도 담당하게 됩니다.

Q 교수님이 진료하시는 동안 가장 인상에 남는 케이스는 어떤 경우였나요?

A 환자가 외상으로 인해 급성 출혈을 일으켰을 때의 사례입니다. 수술하다 피가 많이 날 때 혈압이 급격하게 떨어져서 환자가 목숨을 잃을 수도 있었는데, 극적으로 지혈에 성공하여 환자가 무사했던 케이스였습니다. 참고로 아인슈타인은 복부 동맥류 파열로 사망했습니다. 치료를 권유받았지만 당시 혈관외과의 수술 역사가 길지 않아서 거절했다고 합니다. 결국 파열로 사망하면서 자신의 인생철학을 말했지만 주변 사람들이 독일어를 이해하지 못해 널리 알려지지 않았다고 합니다.

Q 교수님의 전문 분야에서 아직 해결하지 못한 난제는 어떤 것이 있나요?

A 동맥경화는 온몸의 혈관에 지속적으로 진행되는 병으로, 진행을 완전히 막을 방법은 없다는 면에서 어려운 점이 많은 질환입니다. 치료가 발전하여 심하게 좁아진 혈관을 넓히는 것은 가능하지만, 결국은 병의 진행을 완전히 막을 수는 없어 재발률이 상당합니다.

Q 교수님은 어떤 사람이 의과대학에 지원하는 것이 적절하다고 생각하시나요?

A 어떤 직업이든 중간에 그만두지 않고 끈기 있게 하는 사람이 성공하는 것은 당연할 것입니다. 다만 의사는 환자의 건강에 막대한 영향을 미칠 수 있는 만큼 많은 책임감이 필요한 직업입니다. 특히 병원에서 수술과 투약 처방 등 무수한 일련의 의사결정들에 대한 최종적인 책임이 의사에게 주어진다는 점에서 이런 무거운 책임을 짊어질 수 있는 사람이 적절하다고 생각합니다.

Q 의과대학 진학을 고민하는 학생에게 조언 부탁드립니다.

A 의과대학에는 정말 많은 분야가 있습니다. 제가 일하는 혈관외과라는 분야도 사실 처음 들어보는 분들이 많을 것입니다. 이처럼 알지 못하는 분야도 많으므로, 어떠한 선입견도 없이 주어진 모든 상황에 궁금증과 호기심을 가지고 의과대학에 6년 과정과 인턴 1년 과정을 거치면서 가장 적성에 맞는 분야를 찾을 수 있을 것입니다.

Q 외과를 안 했으면 하는 경우가 있는지요?

A 섬세한 수술에 반해서 혈관외과에 오기도 하는데, 피가 날 수밖에 없습니다. 따라서 수술하는 동안 평정심을 유지하는 게 힘들면 성공하기가 어려울 수 있습니다.

여성 외과의사가 된다는 것 ②

모혜진 교수

Ⓠ 외과 분야에는 여자 선생님들이 많지 않은 것으로 알고 있습니다. 여성 외과의사로서 자부심과 장점은 어떤 것이라 생각하시는지요?

Ⓐ 여자 외과의사로서 자부심이 있기보다는 외과의사로서 자부심은 항상 가지고 있습니다. 환자의 배를 가르고 수술을 할 수 있는 의사라는 점이 항상 자랑스럽습니다. 외과의사는 군인과 비슷하다고 생각합니다. 몇 개의 세부 분과를 제외하고는 여자들에게 특별히 잘 맞는 분과는 사실 없다고 생각합니다.

Ⓠ 외과를 전공하는 데 여성으로서 어려움은 없으셨는지요?

Ⓐ 여성의 삶은 남성보다 압축적이라고 생각합니다. 출산과 육아 등 개인사에서 중요한 이벤트와, 수련에 집중해야 하는 시기가 겹쳐 더 정신없고 바쁜 부분이 있었다고 생각합니다. 인생에 주어진 시간은 지극히 한정적이기에, 현명한 판단 하에 시간 안배를 효율적으로 하여 본인에게 주어진 인생 과업을 성공적으로 달성하면 좋겠습니다.

Ⓠ 외과의사가 되고 싶어 하는 여자 중고등학생에게 격려의 말씀 부탁드립니다.

Ⓐ 저는 여학생들에게 외과의사를 특별히 추천하진 않습니다. 여자들의 섬세함과 높은 공감력이, 수술이라는 피가 튀는 작은 전쟁에서 다소간 불리한 부분이 있다고 생각합니다. 그러나 분명히 이런 전쟁터를 사랑하는 여자분들도 있을 겁니다. 그러니 본인의 적성에 대해 잘 고민해 선택하시면 좋을 것 같습니다. 만약 적성이 맞다면 그 어느 분야보다 깊은 성취감을 느낄 수 있는 과일 거라고 생각합니다.

산부인과학교실

서울대 의과대학 산부인과학교실은 1946년 여성의 건강 증진을 위한 목적으로 설립되었다. 현재 서울대학교병원, 분당서울대학교병원, 보라매병원, 강남검진센터에 여러 교수와 전공의가 근무하고 있다. 산과는 분만장을 운영하며 산모와 태아의 건강 증진을, 부인과는 여성의 양성 및 악성 질환의 예방과 치료를, 내분비학은 여성의 내분비적 질환과 불임의 예방과 치료를 목적으로 운영하고 있다. 학생 교육을 위해서는 산부인과학, 주산기의학, 생식의학 및 가족계획, 유전학, 종양학, 내분비학 등의 과목에서 강의 및 실습을 담당하고 있다.

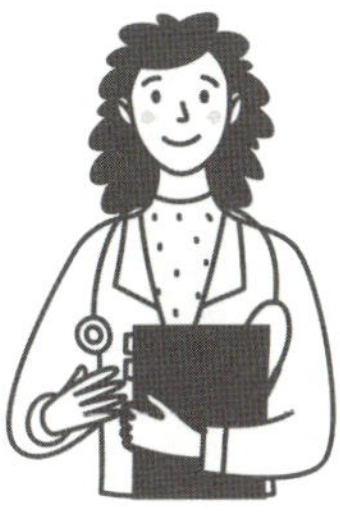

Q&A

산부인과 × 김병재 교수

Q 교수님의 전문 분야는 무엇이고 어떤 일을 하는지요? 그리고 교수님은 어떤 계기로 전공을 선택하게 되셨는지요?

A 저의 전공은 산부인과이며, 그중에서도 산과라고 하는 모체태아의학을 전문으로 임신 및 출산과 관련된 정상, 비정상 산모의 관리를 하고 있습니다. 영어로는 산과(obstetrics)보다 모체태아의학(maternal fetal medicine)이 쉽게 느껴지는데, 우리말로는 더 어렵네요. 산과를 택한 특별한 계기는 없었습니다. 처음에는 내과를 생각했지만 당시에는 경쟁률도 높고, 인턴으로 근무할 때 힘든 일들을 많이 겪었습니다. 이후 산부인과를 선택한 이유는 수술이 재미있어서였습니다. 전문의를 마치고, 군 제대 후 복귀 시점에서 산과로 방향을 정하게 되었습니다.

Q 교수님의 전문 분야에서 가장 흔한 질병은 어떤 것이 있나요?

A 임신한 여성을 진료하고 있습니다. 질병으로는 조산이 가장 흔한 문제입니다.

Q 교수님의 전문 분야는 과거에는 어떠하였고 미래에는 어떻게 변할 것으로 생각하시나요?

A 산과학은 오래된 학문이며, 임신한 여성을 관리하고, 출산을 돕

습니다. 기술이 많이 발전하여 모성사망률은 점점 낮아지고 있습니다. 부인과에서는 사람유두종바이러스(HPV) 백신이 도입되면서 자궁경부암은 줄고 있지만, 자궁체부암이나 난소암은 증가하고 있습니다. 생식내분비학은 미성년, 초경, 폐경 등 생애주기와 관련된 영역, 난임과 관련된 시험관아기 시술, 자궁내막증·다낭성난소증후군 등 양성질환의 다양한 분야를 다루면서 세분화되고 있습니다. 비뇨부인과는 고령 인구가 증가하면서 배뇨나 자궁탈출 등의 문제를 다루는 새로운 분야입니다.

Q 어떤 관심과 능력을 가진 학생이 교수님의 전문 분야에 적절한지요?

A 산부인과 의사는 여성의 일차진료 의사라는 말이 있습니다. 산부인과에서 다루는 문제가 개인의 민감한 문제를 다루는 만큼 다른 여러 의학적인 문제도 같이 질문받는 경우가 많이 있습니다. 전문적인 분야의 진료뿐 아니라 그 사람 전체를 보려고 노력하는 사람이면 좋겠습니다. 사회적 이슈가 많은 분야이지만 산부인과가 어렵다고 너무 겁먹지 않았으면 합니다.

Q 교수님의 전문 분야를 하려면 어떤 수련 과정을 거쳐야 하는지요?

A 의과대학을 마치고, 인턴 과정을 거친 후 산부인과 전공의 과정을 마치면 산부인과 전문의로 진료할 수 있습니다. 세부 전공을 원하는 경우 모체태아의학, 부인종양학, 생식내분비학, 비뇨부인과학 전임의(1~2년) 과정이 있고, 부인종양학의 경우에는 2년을 수련받고 시험을 거쳐 분과전문의 자격을 부여하고 있습니다.

Q 교수님의 전문 분야를 수련하고 나면 이후 진로는 어떻게 되나요?

A 전공의 과정을 마치고 이전에는 전임의 과정을 하면서 대학병원에서 근무하는 경우가 많았는데, 최근에는 봉직의(종합병원, 산부인과 전문병원 등)로 바로 취직하는 경우도 늘고 있습니다. 병원에서 어느 정도 근무한 이후에는 단독 또는 공동 개원하는 사례가 많습니다.

Q 교수님이 진료하시는 동안 가장 인상에 남는 케이스는 어떤 경우였나요?

A 특정 사례를 언급하기는 어렵지만, 죽을 뻔한 산모를 살린 경우나 수술 중에 전공의 선생님들과 잘 대처해 환자를 무사히 퇴원시킨 경우 등이 기억에 남습니다. 산과에는 이런 드라마틱한 사례들이 의외로 많습니다. 제 입장에서는 할 일을 했을 뿐인데, 감사하다는 장문에 편지를 최근 연이어 받아서 참 좋은 선택을 했다고 생각했습니다.

Q 교수님의 전문 분야에서 아직 해결하지 못한 난제는 어떤 것이 있나요?

A 당연한 이야기겠지만, 모든 산모와 가족들이 좋은 결과를 기대하는 분야이기에 그만큼 어려움이 있습니다. 또 현대 의학이 모든 것을 해결할 수 있다고 알고 오해하고 있는 측면도 있습니다. 사실 조산 문제만 하더라도 정확한 기전은 알려지지 않은 상태입니다. 조산뿐 아니라, 산후 출혈, 임신성 고혈압, 임신성 당뇨 등 여러 가지 문제들이 과거보다 성적이 많이 좋아졌지만, 여전히 완전히 해결되지 못하고 있습니다.

Q **교수님은 어떤 사람이 의과대학에 지원하는 것이 적절하다고 생각하시나요?**

A 얼마 전 워크숍에서 들은 내용 중에 사람은 기버(Giver), 매처(Matcher), 테이커(Taker)로 나뉜다고 합니다. 기버(Giver)가 제일 좋겠지만, 매처(Matcher)는 되어야 하지 않을까 생각합니다.

Q **의과대학 진학을 고민하는 학생에게 조언 부탁드립니다.**

A 무엇을 하고 싶냐는 질문이 아직도 대답하기 제일 어렵습니다. 지금까지의 제 선택은 제가 선택할 수 있는 것들 중 안전하게 얻을 수 있는 것으로 결정해 왔던 것 같습니다. 선택하는 시점에서는 언제나 정보가 부족하고, 내가 보는 상황이 실제 일할 때와 완전히 다른 경우들이 많았습니다. 어렵지만 내가 하고 싶은 일이 무엇인지, 잘할 수 있는지가 중요한 것 같습니다. 의사라는 한 단어로 묶여 있지만 실제로는 각 분과마다 굉장히 다른 여건이 주어집니다.

Q **의과대학을 안 들어왔으면 하는 학생은?**

A 임상의사는 무엇보다 사람과의 관계가 중요합니다. 관계 맺기가 서툴다면 힘들 수 있으니, 그런 경우 기초과학으로 가는 것이 바람직해 보입니다. 그리고 사회에 기여해야겠다는 생각이 없으면 힘들 수 있습니다.

산부인과 기피 현상

김병재 교수

Q 최근 산모가 출산할 병원을 찾기 힘들 정도로 산부인과를 기피한다고 하는데 이유는 어떤 것인지요?

A 산부인과 중에서도 분만과 관련된 산과의 경우에는 수련 이후에도 야간 당직이 필요하고, 업무 특성상 정해진 시간에 근무하는 것이 어렵다는 생각을 많이 하는 것 같습니다. 최근에는 대학병원에서도 담당 의사가 직접 분만을 책임지지 않고, 전문의(교수, 전임의)가 순환 당직을 하는 방식으로 바꾸면서 의료진의 만족도뿐만 아니라 환자와 산모 만족도도 올라갔다는 얘기를 들었습니다. 생각을 조금만 바꾸면 해결할 수 있는 문제라고 생각합니다.

Q 산부인과가 없어서 어려움을 겪은 환자 중 기억에 남는 분은 어떤 분이 있을지요?

A 강원도 홍천, 충남 서산에서 먼 거리를 차로 이동해서 진료 보시고 출산하셨던 산모 분들이 기억납니다. 임신성 당뇨가 있어서 지역 산부인과 의원에서 분만은 어렵다고 판단하여, 임신 중에는 양쪽 병원에서 협진하고, 분만은 저희 병원에서 했습니다.

Q 힘들어도 멋진 산부인과 의사가 되고 싶어 하는 학생들에게 격려의 말씀 부탁드립니다.

A 남들이 보기에는 힘들어 보이지만 같은 길을 가는 동료(의사뿐 아니라 간호사, 간호조무사, 직원 등)들이 있고, 또 매년 새로운 후배들이 있어 든든합니다. 무엇이 되기보다 무엇을 할 것인가가 더 중요한 것 같습니다. 산과의사로서의 매력은 다른 사람 인생의 가장 기쁜 순간에 함께하는 것입니다.

소아과학교실

서울대 의과대학 소아과학교실은 소아와 청소년에게 발생하는 질병을 치료 또는 예방하여 소아와 청소년이 건강한 삶을 영위하고 정상적으로 성장 및 발달하여 궁극적으로 건강하고 행복한 사회 구성원이 되도록 하는 것을 목적으로 운영되고 있다. 즉, '소아과학'의 교육, 연구 및 진료를 수행하는 교실이다. 대한의원에 1909년 개설된 소아과에 뿌리를 둔 소아과학교실은 광복 후 1946년 서울대학교가 개교하면서 정식으로 출범하였다. 당시 초대 주임교수는 이선근 교수였고, 교수진은 이국주, 이동기 부교수, 유기훈, 최한웅 조교수, 이순찬 전임강사 등으로 구성되었다. 2018년 이후 소아과학교실에는 임상교수와 진료교수를 포함하여 45명의 교수가 서울대학교 어린이병원, 분당서울대학교병원, 보라매병원에서 활발한 교육, 연구, 진료 활동을 하고 있다. 의학과 과정은 소아과학의 전반에 관한 기본 교육을 통해 일차 진료 의사로서의 지식과 기술을 갖추도록 하며, 대학원 과정은 실험, 중개 및 임상적 연구를 통해 소아과학의 발전에 기여할 수 있는 의학자를 양성하고 있다. 특히 핵심적인 자리에서 소아청소년과 교실을 이끄는 서울대학교 어린이병원은 『뉴스위크』가 선정한 아시아 최고의 어린이병원으로 2023년과 2024년 연속 선정된 바 있다.

Q&A

소아청소년과 × 문진수 교수

Q 교수님의 전문 분야는 무엇이고 어떤 일을 하는지요? 그리고 어떤 계기로 전공을 선택하게 되셨는지요?

A 소아청소년과입니다. 그중에서도 소아소화기영양분과를 전공하고 있습니다. 신생아부터 청소년에 이르는 아이들을 대상으로 상부, 하부 위장관 내시경을 하고 있고, 증상으로는 급만성 설사, 혈변, 복통, 구토 증상을 다루면서, 질병으로는 크론병이나 궤양성 대장염과 같은 염증성 장질환을 주로 보고 있습니다.

소아청소년과는 사람이 할 수 있는 가장 가치 있는 일 중에 하나인 아픈 아이들을 돌보고 회복시키는 일을 할 수 있어서 선택했습니다. 아픈 아이들이 치료받지 않으면 평생 상처를 안고 살아가야 하는데, 이를 조기에 교정해 주면 그 효과가 크기 때문입니다. 그래서 소아과는 매우 매력적인 분야라고 생각합니다. 그리고 기본적으로 아이들을 좋아해야 합니다. 소아과 의사로서 아이들이 우는 소리도 스트레스가 되지 않아야 합니다. 레지던트 시절 소아과 전공을 고민한 적이 있었습니다. 아픈 아이가 치료될 때는 너무 행복하지만, 일부 아이들은 결과가 좋지 않을 때가 있습니다. 그런 상황을 견딜 수 있을지에 대한 고민이 있었습니다.

Q 교수님의 전문 분야에서 가장 흔한 질병은 어떤 것이 있나요?

A 로타바이러스 장염, 노로바이러스 장염과 같은 급성 설사병, 크론병이나 궤양성 대장염과 같은 만성 설사병이 흔합니다. 이런 설사병은 발열, 혈변, 복통, 구토를 흔하게 동반합니다.

Q 교수님의 전문 분야는 과거에는 어떠하였고 미래에는 어떻게 변할 것으로 생각하시나요?

A 과거에는 감염성 설사가 가장 흔했습니다. 장염도 살모넬라 감염 같은 세균성 설사가 흔했고요. 위염도 헬리코박터 감염증이 중요했습니다. 하지만 최근에는 감염이 현저하게 줄었습니다. 이제는 만성 기능성 위장장애 환자가 더 많고, 염증성 장질환 환자도 크게 늘었습니다. 앞으로도 스트레스가 많은 현대의 생활 패턴을 고려할 때에 기능성 위장 장애가 심한 환자가 늘어날 것으로 보이고, 서구화된 식생활과 생활 습관으로 인해 염증성 장질환도 더 늘어날 것으로 보입니다.

Q 어떤 관심과 능력을 가진 학생이 교수님의 전문 분야에 적절한지요?

A 우선 어린이를 좋아하고 공감하며 돌볼 줄 아는 사람이어야 하고, 꼼꼼하고 치밀한 과학자적인 사고가 도움이 됩니다.

Q 교수님의 전문 분야를 하려면 어떤 수련 과정을 거쳐야 하는지요?

A 의사로서 1년간의 인턴 과정을 마친 사람이 소아청소년과 전공의 과정 3년을 거치면 소아청소년과 전문의가 됩니다. 이후 저와 같은 소아소화기영양분과 분과전문의를 취득하려면 1~2년간의 추가적인 수련 과정(전임의 또는 임상강사)을 거쳐야 합니다.

Q 교수님의 전문 분야를 수련하고 나면 이후 진로는 어떻게 되나요?

A 소아청소년과 개업(동네병원 선생님)이나 중소병원 봉직은 기본적으로 가능하고, 대학병원이나 수련병원 교수나 지도전문의가 될 수 있습니다. 전공 분야에서 영양을 좀 더 특화하여 전문화하면 보건복지부와 같은 공무원이나 영양 관련 기업으로 취업도 가능합니다. 대기업에서 근무하시는 분도 계십니다.

Q 교수님이 진료하시는 동안 가장 인상에 남는(또는 가장 보람찬) 케이스는 어떤 경우였나요?

A 신생아 때에 위장관 기능이 없어져서 장 부전에 빠진 아이가 가정정맥수액요법을 통해서 정상적으로 성장하고, 이후에 학교에서 반장까지 하는 경우가 있었는데, 매우 보람 있었습니다. 장 부전은 장이 기능을 못 해서 생명을 유지하기 어려운 상태를 말합니다. 과거에는 입원 치료가 필요했고 거의 100퍼센트 조기 사망하는 질환이었지만, 최근에는 집에서 수액을 맞으며 통원 치료가 가능해졌습니다. 저희 병원팀이 우리나라에서 처음으로 가정정맥수액요법을 체계적으로 만들어서 이제는 집에서 통원 치료를 할 수 있습니다. 요즘은 장 이식도 가능하지만 아직은 성적이 정맥 수액보다 좋지 않기 때문에, 주로 정맥 수액 치료를 하다가 불가피한 경우에만 장 이식을 합니다.

Q 교수님의 전문 분야에서 아직 해결하지 못한 난제는 어떤 것이 있나요?

A 장 부전 환자에 대한 수액 치료가 필요 없는 완전한 장 재활이 아직 숙제입니다. 크론병과 같은 염증성 장 질환의 원인과 치료, 예방법도 난제로 남아 있습니다.

Q 교수님은 어떤 사람이 의과대학에 지원하는 것이 적절하다고 생각하시나요?

A 첫째, 타인을 돕는 데 기쁨을 느낄 수 있는 사람(기본적인 태도). 둘째, 피상적인 것보다는 본질적인 부분에 도전을 할 수 있는 사람(환자의 일차적인 만족을 넘어서 본질적인 문제 해결에 도움을 주려는 의지가 있는 사람).

Q 의과대학 진학을 고민하는 학생에게 조언 부탁드립니다.

A 20대의 수많은 인생 과제들을 소화하면서 의과대학 공부를 성공적으로 수행하는 것은 분명 버거운 일이지만, 그만큼 의미 있고 가치 있는 학문을 배우는 곳이 의과대학입니다. 입학 이후에 선택할 수 있는 길도 무척이나 다양하고 폭이 넓기 때문에 사람을 공부하고 도울 마음이 있다면 도전해 볼 가치가 있습니다. 내가 싫어하는 사람조차도 의사로서는 도움을 줄 수 있다는 마음이 필요하기에, 스스로 그런 준비를 해갈 의지가 있다면 잘 준비하여 도전해 보기를 바랍니다. 또 우리나라의 의료 현실만 보고 판단하기보다는 전 세계적 트렌드를 함께 보면서 시야를 넓히면 좋겠습니다. 소아과는 전 세계적으로 발전하고 있으며, 유전학, 유전 검사, 조기 치료, 정신건강학적 문제 등 다양한 분야에서 중요성을 가지고 있습니다.

Q 어떤 학생들이 의대에 오지 않았으면 좋겠나요?

A 환자 입장에서 생각해 볼 줄 아는 학생들이 의대에 와야 합니다. 의료를 너무 단선적으로 바라보거나 비즈니스적으로 접근하는 학생들은 의대에 맞지 않습니다. 역지사지의 마음가짐을 가진 학생들이 필요합니다.

통일의학

문진수 교수

Q 통일의학은 무엇인가요?

A 남북이 분단된 한반도에서 통일 이전과 이후의 보건의료 증진과 체계의 통합을 준비하고, 관련된 전문가들을 육성하는 것을 목적으로 하는 의학의 한 분야입니다. 이를 위하여 남북의 보건의료 현황, 차이, 정책, 구조 등을 분석 연구하고, 중재 방안에 대해 기획, 연구, 실행하고 있으며, 대북 보건의료 사업 관련 정부 기관, 학술 단체, 민간 단체 등과 네트워크를 구성하여 협력하고 있습니다. 크게 보면 국제보건의료학(Global medicine) 분야로서 한반도에서의 특수한 형태로 볼 수 있습니다.

Q 통일의학에 관여하게 된 계기는 무엇인가요?

A 2002년에서 2008년 사이 대북 보건의료 협력이 활발할 때 서울의대에서 대북 활동을 하면서 세 차례 방북한 경험이 있습니다. 그 이후로 통일의학에 직접 관여하지 않았지만, 최근 전임자의 요청으로 다시 참여하게 되었습니다.

Q 현재 가장 시급하다고 생각하는 북한의 의료 문제는 어떤 것인지요?

A 북한 의료는 총체적인 붕괴 상황이기 때문에 하나로 말하기는 매우 어렵습니다. 가장 핵심은 경제난의 심화로 인한 영양 결핍입니다. 영양 결핍은 만병의 근원이자 악화 요인이기 때문에 중요합니다. 여기에 만성 전염병인 결핵이 심각한 상태이고, 모자보건이 취약한 상태이며, 만성 성인병 치료가 가능한 의료서비스가 없는 상태입니다. 유니세프나 WHO를 통해 공개된 자료와 북한이 제출한 공식 자료들이 있습니다. 신뢰도는 다소 떨어지지만, 나름대로 가치가 있습니다. 또한 『노동신문』 등 북한 언론 자료를 분석하거나 정부 허가를 받아 교과서나 논문을 통해 정보를 얻을 수 있습니다.

Q 우리 청소년들이 통일에 대비하여 어떻게 준비를 하면 좋을지요?

A 통일이 언제 올지는 아무도 모릅니다. 북한은 당장 다음 달에 어떤 큰 변화가 생겨도 이상할 것이 없는 불안정한 상태입니다. 경제적·사회적·문화적·보건의료적인 큰 부담이 될 통일을 대비하기 위해서 가장 중요한 것은 그러한 충격을 견디고 품을 수 있도록 우리나라 보건의료 체계를 건강하고 튼튼하게 작동하

는 체계로 개선하고 발전시키는 것입니다. 청소년들이 개인적으로 준비할 것은 대륙으로 이어지는 한반도의 넓은 시야를 잃지 않고 남북 자유 왕래의 꿈을 꾸면서, 북을 존중하면서도 도울 수 있는 태도를 주변의 일상적인 작은 영역에서부터 연습해 나가는 것입니다.

Ⓠ 그 외 통일의학에 대해 알아야 할 부분이 있다면 말씀해 주세요.

Ⓐ 체제가 분단되어 있어도 질병은 칼같이 분리될 수 없습니다. 이미 말라리아 같은 곤충 매개 질환은 남북을 넘나들며 발생하고 있고, 인적 교류가 허용되고 약간의 왕래라도 열리게 될 경우에는 북의 주요 감염병이 남으로 넘어올 수 있으며 반대로 남에서 올라갈 수도 있습니다. 보건의료적으로 한반도는 애초부터 하나입니다. 먼 미래가 아니라 지금 이 순간에도 통일의학적인 관점이 필요합니다.

정신과학교실

서울대 의과대학 정신과학교실은 교수진, 전공의 및 임상심리사로 구성되어 있으며, 진료, 연구, 교육에 초점을 맞추어 정신과학을 선도할 수 있는 다양한 활동을 펼치고 있다. 진료 분야에서는 입원 및 외래 환자 진료, 낮병원 운영, 자문 서비스 등 통합적인 영역의 임상 서비스를 개발하여 제공하고 있으며, 노인정신의학, 정신증, 기분 장애, 소아청소년 정신의학, 종양 정신의학, 수면의학 등 질환별로 특화된 클리닉을 함께 운영하고 있다. 연구 분야에서는 유전학, 뇌 영상학, 역학 및 기초연구 방법들을 임상 연구에 통합하고자 하는 시도를 하고 있으며, 정신과학 전반에 걸쳐 다양한 연구를 하고 있다.

또한, 정신과학교실은 의학과 학생 강의 및 실습을 담당하고 있다. 의학과에서 인간 사회 의료, 뇌신경과 행동 교과목의 강의를 담당한다. 뇌신경과 행동 교과목에서는 2학년 학생을 대상으로 정신병적 장애, 기분 장애, 기질성 장애, 신경증성 장애, 정신 생리 및 자문, 물질 관련 장애, 인격 장애, 소아청소년, 노인 및 지역사회 분야의 해당 교수들이 강의를 진행하고 있다. 의학과 3학년의 정신과학교실 실습교육은 5주간에 걸쳐 이루어지며, 이는 실습 강의, 병동 실습, 외래 및 낮병동 실습, 자문 및 소아 실습으로 구성되어 있다.

Q&A

정신건강의학과 × 유소영 교수

Q 교수님의 전문 분야는 무엇이고 어떤 일을 하는지요?

A 정신건강의학과에서 진료 및 연구를 하고 있습니다. 질환 중에서는 우울증, 불안증, 공황장애 등을 주로 보고 있습니다. 학생 때 여러 학과 실습을 돌면서 질병이 아닌 사람을 온전히 보고 싶다는 생각이 정신건강의학과를 선택한 가장 큰 동기였던 것 같습니다. 인턴 때 내과 병동에서 간경화 환자들을 보면서 그분들의 생활과 인생 이야기를 듣고, 환자를 온전히 보고 싶다는 생각이 들었습니다.

Q 교수님의 전문 분야에서 가장 흔한 질병은 어떤 것이 있나요?

A 불안장애가 가장 흔하고, 우울장애, 수면장애, 알코올 사용 장애도 흔한 질병입니다. 불안장애에는 광장공포증, 사회공포증, 공황장애 등이 있고, 강박장애도 있습니다. 흔하지는 않지만 사회적 이슈가 많이 되는 정신분열병, 조울병 등도 유병율 자체는 낮지만 병원에서는 많이 보는 질환입니다.

Q 교수님의 전문 분야는 과거에는 어떠하였고 미래에는 어떻게 변할 것으로 생각하시나요?

A 과거에는 정신질환에 대한 편견의 벽이 높아 정신과적 도움이 필

요함에도 불구하고 병원을 찾지 않는 사람들이 많았습니다. 하지만 점차 정신과 치료를 받는 것에 대해 거부감이 낮아지고 있어 최근에는 젊은 세대들의 정신과 내원이 늘어나고 있습니다. 또한 노인층의 증가, 스트레스가 증가하는 사회적 상황 등으로 정신과적 치료의 필요성이 증가하고 있습니다. 향후 수년간 이러한 흐름은 계속 이어질 것 같습니다. 정신건강의학과 의사의 역할도 중증 정신질환의 치료에서 경증 질환의 치료뿐만 아니라 스트레스 관리 등으로 역할이 확장되고 있습니다. IT의 발달 등은 진단 및 치료 기법의 다양화를 가지고 오고 있어 미래에는 좀 더 맞춤형 치료가 가능할 것으로 기대해 봅니다. 이러한 변화들이 정신과에 대한 수요는 증가하고, 미래에도 인공지능이 대체할 수 없는 영역이 정신과일 것 같습니다.

Q 어떤 관심과 능력을 가진 학생이 교수님의 전문 분야에 적절한지요?

A 기본적으로 사람에 대한 관심이 있고 타인의 감정에 공감 능력이 있는 학생이라면 정신건강의학과에 적절할 것 같습니다.

Q 교수님의 전문 분야를 하려면 어떤 수련 과정을 거쳐야 하는지요?

A 다른 과와 마찬가지로 인턴 후 전공의 4년 과정을 마치면 전문의가 될 수 있습니다. 다만 소아정신건강의학과 전문의가 되고자 하면 추가 수련 기간을 거쳐야 합니다.

Q 교수님의 전문 분야를 수련하고 나면 이후 진로는 어떻게 되나요?

A 다른 과와 동일하게 전문의를 수료하고 나면 환자 진료를 위주로 하는 일차 의료와, 진료·연구·교육을 담당하는 대학병원 교수의 길이

있습니다. 다른 과와 차이가 있는 점은 정신건강의학과 치료를 목적으로 설립되어 전공의 수련 및 진료를 담당하고 있는 전문병원들이 많아 이런 병원에 취직을 할 수 있다는 점입니다.

Q 교수님이 진료하시는 동안 가장 인상에 남는 케이스는 어떤 경우였나요?

A 기억에 남는 환자들은 많이 있습니다. 최근의 케이스로는 평소 불안감이 약하게 있던 여자 환자가 임신을 하면서 공황장애가 심하게 온 케이스가 있었습니다. 환자와 가족들이 임신 유지가 어려운 게 아닌가 고민할 정도로 환자의 일상생활이 어려운 상태의 증상이었으나, 치료를 시작하면서 고비를 잘 넘기고 출산하게 되어 돌잔치를 잘 치뤘다고 알려 준 케이스가 기억에 남습니다. 임신 환자의 경우 정신과 약을 대개 중단하지만 끊을 수 없는 경우도 있습니다. 일반적으로는 안전한 약을 최소 용량으로 유지하는 방법을 선택합니다. 오래된 약들이라 근거가 많이 축적되어서 그중 안전한 약을 선택합니다.

Q 교수님의 전문 분야에서 아직 해결하지 못한 난제는 어떤 것이 있나요?

A 정신과 질환의 진단은 기본적으로 환자가 경험하는 증상을 바탕으로 내려집니다. 이러한 점은 질환의 원인에 따라 진단을 하는 다른 과의 진단 방식과 차이가 있는데, 아직 해결되지 못한 문제라고 할 수 있습니다. 정신질환의 증상이 단일 원인으로 발생하는 것이 아니고 복합적인 원인들의 작용으로 발생한다는 것이 지금까지 연구로 밝혀진 내용이지만, 발병 기전에 대한 지속적인 연구가 계속 진행되고 있는 만큼 향후에는 지금보다는 보다 정밀한 진단이 가능해지고, 이에 근거한 치료가 가능해질 것으로 기대해 봅니다.

Q 교수님은 어떤 사람이 의과대학에 지원하는 것이 적절하다고 생각하시나요?

A 의사는 기본적으로 병을 진단하고 치료를 결정하고 수행하는 사람입니다. 학구적인 호기심과 타인에 대한 공감, 이타심이 있는 사람이 의과대학에 지원하는 것이 적절하다고 생각합니다.

Q 의과대학 진학을 고민하는 학생에게 조언 부탁드립니다.

A 지금 의과대학을 고민하는 학생들은 학업 성적이 좋고 성실하고 자기 관리가 뛰어난 학생들이라고 생각합니다. 하지만 병원에서 환자를 본다는 것은 때로 신체적·정신적으로도 힘들고 고되므로, 이 일을 묵묵히 해낼 수 있는 자질도 필요하고, 타인의 아픔에 대해 공감하고 도우려는 마음이 있어야 합니다. 또한 치료 과정은 혼자 진행하는 것이 아니고 의료진의 협동으로 이루어지기 때문에 다른 직종을 존중하고 잘 이끌어 가는 리더십이 필요합니다. 간혹 이러한 부분이 부족해 보이는 의사를 보면 본인도 진료하는 것이 즐겁지 않고, 환자나 보호자 또는 병원의 다른 직종과 마찰이 있는 경우가 있습니다. 의과대학을 생각하고 있는 학생이라면 이러한 소양을 기르는 것이 필요할 것 같습니다.

Q 의과대학에 안 왔으면 하는 학생은?

A 사람에 대한 관심이 없는 친구들은 다시 고민해 보았으면 합니다. 공부만 잘해서 의과대학을 오는 친구들은 단체생활이나 사람을 대하는 것에서 어려움을 겪을 수 있습니다. 충분히 고민하고 진학하는 것이 좋습니다.

신경과학교실

서울대 의과대학 신경과학교실은 1972년 국내에서 처음으로 신경과의 직제를 가지고 설립됐다. 신경과학교실은 초대 주임교수인 명호진 교수와 이상복 교수 두 명으로 시작됐다. 인체의 신경계는 중추신경계와 말초신경계로 크게 나뉘며, 중추신경계는 대뇌, 소뇌, 뇌간 및 척수로 구성되어 있고, 말초신경계는 12쌍의 뇌신경과 몸통 및 사지에 분포하는 31쌍의 척수 신경, 그리고 말초신경 및 이들 신경의 지배를 받는 근육으로 구성되어 있다. 이러한 신경계는 인체 전반에 걸쳐 광범위하게 분포하며, 가장 중요한 장기 중 하나로서 신경계에 이상이 발생하면 매우 다양한 증상이 나타난다. 신경과는 신경계에 발생하는 다양한 질환을 전문적으로 다루는 임상 과목으로, 대표적으로 뇌졸중, 뇌전증, 말초신경 및 근육질환, 이상운동질환, 치매, 신경계 감염, 통증 질환 및 신경계 종양 질환 등에 대해 교육한다.

Q&A

신경과 × 구대림 교수

Q 교수님의 전문 분야는 무엇이고 어떤 일을 하는지요?

A 제 전문 분야는 신경과입니다. 신경과는 우리 몸의 뇌와 척수 등 신경계에 발생하는 질환을 진단하고 치료하는 진료과입니다. 저는 원래 내과를 희망했으나 인턴 때 신경과를 경험하면서 중환자 관리와 뇌에 대한 관심 때문에 신경과로 전향하게 되었습니다. 신경과 의사들이 하는 신경학적 검진이 매우 매력적이었습니다. 특히 CT나 MRI가 없을 때도 해머(신경 검사를 위해 특수한 모양으로 제작된 고무망치)를 들고 병변을 찾아내는 과정이 흥미로웠습니다.

Q 교수님의 전문 분야에서 가장 흔한 질병은 어떤 것이 있나요?

A 뇌졸중, 치매, 파킨슨병, 뇌전증, 수면장애, 어지럼증, 두통 등이 신경과에서 진료하는 흔한 질병들입니다.

Q 교수님의 전문 분야는 과거에는 어떠하였고 미래에는 어떻게 변할 것으로 생각하시나요?

A 미래에는 고령 인구층의 비중이 크게 증가함에 따라서 뇌졸중, 치매, 파킨슨병, 렘수면행동장애 등의 수면장애를 앓는 환자 수가 급격하게 증가할 것으로 예상합니다.

Q 어떤 관심과 능력을 가진 학생이 교수님의 전문 분야에 적절한지요?

A 뇌과학을 포함한 신경과학에 대한 관심과 흥미가 있는 학생이 적절합니다. 또한 노인 환자들과 소통을 원활히 할 수 있는 능력을 갖춘 학생이 신경과 의료진으로서 적합합니다.

Q 교수님의 전문 분야를 하려면 어떤 수련 과정을 거쳐야 하는지요?

A 의과대학교를 졸업한 후 1년간의 수련의(인턴) 과정을 마친 후 4년간의 신경과 전공의(레지던트) 과정을 마쳐야 합니다.

Q 교수님의 전문 분야를 수련하고 나면 이후 진로는 어떻게 되나요?

A 신경과 전문의를 취득하고 나면 전임의 과정을 통하여 신경계 질환들 중 세부 전공 분야에 대하여 추가 수련을 할 수 있습니다. 추가 수련을 거치지 않고 개원의나 봉직의가 될 수도 있지만, 주로 전임의 과정을 1~2년간 거친 후 개원이나 봉직의를 선택하는 경우가 많습니다. 대학병원에서 교수직으로 근무하기 위해서는 해당 분야의 높은 전문성을 요구하기 때문에 보다 긴 기간의 전임의 과정을 거친 후 교수로 임용될 수 있습니다.

Q 교수님이 진료하시는 동안 가장 인상에 남는 케이스는 어떤 경우였나요?

A 신경과 전문의로서 가장 인상에 남았던 케이스는 갑자기 발생한 실어증과 오른쪽 팔다리의 마비로 응급실을 방문한 환자로 60대 초반 남자 환자였습니다. 증상 발생 3시간 이내에 혈전용해제를 투여하여 막혔던 뇌혈관을 재개통시켜 환자의 마비 증상과 실어증이 모두 사라졌던 경우입니다. 뇌혈관이 막히면 재개통 치료를 3시간 이내에 하더

라도 재개통률이 20~30퍼센트밖에 안 됩니다. 이 경우는 매우 드라마틱하고, 환자의 삶의 질을 크게 개선할 수 있어서 인상 깊었습니다.

Q 교수님의 전문 분야에서 아직 해결하지 못한 난제는 어떤 것이 있나요?

A 치매, 난치성 뇌전증, 루게릭병 등은 적절한 치료에도 불구하고 병이 점점 악화되어 불량한 임상 경과를 보이는 대표적인 신경과 질환들입니다. 나이가 들면서 신경 퇴행성 질환이 생기면 신경세포가 점점 죽는데, 이걸 막는 방법을 찾아야 합니다. 치매, 난치성 뇌전증, 루게릭병 등 신경 퇴행성 질환은 신경세포의 노화로 인해 발생합니다. 현재 줄기세포 치료 등 여러 방법이 연구 중이지만, 병의 진행을 멈추거나 되돌리는 획기적인 치료법은 아직 없습니다. 젊은 세대가 이러한 문제를 해결하는 데 중요한 역할을 할 것입니다.

Q 교수님은 어떤 사람이 의과대학에 지원하는 것이 적절하다고 생각하시나요?

A 기본적으로 타인을 돕고자 하는 마음이 강하고 윤리의식이 투철한 사람이 의과대학에 적합합니다. 또한 의과대학은 6년의 긴 교육 기간 동안 많은 내용을 배우고 경험해야 하기 때문에 체력적으로나 정신적으로 건강해야 하며 끈기와 인내심이 있는 사람이 적절합니다.

Q 의과대학 진학을 고민하는 학생에게 조언 부탁드립니다.

A 의과대학을 지원하려는 동기에 대하여 충분히 고민하고 결정하길 권합니다. 의사가 되기 위해서는 학업적으로 치열한 경쟁과 노력이 필요하기 때문에 뚜렷한 지원 동기와 목표가 있어야 낙오되지 않

을 것입니다. 의과대학 졸업 후의 진로 등에 대하여 구체적이고 장기적인 계획이 필요합니다. 의과대학은 6년 동안 많은 것을 배우며 적응하는 과정입니다. 처음에는 스트레스를 받을 수 있지만, 점차 적응하면서 무뎌집니다. 다양한 경험을 통해 자신의 적성을 찾아가길 바랍니다. 선택의 폭을 넓게 가지는 것이 중요합니다.

Q 의과대학에 안 왔으면 하는 학생은?

A 의사에게 가장 중요한 능력 중 하나는 소통입니다. 환자와의 소통, 의료진 간의 소통 모두 중요합니다. 소통이 부족하면 진단과 치료에 큰 문제가 발생할 수 있습니다. 따라서 소통 능력이 부족한 학생은 의과대학에 적합하지 않을 수 있습니다.

피부과학교실

1909년 11월 30일 대한의원의 대한의원 분과 규정에 따라 임상 9개 과 중 하나로 피부과가 정식 설치됐다. 이후 경술국치로 인한 국권피탈 후 대한의원은 조선총독부의원으로, 대한의원 부속 의학교는 조선총독부의원 부속 의학강습소가 되었다. 1916년 조선총독부의원 부속 의학강습소는 경성의학전문학교로 개편되어 의학교육을 담당하였다. 1924년 경성제국대학이 설치되고, 1928년부터 조선총독부의원은 경성제국대학 의학부 부속의원이 되었다. 이와 함께 경성의학전문학교는 1928년 자체 부속의원을 설립하여 피부비뇨기과를 운영하였고, 1946년 국립서울대학교가 출범할 때까지는 경성제국대학 의학부와 경성의학전문학교의 두 관립 학교 체제가 유지됐다.

1946년 10월 15일 종합대학교로서 국립서울대학교가 출범하면서 경성제국대학 의학부의 후신인 경성대학 의학부와 경성의학전문학교의 후신인 서울의과대학이 합병되어 국립서울대학교 의과대학이 탄생했다. 국립서울대학교 의과대학이 출범하면서 경성대학 의학부와 서울의과대학의 피부비뇨기과는 통합되는 동시에 피부과와 비뇨기과로 완전 분리 독립되어 서울대학교 의과대학은 독립된 피부과학 강좌를 지닌 한국 최초의 대학이 되었다.

서울대학교 의과대학 피부과학교실은 성인 및 소아의 여러 피부 질환에 대한 진료, 교육, 연구를 통한 다양한 활동을 수행하고 있다. 건선, 아토피피부염, 접촉피부염, 백반증 및 색소, 수포 및 결체조직 질환, 여드름 및 주사, 모발 및 손발톱 질환, 피부 종양 및 피부외과 등의 세분화된 전문 진료 분야가 있다. 현재 피부노화, 모발생물학, 아토피피부염을 중심으로 하는 의학연구원 산하 인체환경경계생물학연구소를 비롯하여 다양한 연구 분야에서 피부과 교수는 물론 여러 명의 박사, 석사, 일반 연구원들이 피부 질환에 대한 기초, 중개 임상 연구를 활발히 진행하고 있다.

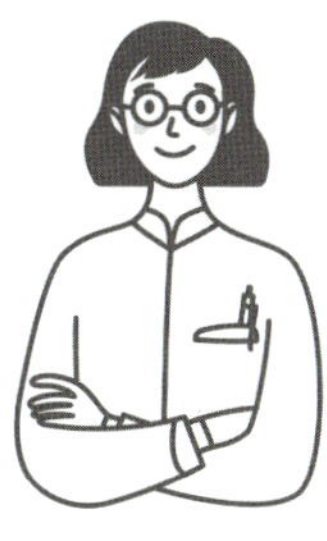

Q&A

피부과 × 윤현선 교수

Q 교수님의 전문 분야는 무엇이고 어떤 일을 하는지요? 그리고 교수님은 어떤 계기로 전공을 선택하게 되셨는지요?

A 제 전공 분야는 피부과이고, 현재 외래에서 주로 건선과 아토피 피부염 환자의 진료 및 연구를 하고 있고, 피부과 전공의와 의과대학생 교육도 맡고 있습니다. 저는 본과 1학년 시절 빠르게 피부과로 전공을 정했습니다. 피부 질환에 관심이 있기도 했고, 개인적으로 수면을 중요하게 생각하다 보니, 현실적으로 피부과가 1순위였습니다. 그 때문에 피부과를 목표로 본과 4년 내내 정말 열심히 공부했습니다. 지금도 그렇지만 제가 전공의를 지원할 때에도 피부과 전공의가 되는 것은 상당히 어려웠습니다. 다만 전공을 정하고 보니 피부과는 내과적 요소와 외과적 요소가 동시에 있으면서 세부 전공이 아주 엄격하지 않기 때문에 웬만하면 이 안에서 본인한테 맞는 적성을 찾을 수 있겠다는 생각도 듭니다. 피부 질환에 대한 진료가 기본이지만 본인이 원한다면 피부 외과를 전공하여 수술 중심으로 활동도 가능합니다. 아니면 미용 분야를 전공하여 시술 중심으로 활동할 수도 있습니다.

Q 교수님의 전문 분야에서 가장 흔한 질병은 어떤 것이 있나요?

A 사실 피부 질환은 흔하고 종류도 다양합니다. 질환 자체가 증상

이 없어도 눈에 보이기 때문에 진단명이 붙은 질환들이 매우 많거든요. 그중에 유병률도 높고, 치료도 많이 하는 질환들로는 아토피피부염, 여드름, 건선, 남성형 탈모, 피부암 등이 있습니다. 한편 그 자체만으로 질병이라고 할 수 없지만 피부 노화도 흔한 피부 질환에 포함할 수 있겠네요.

Q 교수님의 전문 분야는 과거에는 어떠하였고 미래에는 어떻게 변할 것으로 생각하시나요?

A 아주 오래전에는 성병이나 나병 같은 감염성 피부 질환이 피부과의 주된 진료 영역이었어요. 아직도 유럽의 경우 피부과학회의 정식 명칭은 유럽 피부과학 및 성병학회(European Academy of Dermatology and Venereology)랍니다. 한국도 사회경제적으로 발전하면서 이제는 아토피 피부염처럼 서구화된 질환이 증가하고, 무엇보다 노령 인구가 증가하면서 피부 질환 자체는 물론, 미용 피부 시술에 대한 요구도 굉장히 높아지고 있어서 수요는 계속 증가하고 있습니다. 요즘은 특정 질환의 병태생리에 기반을 하는 치료제가 개발되고 있어서 질환 치료의 패러다임도 바뀌고 있습니다. 대표적으로 건선이라는 질환이 있는데, 요즘은 건선을 유발하는 특정 사이토카인만 억제하는 생물학적제제라는 치료제가 다수 개발되어 지금은 대부분의 중증 건선 환자들이 평생 안전하게 치료받을 수 있는 시대가 되었습니다.

Q 어떤 관심과 능력을 가진 학생이 교수님의 전문 분야에 적절한지요?

A 첫째, 시각적으로 보이는 것에 대해 유심히 관찰하고 분석하는 능력이 기본적으로 있어야 합니다. 둘째, 본인이 주도하여 연구할 수

있는 기본 능력을 갖추는 것이 좋습니다. 피부과의 경우 질환의 종류는 매우 많지만, 다른 임상과와 대비하여 중증도는 상대적으로 낮은 질환들이 많아서 알려진 내용이 적고 그 질환만을 위한 치료제가 없는 경우가 빈번합니다. 셋째, 진료 시 많은 경우가 별다른 치료 없이 상황에 대한 설명만으로 해결될 수도 있어서 환자와의 소통 능력이 중요합니다. 이 과정에서 환자가 이해할 수 있게 쉽게 설명하는 능력도 필수적입니다.

Ⓠ 교수님의 전문 분야를 하려면 어떤 수련 과정을 거쳐야 하는지요?

Ⓐ 피부과는 내과나 외과처럼 세부 전문의가 있지 않기 때문에 전공의 4년 수련을 마치고 피부과 전문의를 취득하면 최소한의 자격은 갖추는 것이라 할 수 있습니다. 다만 전문의를 취득했다고 특정 분야의 전문가라고 하기는 어렵습니다. 다른 전문과처럼 한 가지 질환을 깊이 연구하는 사람만이 해당 피부 질환의 전문가 수준에 도달할 수 있습니다.

Ⓠ 교수님의 전문 분야를 수련하고 나면 이후 진로는 어떻게 되나요?

Ⓐ 진료는 물론 연구와 교육 업무도 계속 하고 싶으면 종합병원이나 대학병원의 교수가 되고요. 만약 진료에만 집중하고 싶다 하면 개원을 하게 됩니다. 물론 직접 개원하지 않고 이미 개원한 피부과 의원에 취직할 수도 있지요. 그 외 소수이지만 피부과 전문의로 기초 교실 소속의 교수로서 연구만 하는 경우도 있고, 화장품 회사나 레이저 기기 회사, 제약회사에 취직하는 경우도 있습니다.

Q 교수님이 진료하시는 동안 가장 인상에 남는(또는 가장 보람찬) 케이스는 어떤 경우였나요?

A 20대의 중증 건선 환자였는데, 수년간 한의원, 민간요법 등 제대로 된 치료를 받지 못해 질병이 심해져 사회생활에 큰 어려움을 겪다가 병원 진료란 걸 저한테 처음 받으셨습니다. 중증도나 나이로 보아 생물학적제제 치료를 권했고, 치료 후에 3개월 만에 외관상 건선 환자인지 모를 정도로 호전되었어요. 이후에는 환자는 본인 가게도 열고 적극적으로 사회생활 하면서 1년에 4~5번 정도 병원 방문해서 치료하고 가는 것 외에는 그 또래의 건강한 사람들과 다름없이 바쁘고 열심히 사는 모습을 보면서 큰 보람을 느꼈죠.

그 외 기억나는 환자로 얼굴에 발진이 심한 사춘기 여학생이었는데, 지방에 거주하고 있어서 편도만 3시간 가까이 걸리는 거리인데 부모님 두 분과 함께 왔어요. 그런데 진료실에 들어와서 마스크 벗은 모습을 보자마자 바로 어떤 질환인지 알겠더라고요. 이런 경우가 피부과 의사로서 희열을 느끼는 순간인데, 그간 치료 과정을 들어보니 수개월간 다른 진단으로 생각하고 치료받아 호전되지 않은 경우였습니다. 바로 약물 치료를 시작했는데, 불과 한 달도 안 된 두 번째 방문에 몰라보게 호전되었습니다. 사춘기 여학생, 그것도 얼굴의 병변이라 본인은 물론 가족도 마음고생이 심했던 것이 첫 진료부터 느껴졌는데, 그 뒤로 진료 올 때마다 밝은 모습이어서 저도 매우 기뻤습니다.

Q 교수님의 전문 분야에서 아직 해결하지 못한 난제는 어떤 것이 있나요?

A 워낙 피부과에서 진료하는 질환 범위가 넓기 때문에 딱 하나로 말하기 어려운데, 치료 방법이 없는 질환들도 많긴 하지만 우선순위상

다음 두 가지가 아닐까 싶어요. 첫째, 환자 스스로 흑색종의 조기 진단을 할 수 있는 방법의 개발입니다. 현재 스마트폰과 딥러닝 기술의 발전으로 조금씩 희망이 보이고 있습니다. 둘째, 노화가 진행되기 전 젊은 피부로 되돌리는 피부 노화 치료 방법입니다. 진정한 의미의 회춘(rejuvenation)인데, 아직 가야 할 길이 멉니다.

Q 교수님은 어떤 사람이 의과대학에 지원하는 것이 적절하다고 생각하시나요?

A 의과대학에 입학한다는 것은 의사가 되겠다는 것과 같은 말이므로 의사가 직업으로서 적성에 맞는가를 판단해야 합니다. 저는 의사가 되려면 근면 성실하면서, 뛰어난 문제 해결 능력을 갖추고, 타인에 대한 배려와 존중심을 지니면서, 높은 윤리의식과 평생 배우는 자세를 갖추는 것이 필요하다고 생각합니다.

Q 의과대학 진학을 고민하는 학생에게 조언 부탁드립니다.

A 기본적으로 의사가 직업으로서 적성에 맞아야 합니다. 의사가 적성에 안 맞으면 본인도 불행하지만, 환자에게 위해를 가할 수 있으므로 다른 직업보다 그 부작용이 훨씬 큽니다. 따라서 남들이 좋다고 해서 의대를 목표로 하는 것보다는 진정 본인이 의사라는 직업에 맞는가를 진지하게 고민하는 것을 가장 먼저 해야 합니다. 의사가 사명감만으로 하는 봉사활동은 아니지만, 최소한 전문가로서의 양심과 환자에게 해가 되어서는 안 된다는 대원칙을 지켜야 합니다. 의사로서의 삶이 진정 좋아서 의사의 길을 선택한 학생이 의과대학에 진학하는 것이 바람직하다고 봅니다. 또한 의사는 많은 경우 직업인으로의 삶이

개인의 삶과 분리하기 어려운 경우가 많습니다. 소위 말하는 워라밸과는 다른 삶을 살 수밖에 없습니다. 피부과 의사인 저조차도 당직이나 응급은 없지만 퇴근 후에도 논문 읽고, 논문 쓰고, 강의 준비도 하는 등 많은 시간을 의사로서 살기 위해 사용하고 있습니다. 퇴근하면 진료는 끝났을 수 있지만, 그 외에 의사로서 필요한 여타의 활동은 진행형입니다.

Q 의과대학에 안 왔으면 하는 학생은 없는지요?

A 너무 자유로운 영혼은 힘들 것 같습니다. 물론 의료 외의 다른 진로를 찾을 수도 있겠지만 그럴 거라면 굳이 의사 면허가 없어도 되니까요. 의대 입학은 결국 의사 면허를 취득하기 위한 기본 과정입니다. 그리고 만약 돈을 잘 벌기 위한 직업이 의사라서 이 길을 선택한다면 말리고 싶네요. 본인이 괴로울 겁니다. 즐거워서 하지 않으면 결국 성공하지 못하고, 불행한 삶을 살게 됩니다. 안정적이라고 하지만, 의사는 나이가 들어서도 계속 몸을 움직여 스스로 일을 해야 합니다.

정형외과학교실

서울대학교 의과대학 정형외과학교실은 1968년 외과학교실에서 분리되었다. 초대 주임교수는 한문식 교수님으로 교수 2명, 강사 2명으로 시작됐다. 현재는 서울대학교병원, 분당서울대학교병원, 보라매병원에서 많은 교수진과 임상강사, 전공의로 구성되어 근무하고 있다.

정형외과는 사지와 척추 그리고 그 부속기의 형태와 기능을 내과적, 외과적 그리고 물리학적 방법으로 연구하고 보존하며, 회복 및 발전시키는 목적을 가진 학문이다. 임상적으로 수부, 견관절, 척추, 고관절, 슬관절, 족부, 외상, 종양, 소아정형외과의 분야로 세분되며, 학생들은 분야별로 질환의 진단 및 치료 등에 대한 과정을 배우게 된다.

의과대학 교육은 의학과 1, 2학년 학생을 대상으로 일부 시행되나, 본격적인 정형외과학 교육은 3학년 학생을 대상으로 2주간의 임상 실습 기간을 통해 시행된다. 임상 실습 기간에는 교육 담당 전공의가 배정되며, 정형외과 각 분야의 교수들과 함께 임상 실습 강의 및 실습, 수술 참여, 병실 회진, 외래 진료, 환자 증례 보고 등을 통하여 다양하고 세부적인 지식을 습득하게 된다. 또한 이 기간 중 외부 강사 교습을 통하여 의료 일선에서의 증례 및 외상 환자에 대한 경험을 간접적으로 배운다.

Q&A

정형외과 × 이요한 교수

Q 교수님의 전문 분야는 무엇이고 어떤 일을 하는지요? 그리고 교수님은 어떤 계기로 전공을 선택하게 되셨는지요?

A 정형외과는 척추와 사지의 질환 및 외상을 다루는 학문입니다. 정형외과라고 하면 뼈를 다루는 분야, 수술을 하는 과라고 생각하기 쉬운데 그것이 정형외과의 전부는 아닙니다. 정형외과는 척추와 사지의 질환과 외상에 대하여 뼈와 더불어 신경, 근육 등 연부조직까지 포괄적으로 다루며, 약물치료, 수술, 재활치료 등 다양한 방법을 통하여 치료하는 학문입니다. 정형외과는 상당히 직관적인 분야입니다. 내가 치료해야 할 부분이 눈에 보이고 이것을 치료했을 때 효과가 바로 나타나는 것이 매력적이었습니다. 아주 어린 영아부터 100세가 넘는 할머니까지 전 세대가 정형외과의 환자군에 속한다는 것도 좋았습니다.

손은 사람을 다른 동물과 구분 짓는 독특한 구조를 가지고 있습니다. 진화 과정에서 유인원의 손이 중요한 역할을 했으며, 사람에게 손은 매우 중요한 기관이기 때문에 매력을 느꼈습니다. 정형외과 역사에서도 손을 다루는 분야는 오래된 분야로, 여전히 연구할 분야가 많습니다. 손의 작은 부분을 치료하는 것만으로도 사람의 삶의 질을 크게 향상시킬 수 있어 이 분야를 선택했습니다.

Q 교수님의 전문 분야에서 가장 흔한 질병은 어떤 것이 있나요?

A 정형외과 내에서 저의 전문 분야는 손입니다. 우리는 대부분의 활동을 손과 함께하죠. 그렇기 때문에 다양한 질환들이 발생합니다. 대표적인 질환은 손목터널증후군이 있습니다. 손목터널증후군은 손목 부근에서 정중신경이 눌리는 병입니다. 이것은 중장년층에서 호발하며 퇴행성 변화, 비만, 호르몬 문제, 당뇨 등의 원인으로 발생합니다. 손목에는 수근관이라고 해서 손목뼈와 인대로 이루어진 좁은 관이 있는데, 이 관으로 힘줄과 정중신경이라는 신경이 지나갑니다. 인대와 힘줄이 두꺼워지면 곁에 있던 정중신경이 눌리면서 제1, 2, 3, 4수지가 저리고 제1수지의 힘이 떨어지는 증상이 발생할 수 있습니다.

Q 교수님의 전문 분야는 과거에는 어떠하였고 미래에는 어떻게 변할 것으로 생각하시나요?

A 과거 농경사회에서는 관절염과 손의 상처로 인한 감염이 많았습니다. 공업화 시대에는 절단 사고가 많았으나, 현재는 고령화와 스포츠 인구의 증가로 인한 손목 인대 손상 및 퇴행성 관절염이 주로 발생하고 있습니다.

Q 어떤 관심과 능력을 가진 학생이 교수님의 전문 분야에 적절한지요?

A 정형외과는 의학적 지식과 수술적 능력, 공학적 지식이 필요합니다. 따라서 암기력과 손 기술이 좋아야 하며, 무엇을 만드는 것을 좋아하는 사람들에게 적합합니다. 또한 환자들의 필요를 듣고 공감하는 능력도 중요합니다.

Q 교수님의 전문 분야를 하려면 어떤 수련 과정을 거쳐야 하는지요?

A 정형외과 전문의가 되려면 의과대학 6년, 인턴 1년, 정형외과 전공의 4년 과정을 거쳐야 합니다. 이후 전문의 시험을 통과하면 전문의 자격증을 받습니다. 세부 분과의 전문의가 되기 위해서는 추가로 1~2년의 전임의 과정을 거쳐야 합니다.

Q 교수님의 전문 분야를 수련하고 나면 이후 진로는 어떻게 되나요?

A 정형외과 전문의는 대학병원 교수, 일반 병원 봉직의, 개원의, 또는 근골격계 관련 스타트업 창업 등 다양한 진로를 선택할 수 있습니다.

Q 교수님이 진료하시는 동안 가장 인상에 남는(또는 가장 보람찬) 케이스는 어떤 경우였나요?

A 제가 치료한 환자 중 가장 기억에 남는 환자는 버스에 깔린 20대 여성이었습니다. 무릎 아래쪽으로 피부가 완전히 벗겨져 근육이 드러나고 발목이 절단된 환자였습니다. 수부 파트는 사지의 연부조직 재건 및 재접합 수술도 하기 때문에 제가 이 환자를 맡아 6개월에 걸쳐 거의 30번 넘게 수술을 했습니다. 환자와 가족들도 매번 울었고 저도 많이 힘든 시기였습니다. 다친 지 1년이 되었을 때 환자가 외래에 웃으며 걸어 들어올 때의 감동을 저는 잊지 못합니다. 사람들은 꽃과 열매를 예쁘다고 많이 이야기합니다. 꽃과 열매는 식물들이 살기 위해 노력한 결과물이지요. 그 환자의 다리가 비록 미관상 예쁜 다리는 아니었지만 살기 위해 누구보다 노력한 다리였기 때문에 저는 그 다리가 아름답다고 말하고 싶습니다.

Q 교수님의 전문 분야에서 아직 해결하지 못한 난제는 어떤 것이 있나요?

A 정형외과의 오래된 난제는 노화입니다. 관절염을 완전히 치료하는 방법은 아직 없으며, 인공관절치환술은 수명이 한정적입니다. 손상된 연골을 완전히 회복시키는 치료법은 아직 없습니다. 최근 줄기세포를 이용한 연구가 활발히 진행되고 있어 희망적인 결과를 기대하고 있습니다.

Q 교수님은 어떤 사람이 의과대학에 지원하는 것이 적절하다고 생각하시나요?

A 의사는 꾸준함과 열정, 공감이 필요하다고 생각합니다. 머리가 얼마나 똑똑한지는 생각보다 중요하지 않습니다. 의학은 평생 공부하는 것이기 때문에 빨리 아는 것은 중요하지 않습니다. 또한 새로운 것을 개발하고 앞에서 이끌어 가는 사람은 전체 의사 중에서 일부분일 뿐입니다. 대다수 의사들은 기존에 개발된 의술을 기반으로 환자들을 치료하는 일에 더 많이 투입됩니다. 따라서 환자들을 더 많이 이해하고, 도와주겠다는 열정을 가져야 하며, 무엇보다 바쁘고 피곤한 일이 많기 때문에 꾸준한 자세를 가진 사람이 적합하다고 생각합니다.

Q 의과대학 진학을 고민하는 학생에게 조언 부탁드립니다.

A 삶의 목표를 설정할 때 무엇이 되어야겠다는 생각보다는 어떤 것을 하고 싶은지를 생각하는 것이 중요합니다. 무엇이 되겠다고 생각하면 막상 그게 되고 나면 그다음 목표를 설정해야 하고, 안 되었을 때의 실망감도 크기 때문입니다. 의사는 되기도 어렵고 된 뒤에도 끊임없이 노력해야 하는 자리입니다. 따라서 막연하게 의사가 되겠다고 생각하면

크게 당황할 수 있습니다. 먼저 본인이 어떤 것을 좋아하는지, 어떤 길을 가고 싶은지를 정하는 것을 추천합니다. 그리고 그 길에 의사가 적합한지, 그리고 의사가 아닌 다른 선택지가 없는지도 같이 고민해 보세요. 의사가 되었을 때에도 본인이 하고 싶었던 가치에 대해 항상 생각하면서 다음 선택지를 골라간다면 보다 쉽게 이 길을 갈 수 있을 겁니다.

Q 어떤 학생이 의대에 안 왔으면 싶은지요?

A 의사가 되는 것을 삶의 목표로 삼는 것은 위험합니다. 의사가 되는 것 자체가 목표가 아니라, 어떤 삶을 살고 싶은지에 대한 목표를 설정하는 것이 중요합니다. 의대생들에게 항상 '무엇을 하고 싶은지'와 '무엇이 되고 싶은지'를 혼동하지 말라고 조언합니다. 목표를 설정할 때는, 환자를 돕고 싶다거나 연구를 하고 싶다는 식으로 구체적인 삶의 목표를 세우는 것이 좋습니다. 의사가 되겠다는 목표만 가지고 있으면, 목표를 이룬 후에 동기를 잃어버릴 수 있으며, 이는 결국 환자에게 피해를 줄 수 있습니다. 끊임없는 자기 도전이 중요합니다.

흉부외과학교실

서울대병원 흉부외과는 1957년 이찬범 교수를 초대 과장으로 하여 진료과목이 시작됐고, 서울대학교 의과대학 흉부외과학교실은 1968년 이영균 초대 주임교수 등 교수 3명, 전공의 과정 4명으로 개설되어 당시 불모지였던 우리나라의 흉부외과학 분야가 현재와 같은 세계적 수준의 기술과 경험을 갖추는 데에 그 초석이 되었다. 흉부외과학은 인체 중 흉부에 위치한 심장, 폐, 식도, 대동맥, 종격동, 횡격막 등 기관뿐만 아니라 동맥, 정맥 등 혈관질환에 이르기까지 폭넓은 장기의 질환을 진단하고 주로 수술적 방법으로 치료하는 학문이다. 최근에는 경피적중재술, 혈관 내 스텐트-그라프트 삽입술, 경피적 판막삽입술 등 비수술적 치료법 및 로봇수술, 최소 침습 흉강경수술, 하이브리드수술 등 최첨단 의료 분야의 오피니언리더로 자리매김하고 있다. 이들 흉부 장기는 생명을 유지하는 데 없어서는 안 될 매우 중요한 장기이므로 흉부외과는 전문적인 기술과 지식 및 최첨단 의료시설을 갖추고 교육, 연구, 진료에 매진하고 있다.

학생 교육에서는 의과대학 2학년 통합 강의, 4학년 흉부외과학 실습, 선택의학 실습 및 대학원 흉부외과학 강의 등을 개설하고 있다. 교육 분야는 후천성 판막질환, 관상동맥질환 및 대동맥질환을 치료하는 성인심장 분야, 선천성 심장질환을 치료하는 소아심장 분야, 그리고 폐, 식도, 종격동, 횡격막 기관 등의 질환을 치료하는 일반흉부 분야로 크게 나뉜다. 또한 심장 이식, 폐 이식, 심폐 이식을 시행하는 이식 수술, 흉강경 수술, 다한증 수술 등에 대한 과정을 교육받게 된다.

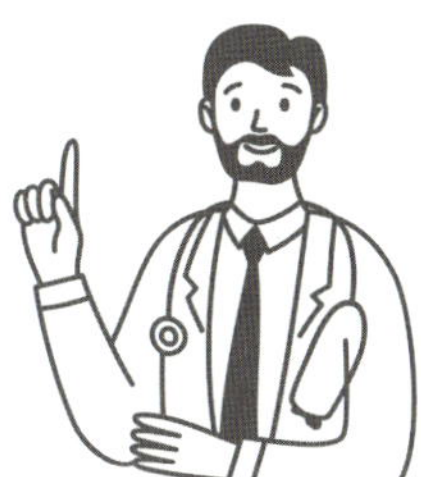

Q&A

흉부외과 × 임청 교수

Q 교수님의 전문 분야는 무엇이고 어떤 일을 하는지요?

A 전문 분야는 심장혈관흉부외과이고, 하는 일은 심장 혈관 수술입니다. 심장혈관흉부외과는 크게 심장과 혈관을 다루는 분야와 폐와 식도 등을 다루는 분야가 있습니다.

Q 교수님의 전문 분야에서 가장 흔한 질병은 어떤 것이 있나요?

A 심장 혈관 분야에는 선천성심장병(심실중격결손, 심방중격결손, 동맥관개존, 활로씨사징 등), 후천성심장병(관상동맥질환, 판막질환, 대동맥질환 등), 혈관질환(동맥경화, 동맥류, 정맥류, 버거씨병 등)이 있고, 폐 식도 분야에서는 폐암, 식도암, 종격동종양, 기흉, 흉벽기형 등이 대표적입니다. 이밖에도 에크모(체외막형산화기), 심실보조장치 등을 사용하는 심부전외과 분야도 있으며, 외상을 다루는 분야도 있습니다.

Q 교수님의 전문 분야는 과거에는 어떠하였고 미래에는 어떻게 변할 것으로 생각하시나요?

A 과거에는 외과의 한 분야로서 큰 절개창을 통한 수술이 대부분이었다면, 미래에는 로봇수술, 원격수술, 혈관내수술 등 최소 침습적이면서도 최첨단 의료기기와 메타버스·인공지능 등 고도화된 IT기술을

접목한 새롭고 혁신적인 치료법이 대세가 될 것으로 예측됩니다. "최선의 치료는 예방이다"라는 말이 있듯이, 질병이 생기기 전에 미리 차단하는 방법도 유용하게 될 것입니다.

Q 어떤 관심과 능력을 가진 학생이 교수님의 전문 분야에 적절한지요?

A "의술은 인술이다"라는 말이 있습니다. 의학은 병든 인간을 치료하거나 인간이 병들지 않도록 예방하는 '인간을 위한' 학문입니다. 따라서 인류애를 이해하고 실천할 수 있는 학생이 가장 적절하다고 봅니다. 또한 최신 의학은 환자-의사 관계뿐 아니라 보호자-의사 관계도 매우 중요하므로 소통 능력이 좋은 학생일수록 유리합니다. 의학을 공부하고 발전시키는 데서 총명한 머리와 앞서가는 창조성(creativity)이 조화를 이룰 수 있다면 금상첨화겠지요.

Q 교수님의 전문 분야를 하려면 어떤 수련 과정을 거쳐야 하는지요?

A 수련 기간이 가장 길고 복잡하다고 하는 심장 혈관 외과 분야의 예를 들자면, 의과대학을 졸업하여 의사 면허를 취득하는 데 기본 6년이 소요됩니다. 이후 수련의 1년, 전공의 4년을 마치고 전문의를 취득하는데, 남학생의 경우에는 군의관으로 3년 복무하고 오면 임상강사 2~3년 정도를 거쳐 전문 분야의 독립된 심장 혈관 외과의사로서 활동할 수 있게 됩니다. 짧게는 15년에서 길면 17년 정도 걸리게 되는 험난한 여정입니다. 그러나 투철한 사명감과 즐기는 마음으로 할 수 있다면 죽어 가는 환자를 살리는 희열과 보람을 만끽할 수 있는 분야이기도 합니다.

Q 교수님의 전문 분야를 수련하고 나면 이후 진로는 어떻게 되나요?

A 심장혈관흉부외과 또는 폐식도외과를 수련하고 나면 대부분은 대학병원급의 큰 병원에서 교수로 근무하게 됩니다. 요즘에는 개업을 하는 동료들도 많이 늘어나고 중환자의학, 외상의학 등 업무 범위가 많이 늘었습니다. 최근 필수 의료 관련하여 정부에서 여러 가지 입법과 조치들을 시행하면서 심장혈관흉부외과 의사의 역할이 점점 더 중요해지고 있으며 이에 따라 수요도 크게 증가하고 있는 중입니다.

Q 교수님이 진료하시는 동안 가장 인상에 남는 케이스는 어떤 경우였나요?

A 제가 치료하는 환자는 모두 기억에 남지만, 전문 분야의 특성상 죽음의 문턱을 넘나드는 환자들이 많습니다. 모두 열거할 수는 없지만 '인명은 재천이다'라고 생각되는 행운을 가진 분들이 몇몇 계신데, 대표적인 분들이 운동하다가 또는 길거리를 가다가 심장마비로 쓰러졌다가 마침 근처에 계신 분들이 심폐소생술을 잘 시행해서, 수술까지 성공적으로 받으신 다음 건강하게 퇴원한 경우입니다. 이런 분들을 보면, 심장 수술 후 안타깝게도 유명을 달리하신 분들에 대한 안타까움이 밀려오다 가도 뒤돌아서면 웃음 지으며 다시 힘을 낼 수 있게 됩니다.

Q 교수님의 전문 분야에서 아직 해결하지 못한 난제는 어떤 것이 있나요?

A 심장 혈관 외과의사도 인간이기에 모든 환자를 다 살릴 수는 없습니다. 특히 심장 이식으로도 살릴 수 없는 말기 심부전 환자들의 경우에는 인공심장 삽입만이 유일한 치료법인데, 아직 완벽하게 문제를 다 해결하지 못했습니다. 인공심장을 구동시키는 데 필요한 전원공급장치와 지속 가능하고 효율이 좋은 무선 충전 장치의 개발도 필요합

니다. 또한 모든 조건이 완벽한 인공심장판막, 인조혈관 등 한 번 시술로 영구적으로 사용이 가능하고 추가적인 약물 투여가 필요없는 혁신적인 치료 재료의 개발이 필요합니다. 이는 의학뿐 아니라 재료공학, 기계공학 등 모든 분야의 전문가들이 함께 힘을 합쳐도 어려운 분야이기에 융합연구가 더욱 기대되는 상황입니다.

Q 어떤 사람이 의과대학에 지원하는 것이 적절하다고 생각하시나요?

A 최근에는 고등학교에서 많은 인재가 의과대학에 편중되어 지원하는 것이 사회적 문제로 대두되고 있습니다. 전술한 바와 같이 인간을 사랑하고 커뮤니케이션 능력이 좋은 학생들이 의과대학에 지원했으면 좋겠고, 명석한 두뇌를 가진 학생들도 자기가 좋아하는 분야가 있다면 재료공학, 기계공학 등 의학 발전에 이바지할 수 있는 학과에 지원하고 나중에 융합연구를 같이하는 것이 국가와 인류의 발전에 더 큰 도움이 될 것으로 생각됩니다. 만약 주도면밀하고 설득력이 있는 언변을 갖춘 학생이라면 인문계열로 진학하여 의학 정책의 발전에도 기여할 수 있는 분야(행정, 법조계 등)가 있으니 참고 바랍니다.

Q 마지막으로 의과대학 진학을 고민하는 학생에게 조언 부탁드립니다.

A 언제 어디서든 최선을 다하고 즐거운 마음으로 학업에 정진하면 좋은 결과가 있을 것입니다. 아울러 학업 이외의 성취(교우관계, 봉사활동, 독서활동, 여가활동 등)에도 신경을 쓰시고, 무엇보다도 더 중요한 것이 체력과 정신력이니 편식하지 말고 잘 먹으면서 영양을 골고루 섭취하세요. 마지막으로 당부하자면, 틈틈이 운동과 명상을 게을리하지 마시기 바랍니다.

신경외과학교실

서울대학교 의과대학 신경외과학교실은 1957년 신경외과 관련 질환에 관한 교육, 연구 및 진료를 목적으로 설립됐다. 교실의 설립자인 심보성 초대 주임교수를 시작으로 이후 최길수, 한대희, 조병규, 김현집, 정희원, 김동규, 정천기, 오창완, 김승기 교수가 주임교수를 역임했다.

주요 진료 및 연구 분야로는 뇌종양, 뇌혈관질환, 척추질환, 기능성신경질환, 소아신경외과질환 등으로 세분화되어 있다. 진료 부문에서는 분야별 클리닉과 별도의 특수 센터로 서울대학교병원에 감마나이프센터, 뇌전증집중센터, 파킨슨센터, 뇌종양센터, 척추종양센터, 내시경뇌수술센터, 소아청소년뇌신경센터가 운영 중이고, 분당서울대학교병원 뇌신경센터 산하로 뇌종양센터, 뇌혈관센터, 감마나이프센터, 척추-신경근육센터, 뇌혈관시술센터, 신경계중환자치료센터가 있으며, 보라매병원에 뇌혈관, 뇌종양, 척추신경, 말초신경, 안면신경클리닉이 운영 중이다. 신경외과학교실은 매년 1만여 차례의 수술이 시행되고 국제학술지에 연간 150여 편의 논문을 발표하는 세계적인 수준의 교실로 성장했다. 학부에서는 의학과 임상의학 입문, 인체와 질병(뇌신경과 행동), 선택임상실습, 의학연구 과정에 참여하고, 대학원에서는 신경외과학, 중개의학 과정에 강좌가 개설되어 있다.

Q&A

신경외과 × 박성배 교수

Q 교수님의 전문 분야는 무엇이고 어떤 일을 하는지요?

A 저의 전문 분야는 신경외과이며, 신경외과에서 두부 외상과 척추 질환을 치료합니다. 특히 척추 분야에 대한 진료를 많이 하며, 구체적으로는 목과 허리 디스크 질환 및 협착증, 외상성 척추 골절, 골다공증성 척추 골절, 척추암(전이성 척추암 및 일차 척추암) 등이 해당됩니다. 저는 학생 시절 신경과를 배울 때 매우 흥미롭고 재미있다고 느꼈습니다. 신경학적 검사를 통해 병변이 어디에 있는지 찾아내는 과정이 흥미로웠습니다. 이왕이면 수술로도 문제를 고칠 수 있으면 좋겠다는 생각이 들어 신경외과를 선택하게 되었습니다.

Q 교수님의 전문 분야에서 가장 흔한 질병은 어떤 것이 있나요?

A 노화에 의한 퇴행성 척추병인 목, 허리 디스크와 협착증 및 척추 골다공증성 압박골절 질환을 많이 진료하고 있습니다. 신경외과 전체에서 가장 흔한 질환은 뇌혈관질환입니다. 뇌동맥류와 같은 뇌혈관질환의 수술이 많습니다. 고령화로 인해 혈관이 막혀서 발생하는 경우도 많습니다. 뇌혈관 내 수술을 통해 혈관을 뚫는 치료를 주로 합니다.

Q 교수님의 전문 분야는 과거에는 어떠하였고 미래에는 어떻게 변할 것으로 생각하시나요?

A 20년 전 제가 전문 분야을 막 배우는 임상강사 시절에는 신경외과 척추 분야의 질환에 대한 정확한 진단 개념, 자연경과 각각의 병의 단계에 따른 정확한 치료 방법들이 정립되지 않아 진단과 치료에 많은 혼선이 있었습니다. 치료 기술도 해외에 많이 나가서 배워 왔는데, 동서양 데이터가 다르다 보니 어려운 점이 있었습니다. 현재는 진단, 자연경과 및 치료 방법이 확립되어 있어서 개개인 의사마다의 혼란은 거의 없습니다. 미래에는 각각 환자의 치료 결과 향상을 위한 맞춤형 치료로 바뀔 것 같습니다. 그리고 병의 진행을 미리 예측해서 선행 치료를 할 수 있는 예방 기술도 많이 발전할 것 같습니다. 또한 유전자 치료도 병원에서 많이 시행될 것으로 생각됩니다.

Q 어떤 관심과 능력을 가진 학생이 교수님의 전문 분야에 적절한지요?

A 신경외과는 치료가 어렵거나, 노화에 의한 잘 낫지 않는 퇴행성 질환을 진료하기 때문에 환자를 대하는 태도가 더욱 중요합니다. 그래서 성실함과 따뜻한 마음을 가진 학생이 적절할 것 같습니다.

Q 교수님의 전문 분야를 하려면 어떤 수련 과정을 거쳐야 하는지요?

A 다른 외과 과정과 동일합니다. 인턴 과정을 마친 후에 4년간의 전공의 과정을 거칩니다. 보통 1년 차는 입원 환자를 보고, 2년 차는 신경외과 중환자실에 입원한 환자를 치료하고, 3년 차는 수술실 보조 및 1~2년 차의 치료를 가르치고 도와주며, 4년 차는 교수님과 함께 수술을 담당합니다.

Q 교수님의 전문 분야를 수련하고 나면 이후 진로는 어떻게 되나요?

A 척추 분야의 경우는 대부분 병원에 봉직의로 취직하고, 일부만 대학에서 교수로 남아 일하게 됩니다.

Q 교수님이 진료하시는 동안 가장 인상에 남는 케이스는 어떤 경우였나요?

A 난치성 척추암으로 3번 수술을 했지만, 하지 마비가 다 좋아지지 않았던 환자로 기억합니다. 그래도 항상 해맑게 웃으면서 열심히 재활 치료했던 환자여서 기억에 남고, 더 호전되었으면 좋았을 텐데 하는 아쉬움과 안타까운 마음이 있습니다.

Q 교수님의 전문 분야에서 아직 해결하지 못한 난제는 어떤 것이 있나요?

A 디스크 재생이 가장 어려운 난제입니다. 디스크가 재생이 되면 근력운동이 원활해져서 노인의 생활이 좀 더 윤택해지고, 사회생활을 좀 더 길게 할 수 있을 것 같습니다. 그러면 노인이어도 삶의 만족도가 향상되고, 사회적으로 부유해질 것 같습니다.

Q 교수님은 어떤 사람이 의과대학에 지원하는 것이 적절하다고 생각하시나요?

A 의사는 환자를 치료하기 위한 직업입니다. 환자를 치료할 때는 약자를 돌보는 마음으로 끈기 있고, 따뜻하게 해야 합니다. 저는 마음이 따뜻한 사람이 의과대학에 지원해야 한다고 생각합니다.

Q 의과대학 진학을 고민하는 학생에게 조언 부탁드립니다.

A 의사의 길은 외부에서 바라보는 것만큼 드라마틱하거나, 돈을 많

이 버는 직업이 아닙니다. 예전과 달리 타인에게 맹목적인 존경을 많이 받지 않습니다. 환자를 잘 치료하고, 남에게 도움을 주고 싶은 분들이 꼭 지원했으면 합니다. 학생들에게는 스마트한 것보다 성실하고 인성이 중요한 것 같다고 말씀드리고 싶습니다. 인성과 성실함이 가장 중요한 덕목입니다.

Q 이런 학생은 의과대학에 안 왔으면 하는 경우가 있을까요?

A 너무 자기중심적인 학생은 의과대학에 오지 않았으면 좋겠습니다. 의학은 사람과의 관계가 중요한 분야입니다. 자기중심적인 성향이 강하면 사람과의 관계에서 문제가 발생할 수 있습니다. 연구실에서 연구하는 것이 더 적합한 학생도 있을 것입니다.

비뇨의학교실

비뇨의학은 소변이 생성, 저장되어 몸 밖으로 나가는 통로에 있는 신장, 요관, 방광, 요도 등 요로계 장기들과 음경, 고환, 정관, 전립선 등 남성 생식과 관련된 장기를 다루는 학문이다. 이들 장기에서 발생한 질환들을 진단하고, 주로 수술적 방법으로 치료하는 외과계의 한 분야다. 대표적 질환들에는 전립선 비대증, 각종 비뇨기계 종양, 배뇨 장애, 요로 결석, 성기능장애, 남성불임, 요관 및 요도 협착 등이 있다. 최근 서구식 생활 습관 및 식이 등의 변화로 인하여 전립선암이 많이 발생하고 있다.

서울대학교 의과대학 비뇨의학교실의 전신은 경성제국대학 의학부 피부비뇨기과에서 찾을 수 있다. 1945년 8월 15일 해방과 더불어 우리나라 의학계와 의학교육 조직에도 큰 변화가 일어나 경성제국대학 의학부는 경성대학 의학부로, 그리고 경성의학전문학교는 서울의과대학으로 각각 개편됐다. 1946년 10월 15일 미군정에 의해 두 대학이 합병되어 국립서울대학교 의과대학으로 발족하게 됐다. 이 시점에 피부비뇨기과는 비뇨기과와 피부과로 각각 분리, 독립하여 비뇨기과는 경성대학 의학부 피부비뇨기과가 맡고, 피부과는 서울의과대학 피부비뇨기과가 맡게 되었으니, 현 서울대학교 의과대학 비뇨의학교실의 전신은 경성제국대학 의학부 피부비뇨기과인 셈이다. 초대 주임교수인 최재위 교수를 주축으로 하여, 외과의 주근원, 피부비뇨기과의 박동일을 강사로 맞이하여 교실의 주축을 구성했다. 제3대 주임교수인 주근원 교수가 1969년 인공신실을 개설하였고, 신이식술 연구에 박차를 가하여 결과적으로 신이식술을 성공하는 계기를 마련하였으며, 제5대 주임교수인 이희영 교수는 불임 클리닉을 개설, 운영하여 남성과학 분야에서 독보적인 존재로 본 교실의 위상을 높이는 데에 기여했다. 1985년 국내 최초로 소아병원이 개원함에 따라 소아비뇨기 전문 진료가 시작되었다. 2017년 이후 '비뇨기과'라는 전문과목 명칭을 시대의 흐름에 맞게 '비뇨의학과'로 바꾸어 사용하고 있다.

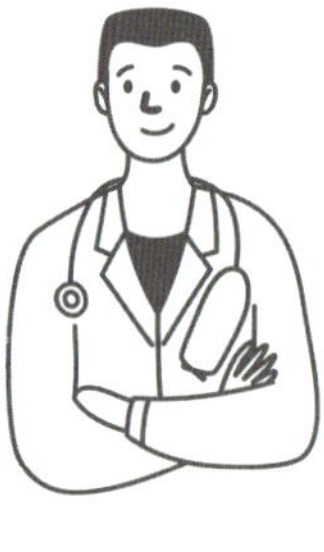

Q&A

비뇨의학과 × 오종진 교수

Q 교수님의 전문 분야는 무엇이고 어떤 일을 하는지요? 그리고 교수님은 어떤 계기로 전공을 선택하게 되셨는지요?

A 저의 전문 분야인 비뇨의학과는 이전에 비뇨기과로 불리던 학과로, 신장(콩팥)에서부터 요도까지의 질환을 진단하고 치료합니다. 특히 저는 방광암과 요로 결석 치료를 전문으로 하고 있습니다. 의대에 진학한 후 내과 계열에 흥미를 느꼈지만, 본과 3학년 때 시작된 실습과 수술 참관을 통해 수술의 매력을 느끼게 됐습니다. 내과보다 외과 계열 병동에서 더 활기찬 느낌을 받고, 환자들이 드라마틱하게 좋아지는 모습을 보며 보람을 느꼈습니다. 다양한 수술을 할 수 있는 비뇨의학과를 선택하게 된 결정적인 이유는 다양한 내시경, 복강경 기구들을 사용하는 점이 매력적이었기 때문입니다.

Q 교수님의 전문 분야에서 가장 흔한 질병은 어떤 것이 있나요?

A 요로 결석과 전립선 비대증입니다. 요로 결석은 소변 통로에 돌멩이가 생기는 질환으로, 신장, 요관, 방광 등 소변이 내려오는 길에 돌이 생깁니다. 굉장히 흔한 질환으로, 강의 때 학생들에게 물어보면 항상 1~2명 정도는 경험이 있었습니다. 전립선 비대증은 주로 나이가 들면서 전립선이 커져 소변 문제가 생기는 질환입니다. 서구화된 식생

활과 평균 수명의 증가로 전립선 비대증의 발생률이 높아지고 있으며, 70대 남성의 70퍼센트가 이 질환을 겪고 있습니다.

Q 교수님의 전문 분야는 과거에는 어떠하였고 미래에는 어떻게 변할 것으로 생각하시나요?

A 비뇨의학과는 항상 새로운 테크놀로지를 잘 받아들이는 학문이었습니다. 다양한 내시경 기구들이 개발되면서 요로 결석 수술이 훨씬 더 안전하고 효율적으로 발전해 왔습니다. 비뇨의학과는 로봇수술의 도입과 발전을 주도한 분야입니다. 로봇수술은 3D 화면을 보며 로봇을 조작해 수술을 진행하는 방식으로, 정밀하고 안전한 수술이 가능합니다. 비뇨의학과는 앞으로도 다양한 의료공학 기술을 가장 먼저 습득하는 학문으로서, 더욱 발전할 가능성이 무궁무진합니다.

Q 어떤 관심과 능력을 가진 학생이 교수님의 전문 분야에 적절한지요?

A 비뇨의학과뿐만 아니라 의사, 특히 외과의사가 되려면 관찰력과 인내심이 필요합니다. 수술은 장시간 고도의 집중력이 필요하기 때문에, 오랜 시간 집중할 수 있는 인내심과 환자의 몸을 잘 살필 수 있는 관찰력이 중요합니다. 제가 수술을 하면서 늘 생각하는 좌우명 같은 게 있는데, "내가 1분 더 집중하면 환자 분은 일주일이 편해지고, 내가 10분 더 집중하면 환자 분은 1달이 편해지고, 내가 1시간 더 집중하면 환자 분은 1년이 편해진다"입니다.

Q 교수님의 전문 분야를 하려면 어떤 수련 과정을 거쳐야 하는지요?

A 의대를 졸업하고 인턴 1년을 마친 후, 비뇨의학과 전공의 과정을

4년간 수행하게 됩니다. 전공의 과정은 병원마다 다르지만, 1~2년 차 때는 힘들고, 3~4년 차 때는 숙련도가 늘어 조금 수월해집니다. 전공의 과정을 마치면 전문의 시험을 볼 자격이 생기고, 합격하면 전문의를 취득할 수 있습니다.

Q 교수님의 전문 분야를 수련하고 나면 이후 진로는 어떻게 되나요?

A 전문의 취득을 하고 나면, 크게 세 가지 진로가 있습니다. 첫 번째는 대학병원 즉, 수련병원에 남아 교수로서 살아가는 방법입니다. 두 번째 길은 개업의가 되는 경우입니다. 우리가 거리의 상가에서 보는 병원들이 바로 개업의 선생님들이 하는 병원입니다. 1차 의료기관이라고 해서 주로 경증 환자 분들을 가장 먼저 진료하게 됩니다. 세 번째 경우는 그 중간 지대인 2차 병원급에 취직하는 경우입니다. 길을 가다가 보이는 몇 층짜리 건물의 병원들이 해당됩니다. 그런 병원은 여러 명의 전문의 선생님들이 같이 일하고 있습니다.

Q 교수님이 진료하시는 동안 가장 인상에 남는 케이스는 어떤 경우였나요?

A 온몸에 암이 번진 4기 방광암 환자를 치료한 사례가 가장 기억에 남습니다. 5년 생존률이 20퍼센트 미만, 즉 여명이 1년이 채 되지 않을 것이라 예상되는 환자 분이었는데, 항암 치료와 방광절제술, 인공방광 수술 후 신약을 사용해 암의 진행을 멈출 수 있었습니다. 현재 환자는 8년째 건강하게 지내고 있으며, 매우 보람찬 경험이었습니다.

Q 교수님의 전문 분야에서 아직 해결하지 못한 난제는 어떤 것이 있나요?

A 모든 의학 분야가 마찬가지겠지만, 해결하지 못한 난제는 암에

대한 극복입니다. 특히나 앞서 말한 대로 제가 주로 진료하고 있는 방광암 분야는 최선의 치료에도 불구하고, 예후가 좋지 않은 암입니다. 많은 연구가 필요한 질환입니다.

Q 교수님은 어떤 사람이 의과대학에 지원하는 것이 적절하다고 생각하시나요?

A 의학에 대한 굳은 의지와 비전을 가진 사람이 의과대학에 적절합니다. 막연한 이유나 타인의 의지로 지원하는 것보다 본인이 의지를 가지고 지원하는 것이 중요합니다.

Q 의과대학 진학을 고민하는 학생에게 조언 부탁드립니다.

A 의대 진학을 고민할 정도면, 중고등학교 학업 과정에서 충분한 인내심과 집중력을 보였을 것이라 생각됩니다. 여러분 모두 의대가 원하는 인재들일 것입니다. 특별한 조언은 없지만, 의사가 되기까지는 아주 긴 과정입니다. 당장 하나하나의 일에 일희일비하지 않고, 먼 길을 좋은 템포로 이어 나가면 좋은 의사가 되실 겁니다.

Q 어떤 학생이 의과대학은 제발 안 왔으면 하고 생각하시는지요?

A 안 왔으면 좋겠다고 생각했던 학생은 없는 것 같은데요. 의대에 와서 방황하거나 힘들어하는 친구들을 보면, 본인의 의지보다는 타인의 의지로 왔던 학생들이 많았던 것 같습니다. 의대를 준비하면서 10년, 20년 후의 모습을 생각하면서 지원하셨으면 좋겠습니다.

이비인후과학교실

서울대학교 의과대학 이비인후과학교실은 귀, 코, 목 질환에 대한 종합적인 진료와 연구를 진행하고 있습니다. 또한 기초 및 임상 연구 프로그램을 지원하고 우수한 의사를 교육하는 데 전념하고 있습니다. 최근 이비인후과는 현미경 및 내시경 수술 등 여러 기술의 발전으로 영역을 조금씩 확장하고 있습니다. 현재 많은 교수진, 임상강사, 전공의들이 팀을 이루어 진료하고 있습니다. 세부 전공으로 귀, 코, 목의 세 분야가 있습니다. 우리나라뿐만 아니라 전 세계에 최고의 이비인후과 서비스를 제공하기 위하여 연구, 교육, 진료에 최선을 다하고 있습니다.

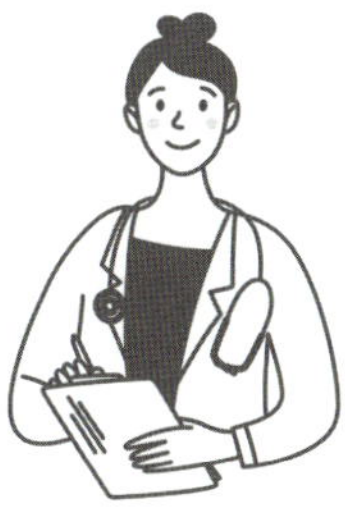

Q&A

이비인후과 × 박민현 교수

Q 교수님의 전문 분야는 무엇이고 어떤 일을 하는지요? 그리고 교수님은 어떤 계기로 전공을 선택하게 되셨는지요?

A 이비인후과는 귀, 코, 두경부로 나뉘며, 저는 주로 귀 질환을 담당합니다. 이비인후과를 선택한 이유는 감각(청각, 미각, 후각)을 다루는 데 흥미가 있었기 때문입니다. 저는 의대에서 외과에 관심이 많았고, 특히 작은 수술을 다루는 분야에 매력을 느꼈습니다. 감각을 다루는 것이 운동기능보다 특별하다고 생각해 청각 연구와 치료에 관심을 가지게 되었습니다.

Q 교수님의 전문 분야에서 가장 흔한 질병은 어떤 것이 있나요?

A 청력 이상이 가장 흔하며, 그중에서 중이염이 대표적입니다.

Q 교수님의 전문 분야는 과거에는 어떠하였고 미래에는 어떻게 변할 것으로 생각하시나요?

A 과거에는 감염성 질환인 중이염이 많았으나, 현재는 위생과 환경이 개선되면서 어지럼증과 신경성 난청 같은 질환이 증가하고 있습니다. 최근에는 선천성 유전자 이상에 의한 난청 치료를 위해 유전자 치료가 도입되고 있으며, 그 결과가 긍정적이어서 몇 년 이내에 실제 사

용할 수 있을 것으로 기대됩니다. 미래에는 청력 이상 및 어지러움 등의 신경성 질환을 개선할 더 다양한 치료법이 개발될 것으로 기대합니다.

Q 어떤 관심과 능력을 가진 학생이 교수님의 전문 분야에 적절한지요?

A 관찰력과 끈기가 있는 학생이 적합합니다. 환자의 증상을 관찰하고 원인을 찾으려는 끈기와 해결하려는 노력이 중요합니다.

Q 교수님의 전문 분야를 하려면 어떤 수련 과정을 거쳐야 하는지요?

A 이비인후과 전문의가 되려면 먼저 의과대학을 졸업하고 수련의(인턴) 1년 과정, 전공의(레지던트) 4년 과정을 마치고 전문의 시험을 통과하면 됩니다. 세부 분야에 대한 공부를 하기 위해서는 전임의(펠로우) 과정을 1~2년 정도 더 하게 됩니다.

Q 교수님의 전문 분야를 수련하고 나면 이후 진로는 어떻게 되나요?

A 주로 병원에서 환자를 진료하고 수술하는 일을 하게 됩니다. 또한 외국 대학으로 가서 기초의학에 대한 연수를 하거나 수술 등의 임상 부분에 대한 연수를 하기도 합니다. 또 개인병원을 개원해서 진료하기도 합니다.

Q 교수님이 진료하시는 동안 가장 인상에 남는 케이스는 어떤 경우였나요?

A 청각 문제로 병원을 방문한 75세 할아버지였습니다. 그분은 인공와우 수술이 필요했으나, 나이가 많아 수술을 미루셨습니다. 몇 년 후 청각이 더 나빠져 결국 수술을 받으셨습니다. 그러나 수술 후 기계 문

제가 발생해 재수술까지 겪으셨습니다. 다행히 최종적으로 청력을 회복했지만, 불행히도 6개월 후 폐암 진단을 받고 돌아가셨습니다. 이 사례는 조기 수술과 재활의 중요성을 잘 보여 줍니다. 미루지 말고 필요한 시기에 치료를 받는 것이 얼마나 중요한지 학생들에게 강조하고 싶습니다.

Q 교수님의 전문 분야에서 아직 해결하지 못한 난제는 어떤 것이 있나요?

A 청력 개선을 위해 사용하는 보청기나 인공와우 등의 기기를 사용하면 소리를 듣는 것은 가능하지만 언어의 인지나 소리의 질이 아직 좋지는 않습니다. 인공와우도 청각을 회복하는 데 큰 도움이 되지만, 아직 음질 면에서는 한계가 있습니다. 기계가 소리를 인코딩해 전달하지만, 신경 쪽에서 소리를 제대로 받아들이지 못하기 때문입니다. 예를 들어, 음악을 감상할 때 피아노처럼 음이 분명한 악기는 구분할 수 있지만, 바이올린처럼 음이 이어지는 악기는 구분하기 어렵습니다. 또한, 소리를 듣는 것과 그 소리를 언어로 인식하는 것은 다른 문제입니다. 청각장애가 오래 지속되면 뇌가 변하면서 소리를 인지하는 능력이 떨어집니다. 특히 선천성 난청인 경우, 가능한 한 빨리 수술을 해야 언어 발달이 잘 이루어집니다.

Q 교수님은 어떤 사람이 의과대학에 지원하는 것이 적절하다고 생각하시나요?

A 사람에 관심을 가지고 다른 사람의 마음을 이해할 수 있는 사람이 좋습니다. 학업도 중요하지만 다른 사람을 존중하는 마음이 필요합니다.

Q 의과대학 진학을 고민하는 학생에게 조언 부탁드립니다.

A 의과대학은 생명과학을 연구하는 동시에 사람을 대하는 분야입니다. 학업도 열심히 준비해야 하지만 이 점을 마음에 두고 준비를 하면 좋겠습니다.

Q 의대에 안 왔으면 하는 학생은?

A 사람을 싫어하거나 대인관계에 문제가 있는 사람, 소심한 사람은 의대가 맞지 않을 수 있습니다. 성적만으로 의대를 선택한 학생들도 적응하기 어려울 수 있습니다. 의대는 본인의 관심과 적성이 중요합니다. 주변의 압박보다는 자신의 생각을 존중하는 것이 중요합니다.

안과학교실

서울대학교 의과대학 안과학교실은 1946년 경성제국대학 의학부와 경성의학전문학교가 통합되어 서울대학교 의과대학으로 개편되는 상황에서 안 건강의 불모지였던 국내 의료계에 환자 진료 및 연구, 교육의 중추 기관을 마련한다는 기치로 설립되었다. 초대 주임교수 윤봉헌 교수를 주축으로 안과학교실은 지난 반세기 동안 양과 질에서 비약적인 발전을 이루었다.

세부 분야로는 망막, 각막 및 전안부, 녹내장, 소아 및 신경안과, 성형안과 등이 있다. 전문의 이상에서 세부 분야별 전공제를 도입함으로써 전문화되고 집약적 진료와 연구를 진행하고 있다.

안과학교실은 한국전쟁 등의 암흑기를 거치면서도 안과 진료 및 연구, 교육의 첨병으로서 본연의 임무에 소홀하지 않았다. 국내 최초 안은행 설립(1962), 안과 내 세부 전공 도입, 안과학 교과서 출간 등 대한민국 안과학의 총본산으로서 역할을 다하였으며, 현재 1년에 100편 이상의 SCI 논문 발표와 10만 명 이상의 외래 진료 및 1만 건 이상의 수술을 하고 있다.

Q&A

안과 × 안지윤 교수

Q 교수님의 전문 분야는 무엇이고 어떤 일을 하는지요? 그리고 교수님은 어떤 계기로 전공을 선택하게 되셨는지요?

A 안과는 인간의 5가지 감각 중 시각을 담당하는 눈의 질병을 다루는 전문 분야입니다. '백문이 불여일견'이라는 말이 있듯 시각은 인간에게 매우 중요한 감각입니다. 저는 어려서부터 기계에 관심이 많았고 손을 이용하여 만드는 작업을 좋아했습니다. 의대생 때 실습을 돌면서 눈의 해부학을 배우면서 그 정교함과 섬세함에 큰 인상을 받았고 인턴 때는 미세수술에 큰 흥미를 느껴 안과를 선택하게 되었습니다. 저는 안과 분과 중에는 망막 및 포도막 질환을 담당하고 있습니다.

안과는 크게 앞쪽에 있는 투명한 조직인 각막과 백내장을 다루는 전안부, 망막과 포도막염 등 뒤쪽 구조물과 관련된 질환을 다루는 후안부로 나눌 수 있습니다. 또한, 시신경 관련 질병을 다루는 녹내장, 소아 사시와 성형안과 등이 있습니다. 성형안과는 눈꺼풀과 눈물길 질환을 다룹니다.

Q 교수님의 전문 분야에서 가장 흔한 질병은 어떤 것이 있나요?

A 백내장 그리고 건조증입니다. 제가 담당하는 세부 분과로 살펴보면 당뇨망막병증, 나이관련황반변성, 근시성변성이 있습니다.

Q 교수님의 전문 분야는 과거에는 어떠하였고 미래에는 어떻게 변할 것으로 생각하시나요?

A 과거에는 주로 외부에서 눈을 직접 관찰하여 진단했지만, 현재는 고도화된 이미징 기술을 통해 정밀한 진단이 가능해졌습니다. 예를 들어, 10마이크로미터 단위의 신경조직도 간단한 외래 검사로 영상화할 수 있습니다. 미래에는 이러한 이미징 데이터가 축적되고 인공지능이 적용되어 예후 예측이 가능해질 것입니다. 또한 신약 개발과 수술 기구의 미세화 및 고도화가 지속됨에 따라 이전에는 난치병으로 여겨졌던 여러 안과 질환도 정복이 가능해질 것입니다.

Q 어떤 관심과 능력을 가진 학생이 교수님의 전문 분야에 적절한지요?

A 안과는 다루는 장기 자체가 작기 때문에 수술이나 술기가 섬세함을 요하는 경우가 많습니다. 물론 수련 과정을 통하여 이와 같은 능력은 스스로 단련하고 발전시킬 수 있으나 기본적으로 미세수술이나 손을 이용한 미세 작업에 관심이 많으면 조금 더 수월하지 않을까 생각합니다.

Q 교수님의 전문 분야를 하려면 어떤 수련 과정을 거쳐야 하는지요?

A 다른 전문 분야와 마찬가지로 전공의 4년 과정을 거쳐야 하며 이후 안과의 여러 세부 분야에 대하여 추가 수련을 받기 위해 1~2년의 전임의 과정을 거쳐야 합니다.

Q 교수님의 전문 분야를 수련하고 나면 이후 진로는 어떻게 되나요?

A 안과는 교수의 길을 걸을 수도 있지만, 개업을 비교적 많이 하는

과이기도 합니다. 백내장과 건조증은 흔한 질환이기 때문에 환자가 많고 개원가에서 수술도 많이 합니다. 최근 안과 전문병원이 많아지면서 안과 세부 분야로 개원하는 경우도 많습니다.

Q 교수님이 진료하시는 동안 가장 인상에 남는 케이스는 어떤 경우였나요?

A 망막 박리는 시야의 일부분이나 많은 부분이 갑자기 안 보이는 질환으로 응급 상황입니다. 망막이 막 떨어지면서 시야가 안 보이게 되기 때문에 긴급하게 치료가 필요합니다. 수술을 통하여 시력이 좋아져서 환자가 고마워했던 경우, 망막 박리로 여러 차례 수술하여 망막을 어렵게 재유착했던 경우, 그리고 외상으로 불량한 시력 예후를 예상했으나 예상 외로 시력 회복이 잘 되어 환자와 함께 기뻐했던 케이스들이 기억에 남습니다.

Q 교수님의 전문 분야에서 아직 해결하지 못한 난제는 어떤 것이 있나요?

A 유전성망막질환이 대표적인 난제입니다. 최근 들어 유전자 편집 기술의 발전으로 극복을 위한 첫 발걸음을 내딛었다고 볼 수 있겠으나 아직도 나아갈 길은 멉니다. 분자생물학 기술의 발전으로 실제 환자에게 직접적인 도움이 된다고 느꼈으나, 앞으로 임상의로서 더욱더 극복이 용이해지도록 노력할 생각입니다. 유전자 편집 기술에 대해 학생들도 관심이 많을 것입니다. 현재 한 가지 유전자에 대해서는 FDA 승인 치료제도 개발되었습니다. 그러나 유전 변이의 크기나 전달 방법 등의 문제로 여전히 나아갈 길이 멉니다. 작은 기관인 눈은 유전자 전체를 교정하는 것이 아니기에 유전자 치료를 상대적으로 적용하기 쉽습니다. 앞으로 학생 여러분의 기대와 노력이 필요합니다.

Q 어떤 사람이 의과대학에 지원하는 것이 적절하다고 생각하시나요?

A 기본적으로 성실하고 타인에 대한 공감 능력이 어느 정도 겸비된 사람이 지원하는 것이 적절하다고 생각합니다. 의사는 환자를 치료하는 직업이므로 환자의 아픔과 어려움에 대한 이해가 무엇보다 앞서야 한다고 생각합니다.

Q 의과대학 진학을 고민하는 학생에게 조언 부탁드립니다.

A 의사가 되고 싶은 이유에 대해 스스로 깊은 고민과 성찰을 한 후 결정하길 권합니다. 인체에 관심이 많고, 생물학에 흥미가 있는 친구들이 의과대학에 적합합니다. 또한 성실하고 공감 능력이 있어야 합니다. 타인에 대한 관심이 부족하거나 공감 능력이 떨어지는 학생들은 의사로서 적합하지 않을 수 있습니다. 의사과학자가 되어 신약 개발을 하는 것도 좋지만, 기본적으로는 환자를 보는 것이 우선입니다. 성적이 좋아서 무조건 의대를 선택하기보다는, 의사로서의 사명을 진지하게 고민해 보는 것이 중요합니다.

Q 의과대학에 오지 않았으면 하는 경우는?

A 타인에 대한 관심이 부족하다면, 과학이나 다른 분야에 뛰어난 역량이 있다면 의대를 굳이 선택하지 않는 것이 좋습니다. 물론 의사과학자로 나가는 방향도 있지만, 의사는 기본적으로 환자에 대한 공감 능력이 중요합니다. 성적이 아깝다는 이유로 의대를 선택하는 것은 더욱 바람직하지 않습니다. 사실 의사는 끝까지 자신의 노동력을 제공해야 돈을 벌 수 있는 직업이므로, 돈을 많이 벌고 싶다면 다른 투자 사업을 하는 것이 더 낫습니다.

영상의학교실

서울대학교 의과대학 영상의학교실의 역사는 경성제국대학 의학부 부속 의원의 전신인 총독부의원에 X선 장치가 최초로 설치된 1911년경으로 거슬러 올라간다. 1934년에는 이부현, 1937년에는 조중삼 등의 한국인이 입국하여 영상의학교실의 기틀을 마련하였고, 1940년 4월 경성제국대학 의학부에 방사선의학 강좌가 개설됨으로써 본격적인 영상의학 교육이 시작되었고, 대학원 교육은 1947년 개설되었다. 1946년 국립서울대학교로 개명된 이후 영상의학교실은 초대 주임교수인 조중삼 교수와 이부현, 김동창 등 교수 3명과 주동운, 안치열, 김희섭, 김정진 등 4명의 의국원으로 시작되었다.

영상의학은 X선 영상, 초음파영상, CT, MRI, 혈관조영술 등 다양한 영상 장비를 이용하여 우리 몸 구석구석을 정확히 영상화하여 진단할 뿐만 아니라, 첨단 영상 장치를 이용한 중재 시술을 통해 비침습적이면서도 정확한 환자 치료를 목적으로 하는 학문이다. 세부 분야별로는 신경영상의학, 복부영상의학, 흉부영상의학, 심혈관영상의학, 비뇨생식영상의학, 근골격영상의학, 소아영상의학, 유방영상의학, 응급영상의학 등이 있으며, 이곳에서 학생들은 기본적인 해부학적 지식을 바탕으로 영상 진단 및 중재적 시술을 위한 다양한 지식을 습득하게 된다. 영상의학은 MRI를 이용한 각종 기능적 영상과 생체 내 화학적 변화를 보여 주는 분광법 등을 이용한 첨단 진료에 중요한 위치를 차지하며, 미래의 영상의학인 분자영상의학 연구에도 매진하고 있다.

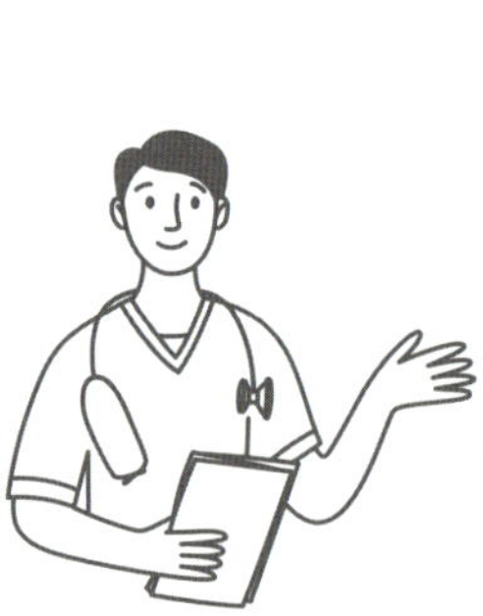

Q&A

영상의학과 × 문민환 교수

Q 교수님의 전문 분야는 무엇이고 어떤 일을 하는지요?

A 영상의학은 방사선, 초음파, 자기공명 현상 등을 이용하여 인체 내부를 영상화함으로써 질환의 진단을 정확하고 빠르게 할 수 있는 의학 분야입니다. 기술의 거듭된 발전으로 인해 현대 의학에서 가장 중요한 역할을 담당하고 있습니다. 영상의학은 모든 임상 진료과에 도움을 주는 지원 진료과로서 전문성을 확보하기 위해 세부 전문 분야로 나누어져 있습니다. 저는 영상의학 중에서도 비뇨의학과, 산과, 부인과와 관련된 영상 해석을 전문으로 담당하고 있습니다.

Q 교수님의 전문 분야에서 가장 흔한 질병은 어떤 것이 있나요?

A 영상의학은 환자를 직접 보지는 않습니다만, 저는 세부 전공으로 전립선암, 요로 결석, 자궁근종 환자의 영상을 가장 많이 판독하고 있습니다.

Q 교수님의 전문 분야는 과거에는 어떠하였고 미래에는 어떻게 변할 것으로 생각하시나요?

A 과거에는 질환을 발견하고 감별하는 것이 주된 관심사였으나 영상의학의 역할이 점점 확대되어 현재에는 치료 방침의 결정이나 치료

의 효과 평가 등에도 중요한 역할을 하고 있습니다. 현대 의학에서 영상의학이 차지하는 역할이 증가함에 따라 검사 건수도 증가하여 늘어나는 업무량을 효율적으로 처리할 수 있는 방법에 대한 관심도 점점 커져 가고 있습니다. 최근 각광받고 있는 인공지능이 영상의학 업무의 일정 부분을 대신할 수 있습니다. 인공지능에 의한 업무 효율성의 향상은 영상의학의 역할을 더욱 발전시켜 의료진과 환자 모두에게 긍정적인 역할을 미칠 것으로 생각합니다.

Q 어떤 관심과 능력을 가진 학생이 교수님의 전문 분야에 적절한지요?

A 군대에 비유하자면 흔히 알려진 내과, 외과, 산부인과, 소아과 전문의는 전투 장교에 해당하고, 영상의학과 전문의는 정보 장교에 해당합니다. 환자를 직접 진찰하고 해결하는 과정에 관심이 있는 학생보다는 환자의 영상 정보를 평가하고 그 결과를 담당 의사에게 전달하여 환자 진료에 도움이 되는 역할에 흥미를 가지는 학생들에게 더 적합할 것 같습니다. 영상의학과 의사들은 종종 '의사들의 의사'라고 표현되기도 합니다.

Q 교수님의 전문 분야를 하려면 어떤 수련 과정을 거쳐야 하는지요?

A 의과대학 6년 과정을 마친 후에 인턴 수련 1년의 기간을 가집니다. 이후에 영상의학과 전공의 4년 과정을 마치고 영상의학과 전문의가 됩니다. 대학 입학부터 시작하면 11년이 소요됩니다. 경우에 따라서 전문의 취득 후에도 1~2년간의 전임의 과정을 거쳐 세부 전문 분야를 가지게 됩니다. 몇십 명 이상의 전문의가 근무하는 대학병원에서는 전임의 과정을 거친 세부 전문의를 채용하여 환자 진료와 학생 교

육, 연구를 담당하게 하고 있습니다. 대학병원에 근무하면서 교육이나 연구 활동을 하고자 한다면 전체 수련 기간이 12~13년 정도가 걸리는 것으로 인지하면 될 것 같습니다.

Q 교수님의 전문 분야를 수련하고 나면 이후 진로는 어떻게 되나요?

A 영상의학 의사들의 주요 업무는 의료 영상을 해석하여 환자의 진단 및 치료에 기여하는 것입니다. 이러한 업무는 환자를 직접 진료하는 임상의사들을 통해 간접적으로 이루어집니다. 영상의학과는 직접 환자를 진료하는 진료과가 아니며, 다루는 질환들이 영상 검사를 필요로 하는 중증 이상인 경우가 많아 주로 종합병원 이상의 기관에서 근무합니다. 일반적으로 개업을 하는 경우보다는 병원에서 봉직의나 대학교수로 근무하는 경우가 주를 이룹니다.

Q 교수님이 진료하시는 동안 가장 인상에 남는 케이스는 어떤 경우였나요?

A 자궁외임신이란 질환이 있습니다. 응급수술을 시행하지 않으면 산모의 생명이 위태할 수 있는 중증 질환입니다. 대개의 경우 자궁외임신은 난관에 발생하는데 드물게는 난소나 자궁각 혹은 자궁경부에서도 발생할 수 있습니다. 아주 드물게 복강내에 생기기도 하는데, 산모의 하복부 복강내에 생긴 임신을 실제로 경험하였던 것이 가장 인상에 남습니다. 운이 좋게도 경질 초음파 검사에서 복강내 임신이 의심되어 자기공명영상 검사를 시행하였고, 복강내 임신이 거의 확실시되어 수술로 확진했던 증례입니다.

Q 교수님의 전문 분야에서 아직 해결하지 못한 난제는 어떤 것이 있나요?

A 영상의학은 형태학적 변화를 감지하여 환자의 이상 소견을 분석하는 의학 분야입니다. 그러나 형태학적 변화가 없는 경우에도 성분이나 생리학적인 변화를 감지할 수 있는 기능적 영상 방법이 도입되면, 조기에 의미 있는 병변을 보다 신뢰성 있게 진단할 수 있을 것으로 기대됩니다. 기능적 영상 기법을 통해 성분이나 생리학적 변화를 영상화하는 방법들이 일부 소개되고 임상에서도 도입되기 시작했지만, 아직 발전이 필요한 분야입니다.

Q 교수님은 어떤 사람이 의과대학에 지원하는 것이 적절하다고 생각하시나요?

A 의과대학에 지원하는 학생들은 항상 성실하게 준비하고 꼼꼼하게 문제를 해결하는 습관을 갖추었으면 좋겠습니다. 생명을 중시하는 마음은 배우고자 하는 모든 학생들의 기본적인 소양이고 수학 능력은 의과대학에 지원할 정도이면 됩니다. 생명을 다루는 과정에서 추측이나 기대에 의존하면 환자에게 치명적인 결과를 초래할 수 있습니다. 따라서 감정적이거나 직관적인 판단보다는 항상 성실하게 준비하고 문제를 정확히 이해하며 문제 해결 과정을 꼼꼼히 처리하는 것에 익숙한 학생들이 의과대학에 진학하는 것이 좋을 것 같습니다.

Q 의과대학 진학을 고민하는 학생에게 조언 부탁드립니다.

A 의학 드라마는 삶과 죽음을 소재로 삼기 때문에 감동과 화려한 볼거리 등을 제공하여 많은 인기를 끌곤 합니다. 드라마의 경우는 등장인물들이 대부분 질병을 극복하고 좋은 결말을 보이게 됩니다만, 현

대 의학으로 완치를 기대할 수 있는 질환은 실제 많지 않습니다. 드라마와 달리 의과대학을 마치고 실제 마주해야 할 현실은 최선을 다했지만 결과가 좋지 않을 경우가 더 흔할 것입니다. 의사들은 환자의 질병을 마주했을 때 무기력해하는 경우가 많고 드라마에서 보이는 것처럼 특별히 화려한 삶을 살지도 않습니다. 그들은 병원을 자신의 생활무대로 삼고, 환자를 진료하고 치료하는 사회적인 역할을 수행하는 것뿐입니다. 드라마에서 제공하는 영웅담이나 화려함에는 현혹되지 않았으면 합니다.

마취통증의학교실

서울대학교병원은 1958년 외과에 소속된 마취실을 분리하여 마취과를 신설했다. 미국 미네소타대학에 2년간 마취 분야 전공 요원으로 파견했던 이동식 교수를 초대 마취과장으로 임명하고, 외과에서 의사를 파견받는 형식으로 마취를 진행했다. 한편 대한마취과학회는 이보다 이른 1956년 11월에 창립되었다. 이후 많은 선배의 헌신에 힘입어 발전을 이어오다가 1972년 곽일용 교수가 마취과학교실 초대 주임교수로 임명되었다. 이후 통증에 대한 학문과 진료의 역량이 확대되면서 2002년 명칭이 마취통증의학과로 변경됐다.

마취통증의학과에서 다루는 분야는 크게 마취, 통증, 중환자 관리의 영역으로 나뉘며, 현재는 일반마취뿐만 아니라 뇌신경마취, 산과마취, 소아마취, 심폐마취, 장기이식마취, 노인마취, 외래마취, 통증 및 중환자 관리를 수행하고 있다. '마취 없이는 간단한 수술을 제외하고 수술이 불가능하다'라고 할 만큼 수술에서 마취는 매우 중요하다. 즉, 환자가 불편을 느끼지 못하는 상태에서 수술을 받을 수 있게끔 하며, 수술 중 환자의 안전을 최우선으로 하여 환자의 생명을 지키는 데 중요한 역할을 한다. 통증 영역은 온몸에서 발생하는 여러 형태의 통증을 진단하고 치료하는 분야이다. 마취통증의학과에서는 일반적인 통증뿐만 아니라 복합통증증후군과 같은 어려운 통증 질환도 다룰 만큼 통증의 전 영역에 대한 활발한 연구와 임상을 담당한다. 중환자의학 영역에서도 마취통증의학과는 수술실에서 바이탈을 다루는 경험과 지식을 포함하여 중환자 분야의 끊임없는 연구와 노력을 통하여 최고의 수준을 보여 주고 있다.

마취통증의학과는 환자 진료뿐 아니라 전공의와 의과대학생에게 마취통증의학과 전반에 대한 세부 교육을 시행하며, 다양한 학술 활동을 통하여 전문의들에게도 마취통증의학과적 진료에 대한 최신의 표준적 진료 지침을 제공한다. 마취통증의학교실의 연구 활동은 국제적으로 활발하게 발표되고 있으며, 표준 진료 지침을 향상시키는 데 일조하고 있다.

Q&A

마취통증의학과 × 이정만 교수

Q 교수님의 전문 분야는 무엇이고 어떤 일을 하는지요? 그리고 교수님은 어떤 계기로 전공을 선택하게 되셨는지요?

A 저는 마취통증의학과 전문의로 주로 마취 영역을 담당합니다. 의과대학 시절, 임상 실습을 통해 마취통증의학과가 수술 중 환자의 불편함을 없애는 필수적인 의료서비스를 제공하고, 환자 안전을 위해 다양한 정보를 신속히 파악하며, 필요한 처치를 지체 없이 수행하는 모습에 매력을 느껴 전공을 선택하게 되었습니다.

Q 교수님의 전문 분야에서 가장 흔한 질병은 어떤 것이 있나요?

A 마취 분야에서 가장 흔한 질병이라고 딱히 짚어서 말할 수는 없을 듯하고, 간편한 국소마취로는 해결이 되지 않을 정도의 수술이 필요한 질환은 모두 대상이라고 할 수 있겠습니다. 통증 분야에서는 가장 흔한 질병은 아무래도 허리와 하지의 통증이라고 할 수 있겠습니다.

Q 교수님의 전문 분야는 과거에는 어떠하였고, 미래에는 어떻게 변할 것으로 생각하시나요?

A 과거에는 마취기가 없고 수작업으로 환자의 마취를 관리해야 했지만, 현재는 자동화된 마취 기계를 이용한 과학적 시스템으로 보다

안전하고 효율적인 마취를 제공합니다. 미래에는 빅데이터와 결합한 자동화 시스템이 적용되고, 로봇이 환자 감시 역할을 담당할 수도 있을 것으로 기대합니다.

Q 어떤 관심과 능력을 가진 학생이 교수님의 전문 분야에 적절한지요?

A 마취통증의학과 의사는 논리적이고 합리적인 분석과 판단, 그리고 그에 따른 여러 처치를 신속하게 수행할 능력이 필요합니다. 디지털 신호로 나타나는 생체의 여러 변화들을 주의 깊게 살피는 태도도 필수적이며, 흔하지 않은 상황에서도 정확한 판단을 내릴 수 있도록 문헌 검색, 학술 활동 등을 통해 꾸준히 공부할 수 있는 태도도 필요합니다. 물론 예기치 않은 수술이라는 상황에서 이러한 수행을 잘해 나가기 위해서는 평소 다른 의료인들과 협력하는 자세도 도움이 될 것입니다.

Q 교수님의 전문 분야를 하려면 어떤 수련 과정을 거쳐야 하는지요?

A 의과대학을 졸업하고 1년간의 인턴 과정을 거친 후, 4년간 전공의 수련을 받습니다. 이후 전문의 시험에 합격하면 마취통증의학과 전문의가 될 수 있습니다.

Q 교수님의 전문 분야를 수련하고 나면 이후 진로는 어떻게 되나요?

A 전문의가 되기 위한 시험을 준비하면서 마취나 통증 또는 중환자 관리 분야를 선택하여, 경우에 따라 전임의 수련을 통하여 더 세부적인 수련을 받게 됩니다. 이후 개원가에서 마취나 통증 영역의 진료를 보며 활동하거나, 대학병원에 남아 보다 다양하고 중증의 임상을 담당하는 진료와 함께 교육과 연구를 병행할 수 있습니다.

Q 교수님이 진료하시는 동안 가장 인상에 남는 케이스는 어떤 경우였나요?

A 전신마취를 위해서는 기관내삽관이 반드시 필요한데, 다른 분들이 성공하지 못한 기관내삽관을 성공했던 몇 케이스들이 가장 인상적이었습니다. 예를 들어, 두경부암을 치료받는 환자는 방사선치료를 받기도 합니다. 목 부위에 방사선치료를 오랫동안 받게 되면 주위 조직의 변화가 일어나는데, 쉽게 말해 목이나 턱 부위가 딱딱해지고, 숨을 쉬는 통로인 기도 입구도 좁아지게 됩니다. 제가 만났던 환자의 경우에는 목과 턱부위가 돌처럼 딱딱하게 굳어져서 기관절개술도 어렵다고 평가된 상황이었는데, 기관지내시경을 이용하여 기관내삽관을 성공하였던 경우였습니다.

Q 교수님의 전문 분야에서 아직 해결하지 못한 난제는 어떤 것이 있나요?

A 뇌의 영역에서 마취제가 작용하는 영역, 즉 더 정확하고 전체적인 기전을 뇌파와 관련하여 좀 더 연구해야 하는 영역이라 할 수 있습니다. 사람의 뇌에 대해서는 연구하기가 어려운 점들이 많기 때문이라고 생각되는데, 많은 연구자가 꾸준히 노력하고 있습니다. 또한, 복합통증증후군이라는 질병은 통증 분야에서 완전히 해결되지 못한 대표적인 난제라고 할 수 있습니다.

Q 교수님은 어떤 사람이 의과대학에 지원하는 것이 적절하다고 생각하시나요?

A 꾸준한 학습 능력과 성실함을 가진 학생이 적합합니다. 방대한 양의 의학 지식을 습득해야 하므로 긍정적인 마음가짐과 꾸준한 노력이 필요합니다. 또한 기본적으로 생명을 다루기 때문에 윤리의식이 잘

갖춰진 사람이 적절할 것 같습니다. 실무적으로는 영어를 잘하면 대학 생활과 이후 과정이 더 수월할 것입니다.

Q 의과대학 진학을 고민하는 학생에게 조언 부탁드립니다.

A 의과대학에서는 공부할 내용이 많습니다. 당연히 성실히 학습하며, 좋은 성적을 얻기 위해 노력해야 합니다. 의사는 환자의 건강을 되찾아 줄 수 있다는 점에서 보람을 느낄 수 있는 직업입니다. 지속적인 자기 계발과 새로운 의료 지식을 습득하는 자세가 중요합니다.

Q 의과대학에 안 왔으면 하는 사람은?

A 의과대학은 공부량이 많고 경쟁이 치열합니다. 우수한 학생들이 입학하여 대부분 열심히 공부하기 때문에, 노력한 만큼 성적이 잘 나오지 않을 때도 긍정적으로 받아들이고, 다시금 열심히 학업에 매진할 수 있는 학생이 적합합니다. 그리고 의사라는 직업은 환자의 어려움을 해결해 생명을 살려 큰 보람도 느낄 수 있지만, 그러기 위해서는 개인의 희생 또한 불가피한 부분이 있기 때문에 고되고 외로운 직업일 수도 있습니다. 이러한 어려움은 결국 동료와의 협동과 배려로 이겨 내야 하는데, 이기적이고 상호 배려하는 마음이 없는 사람은 여러 수련 과정에서 어려움을 겪게 됩니다. 그런 사람들은 의사라는 직업에 어울리지 않는다고 생각합니다.

성형외과학교실

서울대학교 의과대학 성형외과학교실은 1975년 선천기형, 종양, 외상 등의 재건과 미용 수술을 목적으로 개설되어 지난 반세기 동안 대한민국 성형외과학 성장에 주도적 역할을 했다. 역대 주임교수로는 초대 김진환 교수를 비롯하여 박철규, 이윤호, 민경원, 김석화, 권성택 교수를 거쳐 현재는 백롱민 교수가 역임 중이다.

현재 성형외과학교실은 서울대학교병원, 분당서울대학교병원, 보라매병원에 교수실과 의국을 갖추고 있다. 성형외과학은 각종 선천기형이나 외상, 종양절제 후 발생되는 조직결손 등을 복원하여 주는 재건 성형 분야와 표준적인 외모를 능가할 수 있게 돕는 미용 성형 분야의 양대 목적을 추구하는 학문이다. 두개안면성형외과학, 소아성형외과학, 재건성형외과학, 수부외과학, 미세재건수술, 미용성형외과학 등의 과정을 포함하며, 국내뿐만 아니라 국제적으로도 중요한 위치를 차지하고 있다. 또한 줄기세포연구, 신약개발, 재생의학, 생체재료, 조직공학 등 다양한 분야의 기초연구도 활발히 진행하고 있으며, 의과대학 및 대학원 과정 학생 및 전공의들을 교육하고 있다.

Q&A

성형외과 × 박지웅 교수

Q 교수님의 전문 분야는 무엇이고 어떤 일을 하는지요?

A 저는 성형외과 교수로서 다양한 재건 수술과 미용 수술을 시행하고 있습니다. 재건 수술 분야에는 당뇨 발, 유방암 수술 후 재건, 두경부 및 수부 손상 재건, 선천성기형 수술 등을 포함합니다. 미용 수술 분야에는 눈·코·유방 수술, 지방이식 등을 수행합니다. 성형외과는 '만들 성(成)'과 '형태 형(形)'으로 이루어진 단어로, 새로운 구조물이나 조직 구조를 창조하는 과입니다. 처음 의과대학에 입학했을 때는 정신과에 관심이 있었으나, 실습 과정을 통해 정신과와는 잘 맞지 않다는 것을 느꼈습니다. 반면, 외과 실습을 통해 수술에 대한 흥미를 느꼈고, 특히 성형외과의 세밀한 술기와 눈에 보이는 결과에 큰 만족감을 느껴 성형외과를 선택하게 되었습니다.

Q 교수님의 전문 분야에서 가장 흔한 질병은 어떤 것이 있나요?

A 성형외과는 머리부터 발끝까지 연부조직 관련 수술을 시행하고 있습니다. 연부조직은 피부, 혈관, 지방, 근육 조직을 포함하고, 이외에 안면골, 수부골절 수술도 함께하고 있습니다. 가장 흔한 질환으로는 코뼈 골절을 포함한 안면골 골절, 양성 및 악성 피부종양, 당뇨 발 등이 있습니다.

Q 교수님의 전문 분야는 과거에는 어떠하였고 미래에는 어떻게 변할 것으로 생각하시나요?

A 성형외과는 크게 재건 분야와 미용 분야로 나누어지나 두 분야가 분리돼 있는 것은 아닙니다. 변형 및 손상을 복구하는 개념의 재건 수술, 보다 나은 개선을 목적으로 하는 미용 수술 모두 동일한 기술을 이용하여 수술을 하게 됩니다. 즉, 재건 수술을 잘 익히면 미용 수술도 잘할 수 있게 됩니다. 최근 사회의 고령화에 따라 당뇨 발, 욕창 등 만성질환 합병증에 대한 수술이 증가하고 있으며, 미용 수술 분야도 상안검수술, 안면당김술 등 노화를 예방하고 극복하기 위한 항노화 수술이 증가하고 있습니다.

Q 어떤 관심과 능력을 가진 학생이 교수님의 전문 분야에 적절한지요?

A 성형외과는 다양한 신체 부위를 수술하고, 질환군도 매우 다양한 분야입니다. 또한 세밀하고 꼼꼼한 술기가 필요한 분야입니다. 따라서 창조적인 문제 해결 능력을 가진 학생이 유리하고, 디테일한 수술 과정에 대한 소질과 흥미를 가질 수 있는 학생이 적절합니다.

Q 교수님의 전문 분야를 하려면 어떤 수련 과정을 거쳐야 하는지요?

A 6년제 의과대학 교육과정을 수료하고, 1년간의 인턴 생활을 마친 후 4년간 성형외과 전공의로서 다양한 재건 및 미용 분야 수술을 수련 병원에서 배우고 익히게 됩니다. 4년의 수련 후 전문의 시험을 통과하여 성형외과 전문의가 됩니다.

Q 교수님의 전문 분야를 수련하고 나면 이후 진로는 어떻게 되나요?

A 크게는 종합병원과 개인병원으로 진로가 나뉘게 됩니다. 대학병원을 포함한 종합병원에서는 교수로서 재건 및 미용 수술 등 진료 이외에도 후학 양성을 위한 교육, 더 나은 치료법을 위한 연구 등을 수행하게 됩니다. 개인병원에서는 주로 미용 수술을 많이 하게 되며, 세밀하고 정교한 수술로 좋은 수술 결과를 얻는 데 초점을 맞추어 의사 생활을 하게 됩니다.

Q 교수님이 진료하시는 동안 가장 인상에 남는 케이스는 어떤 경우였나요?

A 선천성기형을 가진 보육원 아이가 있었습니다. 한 살 때부터 안면선천기형에 대해 수차례 수술을 시행했고, 아이가 건강히 성장하여 초등학교에 입학하게 되고 가끔 병원에 들러 대화를 나누게 되었습니다. 어려운 선천성기형을 가지고 태어난 아이의 성장을 도울 수 있어 기억에 많이 남는 환아입니다.

Q 교수님의 전문 분야에서 아직 해결하지 못한 난제는 어떤 것이 있나요?

A 당뇨가 만성적으로 지속되어 혈관이 막혀 생기는 당뇨 발은 현재까지 마땅한 치료법이 없어 결국에는 다리를 절단하게 되는 무서운 질병입니다. 근본적으로 예방하는 방법이 없어서 썩어 가는 발을 잘라 치료합니다. 줄기세포 조직공학 등 여러 연구를 하고 있지만, 아직은 해결해야 할 부분이 많습니다.

켈로이드와 같이 흉터가 심하게 비후되어 고통받는 환자도 많은데 아직 뚜렷한 치료법이 없습니다. 유병률은 대략 100명에 1명 정도이며, 유전적인 경향이 있으나 반드시 유전되는 것도 아닙니다. 특히 압력을 받는 부위에 잘 생기는데, 큰 흉터가 생겨서 제거하면 더 큰 흉터가 생기는 부작용이 있습니다. 문제는 동물모델이 없다는 점입니다. 신기하게도 켈로이드가 있는 동물이 없습니다. 그래서 미래의 학생들에게 좋은 연구 주제가 될 것 같습니다. 또 태아는 대부분 흉터가 없이 회복됩니다. 노인도 피부가 늘어져 있어서인지 흉터가 별로 없습니다. 피부 탄력이 좋은 청소년기가 오히려 문제입니다.

Q 교수님은 어떤 사람이 의과대학에 지원하는 것이 적절하다고 생각하시나요?

A 의사는 사람을 치료하는 고귀한 직업입니다. 수술방에서는 환자의 동의를 받고 타인의 몸에 합법적으로 칼을 대고 치료를 시행할 수 있는 직업으로, 그만큼 많은 권한을 위임받게 됩니다. 좋은 수술 결과를 얻었을 때의 기쁨만큼이나, 나쁜 수술 결과가 나왔을 때의 좌절감이나 죄책감도 큰 직업입니다. 의사는 단순히 수입을 따져서는 안 되는 직업이며, 인간 생명에 대한 소명 의식과 이를 수행할 충분한 책임감과 도덕성이 중요하다고 생각합니다.

Q 의과대학 진학을 고민하는 학생에게 조언 부탁드립니다.

A 의과대학은 최근 선망의 대상입니다. 하지만 막상 의과대학에 진학하게 되면 사람의 생명을 다루는 막중한 책임감과 스트레스도 갖게 되는 직업입니다. 이러한 부분이 본인과 맞지 않아 중도에 포기하는 동료들도 있습니다. 히포크라테스 선서처럼 인간을 사랑하고, 나의 노력과 책임으로 다른 사람을 치료하여 보람을 느낄 수 있는 분이 의과대학에 진학해야 행복한 의사 생활을 영위할 수 있습니다.

Q 의대에 안 들어왔으면 하는 학생은?

A 의사는 직업적 소명 의식이 반드시 필요합니다. 의사는 사람을 대하는 직업으로, 단순히 부와 명예를 좇고자 한다면 오지 말아야 합니다. 환자를 돕는 것에 보람을 느끼고, 도덕적 소명을 가진 사람들이 환자에게도 많은 이로움을 줄 수 있습니다. 그렇지 않으면 다른 직업을 선택하는 것이 좋을 것입니다. 의과대학을 지원하기 전에 의사의 직업에 대해 잘 이해하고 신중하게 선택하는 것이 중요합니다. 의사가 된 후에는 평생 사명감을 가지고 살아야 하므로, 올바른 선택을 통해 훌륭한 의사가 많이 나오길 바랍니다.

방사선종양학교실

방사선종양학과는 기초 및 분자 방사선 생물학, 방사선 또는 의학 물리학, 임상 방사선 종양학의 세 가지 주요 분야를 연구한다. 암 연구소에서 핵심적으로 수행하고 있는 생물학적 연구는 방사선 반응 조절을 포함한다. 즉, 첫 번째 영역은 아세틸화 또는 메틸화, 저분자 억제제 또는 사이토카인, siRNA의 후성유전학적 조절을 사용하여 체외 및 동물 종양 모델에서 악성 세포의 방사선 민감성을 조절하는 것이다. 두 번째 영역은 피부나 침샘과 같은 다양한 정상 조직에서 방사선으로 인한 독성을 보호하거나 낮추는 것이다. 방사선종양학과의 모든 연구 활동은 암 환자의 생존율을 높이고 부작용은 낮춘다는 목표를 가지고 있다.

Q&A

방사선종양학과 × 김수지 교수

Q 교수님의 전문 분야는 무엇이고 어떤 일을 하는지요? 그리고 교수님은 어떤 계기로 전공을 선택하게 되셨는지요?

A 방사선종양학과는 암환자들에게 방사선치료를 처방하는 일을 합니다. 저는 선배의 권유로 선택하게 되었습니다. 방사선종양학과가 야간이나 주말 당직이 거의 없다는 말에 솔깃해서 선택했습니다. 또한 중고등학생 때 물리 과목을 좋아했던 저로서는 방사선 물리 분야의 지식이 응용되는 학문이라는 점도 매력적이었습니다. 요즘은 워라밸을 중요하게 생각하는 전공의들이 많아서 방사선종양학과가 인기가 있습니다. 제가 지원할 때는 환자가 많지 않아 인기가 없었지만, 지금은 상황이 달라지고 있습니다.

Q 교수님의 전문 분야에서 가장 흔한 질병은 어떤 것이 있나요?

A 유방암, 폐암, 전립선암, 전이암 등입니다. 방사선은 세포의 DNA를 손상시켜 암세포를 죽입니다. 암세포는 DNA 손상을 스스로 회복하는 능력이 떨어지기 때문에 여러 번 분할 치료를 통해 정상 세포는 회복되고 암세포는 죽는 효과를 얻습니다. 최근 중입자가속기도 이슈인데, 1000~2000억 원이나 하는 엄청난 고가 장비입니다. 일본이 선두이고, 독일 등 몇 군데만 있고, 미국에서는 아직 안 하고 있습니다. 기

술적으로 아직은 쉽지 않지만, 우리나라에도 도입되고 있습니다. 양성자, 중입자선 등은 정상 조직에는 영향이 적고, 일정한 깊이까지만 들어가게 할 수가 있어서 부작용을 줄이면서 치료할 수 있습니다.

Q 교수님의 전문 분야는 과거에는 어떠하였고 미래에는 어떻게 변할 것으로 생각하시나요?

A 암 치료에서는 수술, 방사선치료, 항암제 세 가지가 중요한 치료로 자리 잡았습니다. 그중에서 방사선치료는 컴퓨터 기술과 의료 영상 분야의 발전에 힘입어 과거에 비해 기술적인 측면에서 크게 발전했습니다. 새로운 항암제들이 많이 개발되고 암 수술도 발전하고 있지만 방사선치료는 미래에도 암환자들의 생존율을 증가시키고 삶의 질을 향상시키는 데에 계속 기여할 것으로 생각합니다.

Q 어떤 관심과 능력을 가진 학생이 교수님의 전문 분야에 적절한지요?

A 모든 의사가 다 그렇지만 과학적으로 사고하고 환자 입장을 헤아려 줄 수 있는 학생이면 좋겠습니다. 암 치료나 연구 쪽에 관심이 많다면 더욱 좋겠지요.

Q 교수님의 전문 분야를 하려면 어떤 수련 과정을 거쳐야 하는지요?

A 4년간의 전공의(레지던트) 과정을 거치고 전문의 시험에 합격해야 합니다. 레지던트 1년 차 시기에 이전에 의대에서 배우지 않았던 좀 생소한 방사선종양학의 새로운 지식과 술기를 배우면서 포기하지 않고 잘 이겨 나가는 것이 중요한 것 같습니다.

Q 교수님의 전문 분야를 수련하고 나면 이후 진로는 어떻게 되나요?

A 개업의는 거의 없고 대부분은 방사선종양학과가 개설된 큰 규모의 병원에서 근무하게 됩니다.

Q 교수님이 진료하시는 동안 가장 인상에 남는(또는 가장 보람찬) 케이스는 어떤 경우였나요?

A 한 수녀님이 유방암에 걸리셔서 수술 후 제게 와서 방사선치료를 받게 되셨습니다. 방사선치료 후에 부활절이 되어서 제게 부활절 달걀을 선물로 주셨습니다. 흰 달걀 껍질에 붓으로 예쁜 그림이 그려져 있었습니다. 저는 그게 삶은 달걀인 줄 알고 집에 가져가서 아이들에게 먹으라고 줬는데, 껍질을 까려고 '탁' 치니까 달걀 안쪽의 노른자와 흰자가 터져 나와서 먹지도 못하고 예쁜 달걀만 버렸습니다. 하하. 수녀님 치료는 잘 되었습니다.

Q 교수님의 전문 분야에서 아직 해결하지 못한 난제는 어떤 것이 있나요?

A 양성자선, 중입자선 치료에 대한 연구가 많이 필요할 것 같습니다. 특히 중입자(heavy particle radiotherapy) 치료기는 세계적으로도 많지 않은데 한국의 병원에 도입되어 앞으로 활발한 연구가 이뤄지기를 기대합니다.

Q 교수님은 어떤 사람이 의과대학에 지원하는 것이 적절하다고 생각하시나요?

A 과학적으로 사고하고, 환자 입장을 헤아려 줄 수 있고, 스스로 계속해서 새로운 지식을 습득하고 연구해 나갈 수 있는 사람입니다.

Q 의과대학 진학을 고민하는 학생에게 조언 부탁드립니다.

A 의사가 되기까지 또 전문의가 되기까지의 과정이 좀 길고 힘들긴 하지만, 일단 되고 나면 보람 있고 의미 있는 직업인 것 같습니다. 인간의 건강과 생명이 고귀하고 가치가 있다고 생각되면 의학이라는 학문을 배우는 데에 도전해 보시길 바랍니다.

Q 의대에 안 왔으면 하는 학생은?

A 여러 사람과 어울려서 일하는 게 힘든 사람들은 의대에 오지 않는 것이 좋습니다. 의료는 팀워크가 중요한 분야이기 때문에 대인관계 기술이 부족한 사람들은 힘들 수 있습니다.

검사의학교실

1960년 병원의 중앙검사실에서 독립된 임상검사과(임상병리과)를 임상병리과가 관장할 것을 결정하면서 대한민국의 임상병리학이 태동했다. 이때부터 임상병리과가 독립된 진료과로서 인정받고 그 기능을 발휘하게 됐다. 1963년 임상병리 전문의 제도가 의료계에 도입되어 첫 전문의를 배출했고, 1985년에 서울대 의과대학 임상병리학교실이 탄생했으며, 추후 검사의학교실로 명칭을 변경하였다.

검사의학교실에서는 의대생을 대상으로 인체의 질병 교육과정 등을 통해 본과 1~4학년에게 강의 및 실습 교육을 진행하고 있으며, 학기마다 다양한 대학원 교과목을 개설하여 대학원생 교육 및 연구에도 몰두하고 있다.

서울대학교 의과대학 검사의학교실은 대한민국 검사의학의 중추로서 앞으로도 환자 검체검사에서 정확하고 신속한 검사를 보장하고, 새로운 진단 기법을 개발 및 보급하며, 적극적인 교육과 연구를 통해 후진을 양성해 가고 있다.

Q&A

검사의학과 × 노은연 교수

Q 교수님의 전문 분야는 무엇이고 어떤 일을 하는지요? 그리고 교수님은 어떤 계기로 전공을 선택하게 되셨는지요?

A 검사의학이 제 전문 분야이고, 진료과목 명칭은 진단검사의학과입니다. 코로나19 팬데믹을 거치면서 '진단검사'라는 용어는 아주 일반적인 단어가 되었습니다. 진단검사의학과는 진단과 치료에 필요한 정보를 제공하기 위해 환자로부터 채취한 검체를 이용하여 임상적인 상태(건강 상태)를 반영하는 각종 검사를 시행합니다. 또한 안전한 수혈을 위한 혈액은행 운영도 담당합니다. 검사의학을 전문 분야로 하는 의사는 검사 정도 관리, 결과 해석·판독 및 최신 검사 도입 등의 역할을 수행합니다. 저는 임상의학과 기초학문의 중간 지점을 찾았습니다. 이런 과를 병원에서는 진료지원과라고 하기도 합니다. 임상의사와도 소통하게 되고, 검사실의 많은 직원과 함께 일하다 보니 관리자로서의 역량도 필요합니다.

Q 교수님은 직접 환자를 보시나요? 교수님 전문 분야에서 가장 관심을 두는 질병은 어떤 것이 있나요?

A 유전 상담이나 치료적인 혈장교환술 등 환자를 대면하고 진료를 보는 경우도 있지만, 다른 진료과목처럼 다수의 환자를 진료하지는 않

습니다.

Q 교수님의 전문 분야는 과거에는 어떠하였고 미래에는 어떻게 변할 것으로 생각하시나요?

A 의료 환경의 급격한 변화와 학문적·기술적 진보에 따라 검사의학 분야도 빠른 발전을 거듭하고 있습니다. 예를 들어, 과거 감염질환의 진단을 위해 이용되고 개발되었던 혈청학적 면역검사는 종양면역이나 이식면역 등 새로운 분야의 진단과 치료까지 영역이 확대되었고, 전 분야에서 검사의 정확성과 민감도는 개선되어 왔습니다. 분자생물학 기법의 발달로 세포유전검사 및 분자유전검사가 진단과 치료 및 예후 판단에 매우 중요한 역할을 하게 되었습니다. 또한 세포치료(cell therapy) 분야 역시 검사의학과 관련된 영역입니다. 제가 있는 병원에서는 조혈모세포이식을 위한 국내 최대의 기증제대혈은행을 진단검사의학과 전문의들이 관리자로서 운영하고 있습니다.

Q 어떤 관심과 능력을 가진 학생이 교수님의 전문 분야에 적절한지요?

A 일관되게 신뢰할 수 있는 검사 결과를 보고하는 것이 검사실의 역할인 만큼 검사 결과를 해석하고 품질관리를 담당하는 데 꼼꼼하고 철저한 성격이 유리합니다. 또한 검사실은 많은 인력이 근무하고 다양한 부서 및 직종과 소통해야 한다는 특성이 있으므로, 지침을 수립하고 인력을 관리하며 경영적인 측면을 고려하는 운영자·관리자로서 역할과 역량이 매우 중요합니다.

Q 교수님의 전문 분야를 하려면 어떤 수련 과정을 거쳐야 하는지요?

A 인턴 1년, 4년간의 전공의 수련 후 검사의학 전문의를 취득하게 됩니다. 검사의학 또한 여러 세부 분야(혈액, 화학, 분자유전, 면역 등)가 있기 때문에 이 중에서 세부적인 전공을 선택하여 심화 수련을 받고, 임상적인 경험을 쌓고자 할 때는 펠로우십을 거칩니다.

Q 교수님의 전문 분야를 수련하고 나면 이후 진로는 어떻게 되나요?

A 보통은 검사실이 있는 대학병원, 종합병원, 혈액원, 전문검사센터 등에서 일하게 됩니다. 검사 관련 산업체(진단 장비, 진단 시약 등)에서 일하는 경우도 있습니다.

Q 교수님이 진료하시는 동안 가장 인상에 남는 케이스는 어떤 경우였나요?

A 많은 수의 혈액 종양은 골수 검체를 판독하여 진단을 내리는데, 처음 진단 때 절망적으로 보였던 환자가 적절한 치료를 받은 후에 시행한 2번째 3번째 골수검사에서 완치 판정을 내리게 될 때는 뭉클합니다.

Q 교수님의 전문 분야에서 아직 해결하지 못한 난제는 어떤 것이 있나요?

A 불가능한 이야기인 걸 알지만, 하나로 모든 질환을 진단할 수 있는 검사가 있으면 좋겠습니다. 그게 아니라면 예방적 차원에서 질병이 발생하기 전 미리 알 수 있는 검사가 있었으면 좋겠습니다.

Q 교수님은 어떤 사람이 의과대학에 지원하는 것이 적절하다고 생각하시나요?

A 정해진 루틴에 싫증 내지 않고 성실한 사람. 전공에 따라서 다를 수 있겠지만 사람의 생명을 다루는 일이기 때문에 고전적인 의미의 의사, 의업 종사자는 창의적이고 혁신적인 사람보다는 조심성 있게 접근하는 사람이 어울린다고 생각합니다. 그런데 요즘은 의대를 졸업해도 다양한 진로가 가능해서 의사과학자나 관련 스타트업을 창업하는 등 개발자같이 혁신적이고 창의적인 사람이 적절한 영역도 찾을 수 있습니다.

Q 의과대학 진학을 고민하는 학생에게 조언 부탁드립니다.

A 어느 직업이나 모두 사회의 일원으로 많은 역할을 하지만, 의학은 거창한 선의나 결심 없이 자신의 일만 묵묵히 해도 사회에 크게 공헌하고 여러 사람을 도울 수 있는 의미 있는 분야입니다. 다만 생명을 다루기에 자칫 오만해지기도 쉬운 분야라 끊임없는 자기 성찰이 필요합니다. 사람들의 의식이나 사회구조, 가치관 등도 조금씩 바뀌게 됩니다. 너무 현재 시점으로만 미래를 바라보지 않았으면 좋겠습니다.

Q 의대를 안 왔으면 하는 학생은?

A 대학의 인기 과도, 또 의대 내부의 인기 과도 20년 전과 지금이 너무 다릅니다. 20년 뒤에는 또 어떤 분야가 잘나갈지 모릅니다. 현재의 상황만을 보고 선택하는 것은 본인을 위해서도 위험할 수 있습니다. 특히 자신이 잘났다고 생각하는 사람들이 매우 위험합니다. 겸손함과 성실함이 가장 중요합니다.

재활의학교실

서울대학교 의과대학 재활의학교실은 환자의 삶의 질을 향상시킬 목적으로 1984년에 설립되었다. 재활의학교실은 뇌졸중 및 외상성 뇌손상, 척수손상, 근골격계 재활, 전기진단 의학, 소아 재활, 의지 및 보조기학, 물리 의학 등을 교육하고 연구 및 진료하는 부분에서 선도적인 역할을 하고 있다. 또한 운동치료실과 작업치료실, 열전기치료실과 임상검사실, 근전도검사실 및 소아재활치료실을 갖추고, 입원 환자의 진료 및 성인 외래와 소아 외래, 11곳의 특수클리닉을 운영하며 최상의 진료를 시행하고 있다.

학술 활동 및 연구 업적으로는 대한재활의학회, 대한뇌졸중학회, 대한근전도학회를 포함한 각종 국내외 학회에서 다양한 연제를 발표하고, 국내외 학술지에 다수의 논문을 게재하고 다양한 학술집담회를 개최하고 있다.

Q&A

재활의학과 × 이상윤 교수

Q 교수님의 전문 분야는 무엇이고 어떤 일을 하는지요?

A 서울대학교병원이 운영하는 서울특별시보라매병원에서 재활의학과 교수로서 진료, 연구, 교육을 하고 있습니다. 재활의학과를 선택하게 된 계기는 4학년 임상 실습과 인턴 때의 로테이션 경험이었습니다. 재활의학과는 급성기 이후 환자들의 신체 기능 회복과 일상생활 복귀에 중점을 두는 점이 마음에 들었습니다. 의과대학 6년 동안 질병 자체에만 집중했는데, 재활의학과는 질병 이후의 케어와 회복까지도 중요하게 생각하는 과임을 깨달았습니다.

Q 교수님의 전문 분야에서 가장 흔한 질병은 어떤 것이 있나요?

A 재활의학에서 많이 다루는 질병은 뇌졸중, 파킨슨병, 척수 손상, 뇌성마비와 같은 신경계 질환입니다. 또한 관절염, 허리디스크와 같은 근골격계 질병도 다루며, 최근에는 심장과 폐의 질환도 재활치료의 대상이 되고 있습니다.

Q 교수님의 전문 분야는 과거에는 어떠하였고 미래에는 어떻게 변할 것으로 생각하시나요?

A 재활의학은 과거에는 급성기 치료 이후 기능 회복을 도모하는 소

극적인 재활에 국한되었다면, 현재와 미래에는 급성기 상태 그리고 질병의 악화 전 상태까지도 적극적인 재활 치료로 범위를 넓혀 가고 있습니다. 다루는 질병도 신경계·근골격계 질환에 머무르지 않고, 심폐질환, 각종 암환자까지 그 범위를 넓히고 있습니다. 고령화 사회에서 노인 질병을 다루고 케어하는 재활의학은 더욱 중요해질 것입니다. 로봇공학 및 디지털 치료제의 발전은 재활의학의 분야를 더 넓혀 줍니다. 보행 보조 로봇과 VR·AR을 이용한 재활치료 등이 많이 시도되고 있습니다.

Q 어떤 관심과 능력을 가진 학생이 교수님의 전문 분야에 적절한지요?

A 재활의학은 질병 자체를 치료하는 것뿐만 아니라 환자의 기능 회복과 사회 복귀까지 목표로 합니다. 따라서 환자의 기능과 사회적 요소에 관심을 갖고 케어하는 것에 관심이 있는 학생에게 적합합니다. 또한 재활의학은 다학제 접근을 중요시하므로 타 직종과 협업할 수 있는 능력과 리더십이 필요합니다.

Q 교수님의 전문 분야를 하려면 어떤 수련 과정을 거쳐야 하는지요?

A 의과대학 졸업 후 의사 면허를 취득하고 인턴 1년, 레지던트 4년을 거쳐 전문의 면허를 취득합니다. 이후 재활의학 내에서 세부 전공을 선택해 전임의 과정을 1~2년 거칩니다.

Q 교수님의 전문 분야를 수련하고 나면 이후 진로는 어떻게 되나요?

A 크게 개원가와 대학병원으로 나누어 진로가 정해집니다. 개원가는 중추신경계 환자를 주로 보는 재활(요양)병원과 근골격계 환자를

주로 보는 병원으로 크게 나눌 수 있습니다. 대학병원은 좀 더 다양하고 복잡한 환자들을 볼 수 있고, 진료뿐만 아니라 연구와 교육의 업무까지 담당하고 있습니다.

Q 교수님이 진료하시는 동안 가장 인상에 남는 케이스는 어떤 경우였나요?

A 척수에 종양이 있었던 38세 남자 환자가 최근 케이스 중에 가장 기억에 남습니다. 경추 부위 종양이라 사지마비가 진행되던 환자였는데, 수술 후 재활치료를 받으면서 드라마틱하게 기능이 회복되었습니다. 이전에는 서지도 못했던 환자가 지팡이를 잡고 걷게 되었고, 식사도 가족들이 먹여 주었다가 스스로 손을 이용해서 먹게 된 환자였습니다.

Q 교수님의 전문 분야에서 아직 해결하지 못한 난제는 어떤 것이 있나요?

A 신경에 장애가 발생한 뒤에 영구적인 기능 손상이 생기는 경우가 많습니다. 대표적인 질환이 척수 손상입니다. 특히 척수라고 하는 신경계는 혈액 공급이 적고 한 번 손상이 되면 회복이 더디기에, 완전 손상이 발생했을 때는 회복이 거의 되지 않습니다. 이러한 환자들의 신경 회복을 유도할 수 있는 다양한 치료들이 시도되고 있지만, 아직 해결되지 못한 분야입니다.

Q 교수님은 어떤 사람이 의과대학에 지원하는 것이 적절하다고 생각하시나요?

A 최근 성적순으로 의과대학에 진학하는 경향이 있어 안타깝습니다. 의학은 사람을 연구하는 학문이고, 임상의학은 환자와의 대화에서

시작됩니다. 타인의 아픔을 공감하고 대화하는 것을 좋아하는 학생이 의과대학에 지원하는 것이 좋습니다. 또한 의학은 발전 속도가 빠르기에 평생 배우고 연구해야 합니다. 도전 정신이 있는 학생들이 지원했으면 좋겠습니다.

Q 의과대학 진학을 고민하는 학생에게 조언 부탁드립니다.

A 최근 모든 학문의 분야가 그러하듯 의학도 융합과 다학제적인 학문으로 변화하고 발달하고 있습니다. 청소년 시기에 학업뿐만 아니라 다양한 분야에 관심을 갖고 공부하면 추후에 훌륭한 의사가 되기 위한 중요한 밑거름이 될 수 있습니다. 또한 영어와 컴퓨터에 탁월한 실력을 갖추면 의사가 된 이후에도 날개가 될 수 있기에 꾸준한 공부와 관심이 필요합니다.

Q 의대에 오지 않았으면 하는 학생 유형은 무엇인가요?

A 사람에 대한 애정이나 공감 능력이 부족한 학생은 의대에 적합하지 않습니다. 특히 임상의사로서 환자와의 소통 능력이 중요한데, 이러한 능력이 부족한 학생들은 다른 진로를 고려하는 것이 좋습니다.

척수 손상과 웨어러블 로봇(wearable robot)

이상윤 교수

Ⓠ 척수가 손상되면 치료가 불가능한가요?

Ⓐ 척수는 뇌와 함께 우리 인체의 중추신경계로 분류되고, 뇌에서 팔다리로 가는 말초신경을 연결해 주는 중요한 장기입니다. 척수가 있기에 뇌에서 보내는 신호에 의해 팔다리를 자유롭게 움직일 수 있고, 팔다리에서 느껴지는 감각을 뇌에서 인지할 수 있습니다. 척수 손상은 주로 사고 또는 질병으로 인해 척수에 발생하는 구조적·기능적인 이상 상태로, 목(경추)에서 손상이 발생할 경우 팔다리의 마비가 발생하는 '사지마비', 가슴(흉추)과 허리(요추)에서 손상이 발생할 경우 다리의 마비가 발생하는 '하지마비'가 발생하게 됩니다. 손상의 정도가 심하지 않는 불완전 손상의 경우 치료와 회복을 기대할 수 있지만, 완전 손상일 경우 신경의 회복을 기대할 수 없는 영구적 장애에 해당됩니다.

Ⓠ 줄기세포 치료를 TV에서 본 것 같습니다. 효과는 어느 정도인가요?

Ⓐ 줄기세포와 같은 분화되지 않는 세포를 손상된 척수 부위에 이식하여 신경세포로 분화하는 과정을 통해서 척수 손상을 치료하는 것이 여러 기관에서 연구되고 있습니다. 이러한 치료를 통해 신경 회복이 되는 것이 일부 보고되고 있기는 하지만, 근력 정도를 한두 단계 변화시켜 주는 것에 불과하고 일상생활에서 도움을 얻기는 어렵습니다. 생명과학 기술의 발전에 따라서 향후 발전 가능성이 더 있기에 향후 연구의 추이를 지켜보아야 합니다.

Ⓠ 웨어러블 로봇이 있다고 들었습니다. 웨어러블 로봇은 어떤 것이며, 어느 정도 효과가 있는지요?

Ⓐ 줄기세포 치료와 같은 척수 손상의 생물학적 치료보다 가까운 미래에 더 실용적인 치료로 각광받고 있는 것이 로봇 치료입니다. 로봇 보행 치료는 뇌 손상 또는 척수 손상과 같은 중추신경계 질환 환자를 대상으로 발전해 왔고, 공학기술의 발전으로 로봇의 무게와 부피가 감소되어 슈트처럼 환자가 직접 입을 수 있는 (웨어러블) 로봇도 개발되어 실용화를 앞두고 있습니다. 국내 회사들도 적극적으로 임상 연구를 하고 있는 상태입니다.

Q 웨어러블 로봇이 가지는 한계는 어떤 것이 있으며, 어떻게 극복되면 좋을지요?

A 웨어러블 로봇과 같은 외골격(exoskeletal) 로봇의 경우 최대한 가벼우면서도 많은 하중을 버티는 것이 중요한 기능이기에 소재 개발이 매우 중요한 부분입니다. 또한 로봇을 구동할 수 있는 배터리도 백팩처럼 환자가 함께 착용해야 하기에, 충분한 시간 동안 작동할 수 있으면서도 가벼운 배터리 전지의 개발이 함께 진행되어야 합니다.

핵의학교실

서울대학교 의과대학 핵의학교실은 뛰어난 연구자 및 국제 단체와의 협력, 네트워크를 통해 최첨단 연구와 종합적인 교육을 수행한다. 의학, 물리학, 화학, 약리학, 생물학 등을 배경으로 한 15개 학부와 40명 이상의 연구진이 다학제적 연구에 참여하고 있다. 임상 연구는 PET/CT, 방사성의약품, 영상 분석, 뇌 수용체 영상, 방사성 핵종 표적 치료 등을 이용한 새로운 물질과 방법의 개발, 적용 및 임상시험을 통해 환자 치료를 개선하고 있다.

기초 핵의학 분야의 연구 주제로는 새로운 방사성의약품 개발, 핵의학 영상 분석 신기술, PET/MRI 및 소동물 PET와 같은 새로운 장비 개발 등이 있다. 또 다른 중요한 첨단 연구 분야로는 광학 영상, 나노입자 및 방사성동위원소를 사용하여 특정 유전자의 발현, 바이오마커 및 세포 이동을 감지하는 생체 내 분자 영상이다.

서울대학교병원 핵의학과는 2004년 12월에 핵의학, 분자영상 연구 및 교육을 위한 IAEA 협력센터로 지정되었다. 모든 교수진이 첨단 연구, 교육 및 훈련 분야에서 국제적 리더로 활동하고 있다.

Q&A

핵의학과 × 오소원 교수

Q 교수님의 전문 분야는 무엇이고 어떤 일을 하는지요? 그리고 교수님은 어떤 계기로 전공을 선택하게 되셨는지요?

A 우연한 계기로 지금은 은퇴하신 서울대 의대 핵의학과 정준기 교수님을 만나 뵙고 인사를 드렸는데, 정 교수님께서 굉장한 자긍심을 가지고 본인의 전문 분야를 설명해 주셔서 핵의학을 선택하게 되었고 지금에 이르게 되었습니다.

Q 교수님의 전문 분야에서 가장 흔한 질병은 어떤 것이 있나요?

A 핵의학은 해부학적 부위나 질병을 단위로 전공이 나뉘는 학문이 아닙니다. 방사성동위원소를 이용하여 질병을 진단하고 치료하는 학문이므로 적용 범위가 넓고 항상 변화하는 중입니다. 심장 혈관 질환, 퇴행성 뇌질환(치매, 파킨슨병 등), 암의 영상 진단 및 치료가 가능합니다. 특히 갑상선암과 전립선암의 진단과 치료에 많은 성과를 보이고 있습니다. 최근에는 의료 바이오 스타트업을 창업하시는 분들도 많습니다. 신약 개발, 영상기기 개발, 영상정보를 활용한 인공지능 진단 등 활용 분야가 무궁무진합니다.

Q 교수님의 전문 분야는 과거에는 어떠하였고 미래에는 어떻게 변할 것으로 생각하시나요?

A 과거 핵의학과에서 갑상선 질환을 주로 다루었다면, 현재는 퇴행성 뇌질환이나 근골격계 질환을 연구하고, 암을 진단하고 치료하는 학문으로 변화하고 있습니다. 방사성동위원소를 도구로 이용하기 때문에 연구의 대상이 기술 발전과 사회 변화에 맞추어 다양한 모습으로 변화할 수 있다는 게 큰 장점입니다.

Q 어떤 관심과 능력을 가진 학생이 교수님의 전문 분야에 적절한지요?

A 서울대학교병원 내에 최초로 근거리 통신망을 설치하고, 최초로 온라인 화상회의를 도입한 과가 핵의학과입니다. 그만큼 다양한 분야에 관심을 가지고, 새로운 기술을 배우고 들여와 기존 기술에 응용하는 데 두려움이 없는 학생에게 적합한 분야라고 생각합니다.

Q 교수님의 전문 분야를 하려면 어떤 수련 과정을 거쳐야 하는지요?

A 다른 전문 분야와 마찬가지로 의과대학을 졸업하고 인턴을 마친 후 핵의학과 전공의 과정을 거치게 됩니다.

Q 교수님의 전문 분야를 수련하고 나면 이후 진로는 어떻게 되나요?

A 병원에서 봉직의로 일하거나 의과대학에서 교수로 일하는 경우가 많습니다. 그러나 스스로 개척하는 바에 따라 얼마든지 다양한 분야로 진출이 가능합니다. 최근에는 핵의학 치료기기를 개발하는 회사에서 일하거나, 인공지능 관련 회사를 창업하는 의사도 있습니다. 국제원자력기구에서 일할 기회가 주어지기도 합니다.

Q 교수님이 진료하시는 동안 가장 인상에 남는(또는 가장 보람찬) 케이스는 어떤 경우였나요?

A 갑상선암으로 치료 중인 70대 여자 환자 분이셨는데 나중에 알고 보니 등단한 문인이셨습니다. 마지막 진료를 보신 후 본인의 시를 직접 카드에 적어서 건네주셨습니다.

Q 교수님의 전문 분야에서 아직 해결하지 못한 난제는 어떤 것이 있나요?

A 방사성동위원소를 도구로 사용하는 학문이다 보니, 항상 새로운 과제가 생기고 이에 대응하기 위해 새로운 방법을 연구 개발하면서 발전하는 중입니다. 그러나 기술적 문제보다 어렵고 해결하기 힘든 것이 사람의 마음입니다. 사람은 본인이 이해할 수 없는 수준을 뛰어넘어 존재하는 미지의 대상에 대한 두려움이 큽니다. 특히 방사선에 대해서 사람들은 실재하는 위험의 수준보다 감정적으로 인지하는 위험이 훨씬 큽니다. 이 점이 핵의학을 다루고 연구하는 사람으로서 가장 해결하기 어렵습니다.

Q 교수님은 어떤 사람이 의과대학에 지원하는 것이 적절하다고 생각하시나요?

A 환자를 돌보는 의사는 사람의 마음을 헤아릴 수 있어야 합니다. 뻔한 이야기겠지만, 인성이 뒷받침되지 않는 사람은 장사꾼은 될 수 있을지언정 훌륭한 의사나 위대한 연구자가 될 수 없습니다. 끊임없이 자기가 어떤 사람인지를 알고 중심을 잡아야 지치지 않고 의사 생활을 할 수 있습니다. 의사는 자격증이지만, 그걸 가지고 무얼 할지는 스스로가 선택해야 할 일입니다.

Q 의과대학 진학을 고민하는 학생에게 조언 부탁드립니다.

A 내가 현재 기울이고 있는 노력과 시간에 대한 보상이 어떤 것이 되기를 바라는지 진지하게 생각해 보시길 바랍니다. 직업의 안정성과 경제적 여유로움이 나의 노력의 결과에 뒤따라오게 되는 것은 행운이나, 이를 최종 목표로 삼으면 인생이 풍요로울 수 없습니다.

Q 어떤 학생들이 의과대학에 오지 않았으면 좋겠나요?

A 단순히 돈을 벌기 위한 목적만으로 오는 것은 바람직하지 않습니다. 의사의 기본 자질은 환자를 돌보는 것입니다. 자기 자신에 대한 이해와 성찰이 있어야 어떤 직업을 선택하더라도 지치지 않고 지속할 수 있습니다.

가정의학교실

가정의학과는 우리나라 최초로 1979년 서울대학교병원에서 창설되었다. 가정의학과의 핵심 가치는 세분화된 각 질병 및 장기 중심적인 접근을 넘어 한 인간의 생애주기에 따라 환자와 가족에게 연속적으로 전인적인 돌봄을 제공하는 것이다. 이에 따라 일반 인구 집단이 생애주기별로 겪는 흔한 질환의 진단, 치료, 관리 능력이 있는 최고의 가정의학과 의사를 양성하는 것을 목표로 한다. 또한, 질병 치료뿐만 아니라 질병 전 단계에서 생활 습관 관리(금연, 절주, 영양 및 운동 관리), 예방 접종, 조기 암검진 등을 통해 질환 발생을 예방하는 가정의학과 의사를 양성하고 있다. 그리고 초고령자, 암 경험자, 만성통증 등을 가진 취약계층에 특화된 포괄적 케어를 제공할 수 있는 보다 전문화된 가정의학과 의사도 양성하고 있다. 그 외에도 환자를 최초 접촉하는 특성으로 인해 건강 증진, 질병 예방, 의사로서의 가치관과 의사소통, 지역사회 의학, 국제 보건, 임상수행평가 등 의학 교육의 다양한 부분에서 기여하고 있다.

현재 서울대학교병원 가정의학교실은 임상 역학과 질병에 관한 연구뿐만 아니라 일반 인구 집단의 질병 전 단계의 건강 증진, 포괄적 건강 평가 모델 개발, 일차 의료를 포함한 의료전달 체계, 의사와 환자

간 의사소통, 모바일 헬스케어, 개인 맞춤 유전체 의학 등 다양한 분야에서 국가 기관, 기업체, 관련 임상 및 기초 교실 등과 연계하여 활동을 펼치고 있다. 또한 가정의학과 전문의들은 임상의학뿐 아니라 학계, 언론계, 정부 기관, 국제기구, 회사 등에서 다양하게 활동하고 있다.

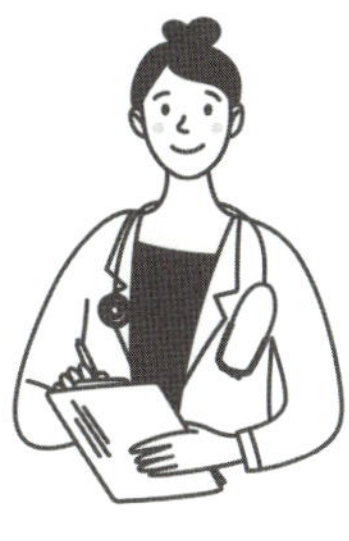

Q&A

가정의학과 × 오범조 교수

Q 교수님의 전문 분야는 무엇이고 어떤 일을 하는지요? 그리고 교수님은 어떤 계기로 전공을 선택하게 되셨는지요?

A 가정의학과는 내과, 소아과를 비롯한 다양한 전문과를 방문하는 환자들의 질환들 중 흔하고 중증도가 낮은 질환을 가려내는 일을 우선적으로 합니다. 이를 바탕으로 만성질환의 관리가 필요한 경우 지속적으로 외래에서 만나게 될 수도 있고, 희귀 질환이거나 중증도가 높은 질환인 경우에는 해당 전문과로 빠르게 안내하여 정확한 진료를 받을 수 있도록 도와줍니다.

저는 의과대학 졸업 후 인턴으로 1년간 각 과를 월 단위로 순환 근무를 하면서 제 적성과 맞는 과를 찾는 중에 가정의학 전공이 눈에 들어왔습니다. 의료가 세분화 전문화가 너무 많이 이루어져서 각각 쪼개지는 분위기에서 환자를 전체적으로 본다는 점에서 매력을 느끼게 되었습니다.

Q 교수님의 전문 분야에서 가장 흔한 질병은 어떤 것이 있나요?

A 크게 두 종류인데, 하나는 고혈압, 당뇨, 골다공증과 같은 약으로 관리하는 만성질환이고, 다른 하나는 비만, 금연, 절주 같은 생활 습관 관리입니다.

Q 교수님의 전문 분야는 과거에는 어떠하였고 미래에는 어떻게 변할 것으로 생각하시나요?

A 가정의학과는 과거 정체성이 불분명하다는 비판을 받을 때가 있었습니다. 실제로도 저희 진료 분야는 다른 과와도 중복되는 부분이 있고요. 하지만 미래에는 질병의 예방을 위해 첨단기술, 즉 디지털헬스케어와 인공지능·머신러닝 같은 기술력과의 결합을 통해 건강한 사람들을 더 건강하게 하는 방향에서의 정체성을 확보하게 될 것으로 기대합니다. 현재 꽤 많은 분이 헬스케어 전문 회사에서 근무하고 있습니다.

Q 어떤 관심과 능력을 가진 학생이 교수님의 전문 분야에 적절한지요?

A 사실 의사라면 누구든 관심이 있으면 이 분야의 일을 할 수가 있습니다. 하지만 특별한 관심과 능력을 조금 더 요구한다면, 인접 분야와의 협업을 위한 소통을 마다하지 않는 자세가 필요할 것 같습니다.

Q 교수님의 전문 분야를 하려면 어떤 수련 과정을 거쳐야 하는지요?

A 다른 분야와 비슷합니다. 의과대학 졸업 후 인턴 1년, 레지던트 3년 과정을 거치게 되고, 필요한 경우 펠로우(임상강사)를 1~2년 더 할 수도 있습니다.

Q 교수님의 전문 분야를 수련하고 나면 이후 진로는 어떻게 되나요?

A 일차 의료에 종사하는 경우 개원가에서 만성질환을 관리하는 의사로 역할을 할 수 있고, 환자를 직접 만나지는 않지만 의료와 연관된 디지털헬스케어 회사 또는 공무원(주로 의약품, 질병 관련)의 길을 걷게

되는 경우도 있습니다.

Q 교수님이 진료하시는 동안 가장 인상에 남는(또는 가장 보람찬) 케이스는 어떤 경우였나요?

A 심근경색으로 짧은 기간 입원하였던 50대 중반 남성이 생각납니다. 이분은 복용 중인 약이 없었고 술과 담배를 오랜 기간 즐겼던 분인데, 퇴원하면서 본인이 큰 잘못을 해서 이런 병이 생겼다는 죄책감을 갖고 있는 상태였습니다. 그러나 생활 습관을 잘 관리해서 질병을 예방해 보자고 설득해서 담배와 술을 끊고 몸에 좋은 음식을 챙겨 먹으면서 운동을 지속한 결과, 질병을 앓기 전보다 더 건강한 삶을 누리게 되었습니다. 본인은 새로 태어난 것 같다고 외래에 찾아와서 말하는 것을 듣고 큰 보람을 느낀 적이 있습니다.

Q 교수님의 전문 분야에서 아직 해결하지 못한 난제는 어떤 것이 있나요?

A 비만입니다. 특히 살을 빼는 방법은 여러 가지가 있고 효과도 점점 좋아지고 있지만, 다이어트에 성공한 사람들 중 90퍼센트 이상이 1년 이내에 요요현상으로 원래 체중으로 돌아간다는 것을 아는 사람들은 많지 않습니다. 최근 당뇨병 치료에 쓰이는 약들이 비만 치료에도 효과가 있는 것으로 알려지면서 큰 기대를 모으고 있습니다.

Q 교수님은 어떤 사람이 의과대학에 지원하는 것이 적절하다고 생각하시나요?

A 어느 분야나 비슷하겠지만 성실한 사람입니다. 덧붙여 남의 입장에서 한 번 더 생각할 줄 아는 사람이 의사를 한다면 환자의 입장을

이해할 수 있는 따뜻함을 보여 줄 수 있을 것입니다.

Q 의과대학 진학을 고민하는 학생에게 조언 부탁드립니다.

A 학생 때 생각한 것처럼 의사가 돈을 많이 벌거나 멋지게 살 수 있는 직업인지 솔직히 잘 모르겠습니다. 하지만 의사라는 직업에 오래 종사하다 보면 다른 직업에서 느끼기 어려운 보람을 느낄 수 있고, 그래서 다시 태어나도 이 직업을 택하고 싶어지는 매력이 있습니다.

Q 의과대학에 오지 말았어야 했다고 생각되는 학생은 없나요?

A 아주 창의적인 사람은 의대에 와서 오히려 창의성이 꺾이고 평범해지는 느낌입니다. 그런 학생들은 과학이나 다른 분야에 지원한다면 더 큰 성과를 내지 않을까 하는 생각이 들 때가 있습니다.

응급의학교실

서울대학교 의과대학 응급의학교실은 서길준 교수를 초대 주임교수로 모시고 2003년에 설립되었다. 현재 많은 교수, 임상강사, 전공의로 구성된 의료진이 응급의학 영역의 교육, 연구, 진료에 큰 역할을 하고 있다. 학부 교육 과정으로는 의과대학 2학년생들을 대상으로 한 심폐소생술 및 기도 삽관 실습과 외상환자의 치료 원칙 강의를 하고 있으며, 3학년생 대상으로는 제세동, 재난의학, 심폐소생술 이후 관리 등 여러 강의와 내과적·외과적 응급처치를 중심으로 한 술기와 지식을 습득하는 임상 실습이 있다. 대학원 과정은 2004년 9월부터 개설되었으며, 중독학, 소생의학, 재해의학, 응급의료체계, 환경응급의학, 응급중환자의학, 실험소생의학, 전문소아응급처치 강의를 개설하여 실시하고 있다.

Q&A

응급의학과 × 송경준 교수

Q 교수님의 전문 분야는 무엇이고 어떤 일을 하는지요? 그리고 교수님은 어떤 계기로 전공을 선택하게 되셨는지요?

A 우리나라에서 응급의학과의 시작은 1988년 올림픽과 관련이 깊습니다. 올림픽을 준비하면서 사회안전망을 강화할 필요가 있었고, 이를 통해 구급대 정비와 응급의학과가 도입되었습니다. 1989년에 응급의학과가 본격적으로 생겼고, 이후 1990년에 응급구조사 제도도 도입되었습니다. 1990년대 초반 삼풍백화점 붕괴 사고 이후 응급의료의 중요성이 더욱 강조되었습니다. 제 전문 분야는 응급의학이고, 저는 응급의료체계와 구급의학, 소생의학, 외상학을 주로 연구하고 있습니다. 제가 인턴으로 있을 때는 응급실에 응급의학과 의사가 없었는데, 응급실에 온 환자들이 전문적인 진료를 받지 못하고 임상과들 사이에서 원활하게 결정이 이루어지지 못하는 것을 보고 응급의학과를 고민하게 되었습니다. 당시 응급실에 오기 전에 심정지 환자들이 별다른 치료를 받지 못하고 사망하는 것도 구급의학을 고민하게 된 중요한 이유입니다. 응급의학과도 다른 모든 과와 마찬가지로 힘들긴 합니다. 24시간 근무하는 사람들은 건강 관리도 쉽지 않습니다. 그런데도 미국은 선호도 5위 내외인데, 야간수당이 많고 휴식이 보장되며 법적인 보호도 잘 되어 있어서 그런 것 같습니다. 우리나라도 응급의학과는 근

무 시간이 끝나면 딱 일을 중단할 수 있어서 오히려 워라밸이 나은 면이 있습니다.

Q 교수님의 전문 분야에서 가장 흔한 질병은 어떤 것이 있나요?

A 심정지와 중증 외상이 가장 관심이 있는 분야입니다. 구급의학의 측면에서는 구급대가 접하는 모든 질환이 대상이 된다고 하겠습니다.

Q 교수님의 전문 분야는 과거에는 어떠하였고 미래에는 어떻게 변할 것으로 생각하시나요?

A 과거에는 구급의학이란 존재가 국내에 없었습니다. 약 10년 전부터 본격적으로 연구가 시작되었다고 볼 수 있고, 외국의 발전 방향을 따라 상당한 진전을 만들어 왔습니다. 미래에는 여러 가지 구급의 단점, 외상체계의 단점을 보완하며 더욱 발전해 갈 것이라 생각합니다.

Q 어떤 관심과 능력을 가진 학생이 교수님의 전문 분야에 적절한지요?

A 응급의학과 구급에 관심이 많고 환자 한 명 한 명에 대한 치료보다 시스템으로 환자의 생명을 구하는 일에 관심이 있는 학생이 적절할 것이라고 생각됩니다. 예를 들면 구급에서 구급차가 도착하기 전에 신고를 받은 수보요원이 심정지 환자에 대한 심폐소생술을 지도해 주는 프로그램을 시작한 후 우리나라 심정지 생존율이 2~3퍼센트 증가하게 되었는데 이런 프로그램을 고민하는 것에 재미를 느끼는 학생들이 많을 것이라 생각합니다.

Q 교수님의 전문 분야를 하려면 어떤 수련 과정을 거쳐야 하는지요?

A 무엇보다 먼저 응급의학과 4년 수련을 해야 하고, 이후 EMS(구급) 연구 분야 전임의 과정을 1~2년 마쳐야 합니다.

Q 교수님의 전문 분야를 수련하고 나면 이후 진로는 어떻게 되나요?

A 많은 경우 종합병원이나 대학병원의 교수로 일하게 되며 아예 소방청 등의 공무원으로 일하는 경우도 있습니다. 보건복지부 응급의료과나 중앙응급의료센터 같은 중앙부처 공무원으로 일할 수도 있습니다. 주로 학계나 관계에서 일한다고 하겠습니다.

Q 교수님이 진료하시는 동안 가장 인상에 남는 케이스는 어떤 경우였나요?

A 한 케이스만 이야기하기는 어려운데, 심정지로 응급실에 오셔서 회복하여 퇴원하시는 모든 환자들이 인상에 남는다고 하겠습니다. 생물학적으로는 아니지만 임상적으로는 사망했다가 살아나시는 것이니까요.

Q 교수님의 전문 분야에서 아직 해결하지 못한 난제는 어떤 것이 있나요?

A 현재 우리나라의 심정지 회복률은 약 7~8퍼센트 정도입니다. 외국과 비교했을 때 크게 떨어지지 않는 수치지만, 덴마크나 미국 시애틀과 같은 선진국과 비교하면 차이가 있습니다. 특히, 목격된 심실세동 환자의 생존율이 중요한데, 선진국은 약 50퍼센트의 생존율을 보입니다. 우리나라는 심실세동 환자를 조기에 인지하고 구급대가 신속하게 개입할 수 있는 시스템이 부족합니다.

Q 교수님은 어떤 사람이 의과대학에 지원하는 것이 적절하다고 생각하시나요?

A 의사로서의 기본적인 지능과 교양이 있으면서도 환자 치료에 대한 사명감과 의지가 있어야 한다고 생각합니다. 자신의 삶을 윤택하게 영위하는 것도 중요하겠지만, 결국 진료해야 하는 환자들에게 자신이 어떤 일을 할 수 있을지 고민할 수 있어야 한다고 생각합니다.

Q 의과대학 진학을 고민하는 학생에게 조언 부탁드립니다.

A 의사라는 직업을 통해 본인의 삶을 어떻게 영위할 것인지보다 의사가 할 수 있는 일들을 통해 어떻게 사회나 환자들에게 기여할지를 우선 생각해야 한다고 말씀드리고 싶습니다. 또 응급의학은 대표적인 필수 의료입니다. 우리 사회에서 반드시 의료가 필요한 응급상황에서 시의적절하게 제공되어야 하는 의료가 응급의료입니다. 외국의 경우 이러한 필수 의료에 대해 인정과 적절한 보상이 이루어지고 있습니다. 이에 대한 비전을 가지고 접근하셨으면 좋겠습니다.

Q 어떤 학생들이 의과대학에 오지 않았으면 좋겠나요?

A 누구를 오지 말라고 하는 게 적절하지는 않겠지요. 하지만, 사람의 생명을 다루는 의업에 종사하기로 마음먹었다면 환자에 대한 배려와 의업에 대한 사명감이 반드시 필요하다고 생각합니다. 그와 상관없이 본인의 영달만 추구하기를 원한다면 다른 이의 건강과 생명을 이용하는 것이 적절하지 않을 것 같습니다. 요즘에는 건강을 가장하여 의업으로 가장한 사업을 하는 의사들이 많아지는 것 같아 걱정입니다.

응급실 진료 순서

송경준 교수

응급실은 아무리 먼저 온 환자가 대기하고 있다고 하더라도 중증도가 더 높은 응급환자가 오면 그 환자를 우선 진료하고 치료합니다. 심장이 멎은 환자가 나중에 왔다고 대기하고 있을 수는 없으니까요.

이러한 응급환자 분류의 기준을 통일시키기 위해 우리나라 보건복지부에서는 응급환자 분류기준(KTAS)을 만들어 교육하고 있습니다. 이러한 기준에 따라 환자가 분류되면 이에 따라 진찰과 치료가 이루어진다고 생각하시면 됩니다.

119 구급대 분류		KTAS 분류	
응급	불안정한 활력 징후 등	Level 1	소생: 심정지, 중증 외상 등
준응급	수 시간 내 처치가 필요한 경우	Level 2	긴급: 호흡 곤란, 토혈 등
잠재응급	(준)응급 해당 X, 응급실 진료 필요	Level 3	응급: 경한 호흡 부전 등
대상 외	응급환자 이송이 아닌 경우	Level 4	준응급: 착란, 요로 감염 등
사망	명백한 사망 징후 또는 의심 경우	Level 5	비응급: 상처 소독, 약 처방 등

* 응급환자에 대한 119구급대와 KTAS 분류 비교, 2022 응급환자의 적기 이송 및 효율적 치료를 위한 병원 전(前) 중증도 분류 도입, 보건복지부.

중환자의학

최근 큰 병원의 중환자실에서는 중환자의학을 전공하는 교수들이 위중한 환자들에게 좀 더 전문적인 진료를 제공하고 있다. 다양한 과목 출신의 전문의들이 중환자 전문의로 활동하고 있기 때문에, 특정 진료과로 설명하기는 어렵다. 현재 아직 전문 과목이나 교실로 독립되어 운영되는 것은 아니지만, 관련 내용을 조금이나마 소개하고자 한다.

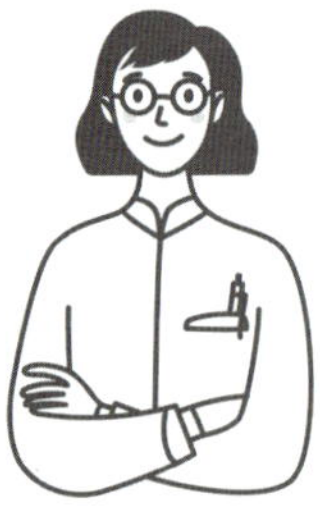

Q&A

중환자의학 × 이진우 교수

Q 교수님의 전문 분야, 중환자의학은 무엇이고 어떤 일을 하는지요? 그리고 교수님은 어떤 계기로 전공을 선택하게 되셨는지요?

A 중환자의학은 중환자실에서 중요한 장기의 기능이 떨어져 생명을 위협받는 환자에게 집중적인 치료를 제공하는 분야입니다. 저는 내과 전공의 시절 중환자실에서 다양한 중증 환자들을 돌보며 중환자실이 의료의 최전선이라 생각하게 되었고, 자부심과 열정을 느끼며 근무했습니다. 중증 환자들을 돌보는 일은 정신적·육체적으로 힘들지만 그만큼 보람도 컸습니다.

Q 교수님의 전문 분야에서 가장 흔한 질병은 어떤 것이 있나요?

A 중환자실에서는 생명에 위협을 가하는 다양한 질환을 보게 됩니다. 내과계 중환자실에서는 인공호흡기 치료가 필요한 급성호흡부전, 패혈증, 급성신부전증 등을 주로 다룹니다. 중환자실 환자의 사망률은 대략 30~50퍼센트 정도이며, 퇴원 후 정상적인 복귀율은 더 낮습니다. 이는 중환자실의 특성상 환자들이 매우 위중한 상태에서 치료를 받기 때문입니다. 인공호흡기를 쓰게 되면 기관에 관을 삽입해야 하고, 기계로 호흡을 조절하기 때문에, 기본적으로 환자는 진정 상태에 있게 됩니다. 요즘은 점점 진정의 레벨을 낮추려고 하는 추세이지만,

쉽지는 않습니다. 중환자실에서 장기간 치료를 받은 경우 집중치료후 증후군이라 하여 복합적으로 신체와 인지 장애가 후유증으로 남는 경우도 흔합니다.

Q 교수님의 전문 분야는 과거에는 어떠하였고 미래에는 어떻게 변할 것으로 생각하시나요?

A 중환자의학은 1950년대 소아마비 환자를 인공호흡기로 치료하면서 시작되었습니다. 현재의 중환자의학은 짧은 시간 동안 눈부신 발전을 이루었으며, 미래에는 중환자실 밖에서도 조기대응팀을 통해 중증 질환을 예방하고, 중환자실 퇴실 후 환자들의 회복을 지원하는 방향으로 발전할 것입니다. 추가로 중환자실은 최첨단 기기로 사람을 살리는 곳이기도 하지만, 고령화 사회에서 많은 사람이 삶의 마지막 시간을 보내는 곳이기도 합니다. 연명 의료에 대한 논의와 결정이 중요하며, 특히 가족들과의 면담을 통해 환자의 의사를 존중하는 것이 중요합니다. 윤리적인 문제와 의료진 번아웃 문제도 중환자 전문의가 해결해야 할 과제입니다.

Q 어떤 관심과 능력을 가진 학생이 교수님의 전문 분야에 적절한지요?

A 중환자의학은 다급하고 복잡한 문제를 다루며, 빠르게 변하는 분야에 대한 관심이 필요합니다. 스트레스 상황에서 결정을 내리는 것을 두려워하지 않고, 팀워크를 중요시하는 학생들에게 적합합니다. 중환자실은 다양한 분야의 전문가들이 협력하여 환자를 진료하는 곳이기 때문에 협동심도 중요합니다.

Q 교수님의 전문 분야를 하려면 어떤 수련 과정을 거쳐야 하는지요?

A 다양한 질환에서 중환자가 생길 수 있기 때문에 중환자의학 전문가 또한 다양한 분야에서 수련을 받을 수 있습니다. 내과, 마취통증의학과, 외과, 신경과, 신경외과, 흉부외과, 소아청소년과, 응급의학과 등 다양한 과에서 전공의 수련을 마치고 전문의를 따고 난 이후에, 1~2년의 전임의 수련을 하면서 중환자실 수련을 하게 됩니다. 이후 대한중환자의학회 인증 프로그램으로 중환자세부전문의 자격증을 받을 수 있습니다.

Q 교수님의 전문 분야를 수련하고 나면 이후 진로는 어떻게 되나요?

A 인구의 고령화 및 코로나19와 같은 재난 상황에서 드러난 것처럼 수요에 비해 중환자의학 전문의는 매우 부족한 현실입니다. 따라서 지금까지는 중환자의학 전문 분야를 수련하고 나면 여러 병원의 중환자실에서 근무하였습니다. 앞으로는 중환자 치료 약제 또는 기구 발명 또는 중환자실 관련 공공의료 정책을 만드는 과정에도 중환자의학 전문의들이 많은 활동을 할 수 있길 기대합니다.

Q 교수님이 진료하시는 동안 가장 인상에 남는(또는 보람찬) 케이스는 어떤 경우였나요?

A 드라마보다 더 드라마 같은 일들이 벌어지는 곳이 바로 중환자실입니다. 가장 보람을 느꼈던 경우는 30대 산모였는데, 코로나19 폐렴으로 인해 중환자실 진료를 받고 인공호흡기를 했고, 계속 악화되어 에크모까지 했다가 호전되었던 환자입니다. 중환자실 치료 이후 어여쁜 아기도 순산하여 중환자실 의료진 모두 뛸 듯이 기뻐했습니다. (참

고로, 인공호흡기와 에크모의 차이점을 말하자면, 인공호흡기는 폐의 기능을 대신하지만 폐가 심하게 손상되면 인공호흡기만으로는 부족할 때가 있습니다. 에크모는 혈액을 체외로 빼서 산소를 공급하는 기계로 인공호흡기보다 더 고도화된 치료법입니다. 에크모는 합병증이 많고 기계를 운용하는 것이 어려워서 전문가가 필요하고, 대부분 큰 전문병원의 중환자실에서만 사용됩니다.)

Q 교수님의 전문 분야에서 아직 해결하지 못한 난제는 어떤 것이 있나요?

A 중환자들의 생존율은 많이 개선되었지만, 여전히 중환자실에 입원했던 환자들은 장기적인 후유증을 많이 갖게 됩니다. 이에 대한 많은 연구가 필요합니다.

Q 교수님은 어떤 사람이 의과대학에 지원하는 것이 적절하다고 생각하시나요?

A 저는 지적 호기심이 있으며 성실하며 회복탄력성이 있는 사람이 의과대학에 적합한 인재라고 생각합니다. 의과대학 졸업 이후 환자를 보는 일을 한다면 공감 능력과 소통을 잘하는 것도 큰 도움이 되겠습니다.

Q 의과대학 진학을 고민하는 학생에게 조언 부탁드립니다.

A 먼저 자기 자신에 대한 고민을 충분히 한다면 후회 없는 선택을 할 수 있을 것입니다. 의과대학 진학은 결국 목표가 아니라 한 과정일 뿐입니다. 계속 넘어야 할 역경이 있을 때 내가 무엇을 좋아하는지, 내가 어떤 것을 할 때 행복한지, 내가 견디지 못하는 것은 무엇인지 먼저 생각해 보시기 바랍니다.

Q 의대에 안 왔으면 하는 학생이 있을지요?

A 의과대학에도 다양한 길이 있지만, 먼저 자신에 대한 탐색을 해 보면 좋겠습니다. 환자를 진료하다 보면 보면 의학적 지식뿐만 아니라 공감 능력과 소통 능력이 중요하다는 것을 느끼게 됩니다. 자신의 적성과 적합성을 고민해 보고 의사라는 직업이 자신에게 맞는지 생각해 보는 것이 중요합니다. 단순히 성적이나 부모님의 기대에 의해서가 아니라 스스로 자신의 길을 찾기를 바랍니다.

맺음말

코로나19 팬데믹이 시작되고서 시작된 글쓰기가 5년 가까운 시간이 지나서야 마무리되는 것 같습니다.

먼저 인터뷰에 응해 주시고 성심껏 답해 주신 서울의대, 서울대학교병원의 모든 교수님께 감사드립니다. 덕분에 저도 모자란 지식을 채울 수 있었습니다. 책이 나오는 것을 보지 못하고 갑작스럽게 먼 곳으로 간 친구이자 자랑스러운 흉부외과 의사 임청 교수께 이 책을 올립니다. 임재준 교수님 덕분에 책을 쓰는 힘을 가질 수 있었습니다. 이효명 선생님이 마지막 작업을 도와주셔서 일이 원활하게 이루어질 수 있었습니다. 이경미 교수님께서 바쁘신 가운데서도 책 제목에 대한 조언을 주셨습니다. 출판문화원의 곽진희 실장님, 박성근 편집자님, 책 쓰기 초보에게 많은 도움을 주셨습니다. 모두 감사드립니다.

오랜 시간 저를 가르쳐 주신 선생님들과 의료 현장을 함께한 동료, 제자 선생님들께 감사드립니다. 덕분에 여기에 서 있습니다. 그리고 제가 만난 모든 환자 분께 감사드립니다. 환자 분들은 그동안 제 교과서가 되어 주셨습니다.

그리고 늘 함께하며 저를 일깨워 주고 지켜 주는 가족들에게 감사와 사랑을 전합니다. 가족은 내 삶의 이유입니다.

참고 문헌

[논문]

송성수, 2008, 「과학에서 국경이 없지만 과학자에게는 국적이 있다, 루이파스퇴르」, 『기계저널』 48(12), 33-36.

여인석·이규창, 1992, 「삼국사기에 나타난 의학 관련 기사의 분석」, 『Korean Journal of Medical History』 1(1), 83-87.

정승호·김수진, 2016, 「음식과 질병을 통해 본 조선왕들의 생로병사에 관한 연구」, 『한국외식산업학회지』 12(3), 171-189.

Morabia, A., 2006, "Pierre-Charles-Alexandre Louis and the evaluation of bloodletting," *Journal of the Royal Society of Medicine*, 99(3): 158-160. doi:10.1258/jrsm.99.3.158. PMC 1383766. PMID 16508057.

[단행본]

강신익 외 지음, 2012, 『의학 오디세이』(e-book), 역사비평사.

허준 지음, 2012, 『한 권으로 읽는 원본 동의보감』, 글로북스.

사마천 지음, 노만수 옮김, 2009, 『사마천 사기』, 일빛출판사.

서울대학교병원 병원역사문화센터 엮음, 2009, 『미시사, 100년 전 동아시아 의사들을 만나다』, 태학사.

그레고어 멘델 지음, 신현철 옮김, 2021, 『식물의 잡종에 관한 실험』(e-book), 지식을만드는지식.

신동원 지음, 2004, 『호열자, 조선을 습격하다: 몸과 의학의 한국사』, 역사비평사.

쑨리췬 외 지음, 류방승 옮김, 2009, 『천고의 명의들』, 옥당.

H. N. 알렌 지음, 신복룡 옮김, 2010, 『조선견문기』, 집문당.

히포크라테스 지음, 여인석·이기백 옮김, 2011, 『히포크라테스 선집』, 나남출판.
이재담 지음, 2013, 『서양의학의 역사』, 살림.
로빈 헤니그 지음, 안인희 옮김, 2006, 『정원의 수도사』, 사이언스북스.
재컬린 더핀 지음, 신좌섭 옮김, 2006, 『의학의 역사: 한 권으로 읽는 서양 의학의 역사』, 사이언스북스.
진 벤딕 지음, 전찬수 옮김, 2006, 『의학의 문을 연 갈레노스』, 실천문학사.
콘래드 키팅 지음, 한태희 옮김, 2017, 『의학의 위대한 발견: 세상을 바꾼 옥스퍼드의 20가지 놀라운 의학 업적』, 성균관대학교출판부.
표만석 지음, 2010, 『KBS 동의보감』, 경향미디어.
피에르 제르마 지음, 김혜경·최현주 옮김, 2006, 『세상을 바꾼 최초들: 인류가 만든 최초들에 관한 지식백과』, 하늘연못.
황상익 지음, 2004, 『역사 속의 의인(醫人)들』, 서울대학교출판문화원.
존 퀘이조 지음, 황상익·최은경·최규진 옮김, 2012, 『콜레라는 어떻게 문명을 구했나』, 메디치미디어.
Bynum, W. and Park, S. M., 2017, *History of Western Medicine*, Print. (Seoul: Publisher).
Hippocrates, Galen, 2021, *Greek Medicine, Being Extracts Illustrative of Medical Writing from Hippocrates to Galen*, [Reprint edition], Ams Pr Inc.
Joseph, H., 2017, *Medicine: History of Medicine: The Most Important People and Discoveries Through The Ages Including: Alternative Medicine*, Remed, Createspace Independent Publishing Platform.
William, J. S., 2018, *Semmelweis, His Life and His Doctrine: A Chapter in the History of Medicine* (Classic Reprint) [Paperback]. Forgotten Books.

[인터넷 자료]

나무위키. "히포크라테스". https://namu.wiki/w/%ED%9E%88%ED%8F%AC%ED%81%AC%EB%9D%BC%ED%85%8C%EC%8A%A4
________. "갈레노스". https://namu.wiki/w/%EA%B0%88%EB%A0%88%EB%85%B8%EC%8A%A4
________. "화타". https://namu.wiki/w/%ED%99%94%ED%83%80
________. "편작". https://namu.wiki/w/%ED%8E%B8%EC%9E%91
________. "허준". https://namu.wiki/w/%ED%97%88%EC%A4%80
________. "X선". https://namu.wiki/w/X%EC%84%A0?from=%EC%97%91%EC%8A%A4%EB%A0%88%EC%9D%B4
________. "뢴트겐". https://namu.wiki/w/%EB%A2%B4%ED%8A%B8%EA%B2%90

________. "알렉산더 플레밍". https://namu.wiki/w/%EC%95%8C%EB%A0%89%EC%82%B0%EB%8D%94%20%ED%94%8C%EB%A0%88%EB%B0%8D

________. "페니실린". https://namu.wiki/w/%ED%8E%98%EB%8B%88%EC%8B%A4%EB%A6%B0

________. "노벨상". https://namu.wiki/w/%EB%85%B8%EB%B2%A8%EC%83%81

________. "에테르". https://namu.wiki/w/%EC%97%90%ED%85%8C%EB%A5%B4

________. "페놀". https://namu.wiki/w/%ED%8E%98%EB%86%80

________. "사혈". https://namu.wiki/w/%EC%82%AC%ED%98%88

________. "거머리". https://namu.wiki/w/%EA%B1%B0%EB%A8%B8%EB%A6%AC

________. "그레고어 멘델". https://namu.wiki/w/%EA%B7%B8%EB%A0%88%EA%B3%A0%EC%96%B4%20%EB%A9%98%EB%8D%B8

________. "유전학". https://namu.wiki/w/%EC%9C%A0%EC%A0%84%ED%95%99

________. "이그나츠 제멜바이스". https://namu.wiki/w/%EC%9D%B4%EA%B7%B8%EB%82%98%EC%B8%A0%20%EC%A0%9C%EB%A9%9C%EB%B0%94%EC%9D%B4%EC%8A%A4

________. "세균". https://namu.wiki/w/%EC%84%B8%EA%B7%A0

________. "루이 파스퇴르". https://namu.wiki/w/%EB%A3%A8%EC%9D%B4%20%ED%8C%8C%EC%8A%A4%ED%87%B4%EB%A5%B4

동아사이언스. (2016, July 4). "그레고르 멘델을 변호하다". http://dongascience.donga.com/news.php?idx=12843

보건복지부. "e-나라지표, 모성사망율 영아사망률". https://www.index.go.kr/unity/potal/main/EachDtlPageDetail.do?idx_cd=2769

한겨레신문. "우리나라 흔한 이름 관련". https://www.hani.co.kr/arti/society/society_general/197528.html

위키백과. "히포크라테스". https://ko.wikipedia.org/wiki/%ED%9E%88%ED%8F%AC%ED%81%AC%EB%9D%BC%ED%85%8C%EC%8A%A4

________. "갈레노스". https://ko.wikipedia.org/wiki/%EA%B0%88%EB%A0%88%EB%85%B8%EC%8A%A4

________. "화타". https://ko.wikipedia.org/wiki/%ED%99%94%ED%83%80

________. "편작". https://ko.wikipedia.org/wiki/%ED%8E%B8%EC%9E%91

________. "허준". https://ko.wikipedia.org/wiki/%ED%97%88%EC%A4%80

________. "엑스선". https://ko.wikipedia.org/wiki/%EC%97%91%EC%8A%A4%EC%84%A0

________. "빌헬름 콘라트 뢴트겐". https://ko.wikipedia.org/wiki/%EB%B9%8C%ED%97%AC%EB%A6%84_%EC%BD%98%EB%9D%BC%ED%8A%B8_%EB%A2%B4%ED%8A%B8%EA%B2%90

________. "알렉산더 플레밍". https://ko.wikipedia.org/wiki/%EC%95%8C%EB%A0%89%EC%82%B0%EB%8D%94_%ED%94%8C%EB%A0%88%EB%B0%8D

________. "페니실린". https://ko.wikipedia.org/wiki/%ED%8E%98%EB%8B%88%EC%8B%A4%EB%A6%B0

________. "노벨상". https://ko.wikipedia.org/wiki/%EB%85%B8%EB%B2%A8%EC%83%81

________. "다이에틸 에터". https://ko.wikipedia.org/wiki/%EB%8B%A4%EC%9D%B4%EC%97%90%ED%8B%B8_%EC%97%90%ED%84%B0

________. "페놀". https://ko.wikipedia.org/wiki/%ED%8E%98%EB%86%80

________. "사혈". https://ko.wikipedia.org/wiki/%EC%82%AC%ED%98%88

________. "거머리". https://ko.wikipedia.org/wiki/%EA%B1%B0%EB%A8%B8%EB%A6%AC

________. "그레고어 멘델". https://ko.wikipedia.org/wiki/%EA%B7%B8%EB%A0%88%EA%B3%A0%EC%96%B4_%EB%A9%98%EB%8D%B8

________. "유전학". https://ko.wikipedia.org/wiki/%EC%9C%A0%EC%A0%84%ED%95%99

________. "이그나츠 제멜바이스". https://ko.wikipedia.org/wiki/%EC%9D%B4%EA%B7%B8%EB%82%98%EC%B8%A0_%EC%A0%9C%EB%A9%9C%EB%B0%94%EC%9D%B4%EC%8A%A4

________. "세균". https://ko.wikipedia.org/wiki/%EC%84%B8%EA%B7%A0

________. "루이 파스퇴르". https://ko.wikipedia.org/wiki/%EB%A3%A8%EC%9D%B4_%ED%8C%8C%EC%8A%A4%ED%87%B4%EB%A5%B4

________. "로베르트 코흐". https://ko.wikipedia.org/wiki/%EB%A1%9C%EB%B2%A0%EB%A5%B4%ED%8A%B8_%EC%BD%94%ED%9D%90

한의학고전DB. 허준, 역대의학성씨. https://mediclassics.kr/books/171/volume/1#content_182

Hippocrates of Cos, 1923, "The Oath", Loeb Classical Library 147: 298-299. doi:10.4159/DLCL.hippocrates_cos-oath.1923.

NobelPrize.org., 2020, Sir Alexander Fleming - Biographical, Nobel Media AB. https://www.nobelprize.org/prizes/medicine/1945/fleming/biographical/

The Editors of Encyclopaedia Britannica. (n.d.). Galen. Encyclopaedia Britannica. https://www.britannica.com/biography/Galen.